基础医学与临床护理一体化融合教学改革系列教材

神经系统疾病病人护理

主　　编　吴晓琴　应志国
主　　审　盛芝仁
副 主 编　姚苏宁　叶国英
编　　者　（以姓氏笔画排序）
万　勇（宁波卫生职业技术学院）
龙香娥（宁波卫生职业技术学院）
叶国英（宁波卫生职业技术学院）
庄一新（宁波市医疗中心李惠利医院）
吴晓琴（宁波卫生职业技术学院）
应志国（宁波卫生职业技术学院）
张岳灿（宁波卫生职业技术学院）
胡建伟（金华职业技术学院）
姚苏宁（宁波卫生职业技术学院）
贺耀德（宁波卫生职业技术学院）
袁赛霞（宁波市第一医院）
徐　虹（宁波市医疗中心李惠利医院）

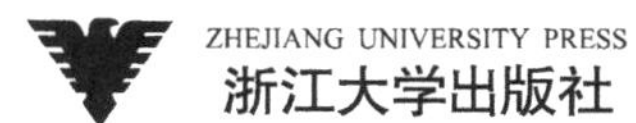
ZHEJIANG UNIVERSITY PRESS
浙江大学出版社

图书在版编目(CIP)数据

神经系统疾病病人护理 / 吴晓琴，应志国主编. —
杭州：浙江大学出版社，2018.3(2024.7 重印)
ISBN 978-7-308-18046-7

Ⅰ.①神… Ⅱ.①吴…②应… Ⅲ.①神经系统疾病
—护理学 Ⅳ.①R473.74

中国版本图书馆 CIP 数据核字（2018）第 049816 号

神经系统疾病病人护理
吴晓琴　应志国 主编

丛书策划　孙秀丽
责任编辑　王　波
责任校对　汪荣丽
封面设计　续设计
出版发行　浙江大学出版社
（杭州市天目山路 148 号　邮政编码 310007）
（网址：http://www.zjupress.com）
排　　版　杭州隆盛图文制作有限公司
印　　刷　浙江新华数码印务有限公司
开　　本　787mm×1092mm　1/16
印　　张　18.25
字　　数　455 千
版 印 次　2018 年 3 月第 1 版　2024 年 7 月第 3 次印刷
书　　号　ISBN 978-7-308-18046-7
定　　价　38.00 元

前　　言

根据《国家中长期教育改革和发展规划纲要(2010—2020年)》、《教育部关于"十二五"职业教育教材建设的若干意见》等文件精神，在第三代医学教育改革背景下，高等护理职业教育必须以医院临床护理实际工作需要为中心，以就业为导向，以岗位任务引领教学实践，尽快将岗位职业能力要求反映到教学中，才能培养出临床护理岗位所需要的合格人才。宁波卫生职业技术学院根据医学整合趋势，借鉴国际护理教育理念，探索按"人体系统"来设置课程体系，将基础医学课程与临床护理课程进行纵向一体化融合，即将人体解剖学、组织胚胎学、生理学、病理学、药理学等基础医学课程与内科护理、外科护理、妇产科护理、五官科护理、传染病护理等临床护理课程进行优化整合、有机重组，开发了13门以岗位胜任力为基础的一体化融合课程。通过淡化学科意识，加强基础医学课程与临床护理课程的联系，培养学生的整体思维能力，学有所用，以期在培养高素质技术技能型护理专业人才中发挥重要的作用。

《神经系统疾病病人护理》是教学改革系列教材之一。为适应护理课程改革需要，提高编写质量，使内容更贴近临床护理实际，我们邀请了临床一线护理专家共同参与编写工作。本教材具有以下主要特色：

1. 以岗位胜任为导向、整体护理为方向、护理程序为框架，依据护理的"工作任务与职业能力分析"，围绕护士执业考试的大纲选择内容，按照护理工作过程的逻辑顺序(护理评估、护理诊断、护理目标、护理措施、护理评价)组织教材的编写内容，使理论与实践统一，课堂教学、实践教学等各环节与临床护理实际需求相对接。

2. 充分考虑高职学生的特点，设置了学习目标、情景导入、知识链接、练习与思考等栏目，有助于学生对知识的理解、运用和迁移，培养学生分析问题和解决问题的能力。

3. 紧跟医学科学的发展，吸收了护理学发展的最新资料，更新或增加实际工作中的新理论、新技术。

本教材是我们改革护理专业教学内容的一种尝试。在编写过程中，参考了许多基础医学和护理学方面书籍的相关内容，在此表示感谢！

由于编者水平有限，在内容编排、取舍以及文字上一定存在欠妥甚或错误之处，敬请读者指正。

吴晓琴　应志国

2017年10月

前 言

[illegible]

目 录

第一章　神经系统解剖

第一节　概　述

学习目标

1. 掌握神经系统的区分、神经元的形态结构、神经系统的常用术语。
2. 熟悉神经元的分类、反射弧的概念。
3. 了解神经系统的活动方式，突触的概念、化学性突触的结构，神经纤维的结构，神经末梢的分类和功能，血脑屏障的概念和功能。

神经系统(nervous system)是机体的主导系统。其由脑和脊髓及其与之相连的脑神经、脊神经组成。通过直接或间接地调节体内各器官、组织和细胞的活动，使机体成为一个统一的整体，并使机体与内、外环境相适应。

一、神经系统的区分

神经系统通常分为中枢神经系统(central nervous system)和周围神经系统(peripheral nervous system)两部分。中枢神经系统包括脑和脊髓，分别位于颅腔和椎管内；周围神经系统包括脑神经(cranial nerve)和脊神经(spinal nerve)。根据周围神经系统在各器官、系统中的不同分布，又可分为躯体神经(somatic nerve)和内脏神经(visceral nerve)。

二、神经系统的活动方式

神经系统的基本活动方式是反射。反射是神经系统对内、外环境的刺激所做出的反应，其结构基础为反射弧。反射弧由感受器、传入(感觉)神经、中枢神经、传出(运动)神经和效应器五部分组成。

三、神经系统的组成

神经系统主要由神经组织(nerve tissue)组成，神经组织由神经细胞和神经胶质细胞组成。神经细胞(nerve cell)是神经系统的结构和功能单位，亦称神经元(neuron)，能接受刺激、整合信息和传导神经冲动；神经胶质细胞(neuroglial cell)对神经元起着支持、保护和提供营养等作用。

(一)神经元

1. 神经元的形态结构 神经元由胞体和突起两部分组成(图 1-1)。胞体包括细胞膜、细胞质和细胞核三部分,突起分树突和轴突。

(1)胞体 胞体是神经元的营养和代谢中心,形态多样,有圆形、锥体形、梭形等。

①细胞膜:具有接受刺激和传导神经冲动的功能。

②细胞质:除一般细胞器外,还有尼氏体和神经元纤维两种特有的结构。尼氏体在光镜下为嗜碱性斑状或细颗粒,轴丘处无尼氏体;在电镜下为发达的粗面内质网和游离核糖体。这表明神经元具有活跃的合成蛋白质的功能,它能合成酶、神经递质及一些分泌性蛋白质。神经元纤维呈细丝状,交错排列成网,并伸入到树突和轴突内。它构成了神经元的细胞骨架,并参与神经元内营养物质、神经递质及离子的运输。

③细胞核:大而圆,位于细胞中央,核仁明显。

(2)突起 胞体局部细胞膜和细胞质向表面伸展形成突起,分为树突和轴突两种。

①树突:每个神经元有一个至多个树突,较粗短,形如树枝状,树突的功能主要是扩大了神经元接受刺激的表面积。

②轴突:每个神经元只有一个轴突,细而长,长者可达 1m 以上。胞体发出轴突的部位有一圆锥状浅染区,称轴丘,该区及轴突内无尼氏体。轴突的功能主要是向另一个神经元或肌细胞或腺细胞传导神经冲动和释放神经递质。

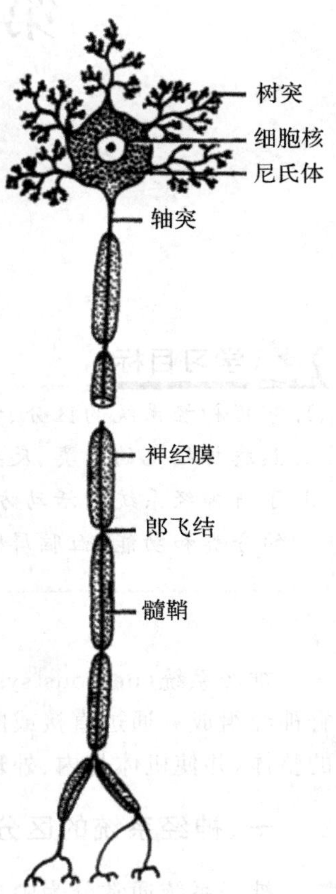

图 1-1 神经元

2. 神经元的分类

(1)按神经元突起的数量分类(图 1-2)

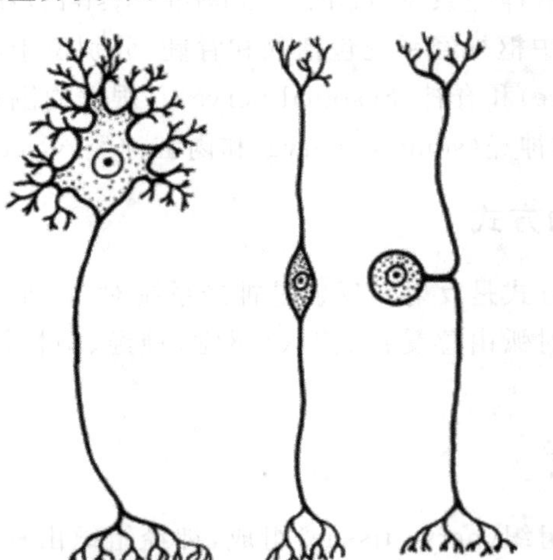

图 1-2 各类神经元的形态结构

①多极神经元：从胞体发出一个轴突和多个树突。

②双极神经元：从胞体两端分别发出一个树突和一个轴突。

③假单极神经元：从胞体发生一个突起，在离胞体不远处再分为两支，一支进入中枢神经系统，称为中枢突；另一支分布到其他组织或器官中，称为周围突。

(2)按神经元的功能分类

①感觉神经元：又称传入神经元，多为假单极神经元，分布于脑、脊神经节内。

②中间神经元：又称联络神经元，主要为多极神经元，介于感觉神经元和运动神经元之间。

③运动神经元：又称传出神经元，多为多极神经元，主要分布于大脑皮质和脊髓前角。

(二)突触

神经元与神经元之间或神经元与非神经元(肌细胞、腺细胞)之间传递信息的细胞连接称为突触(synapse)。

1. 突触的类型　突触可分为电突触和化学性突触两类。电突触实为缝隙连接。化学性突触利用神经递质作为传递信息的媒介，是最常见的一种连接方式。

2. 化学性突触的结构　电镜下，化学性突触由突触前膜、突触间隙和突触后膜三部分构成(图 1-3)。

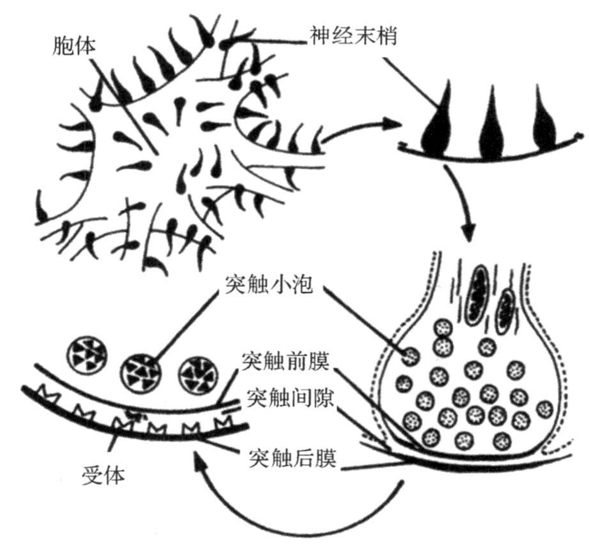

图 1-3　化学性突触超微结构

(1)突触前膜　突触前膜是轴突终末与另一个神经元或非神经元相接触处胞膜特化增厚的部分，其内含有大量的突触小泡，突触小泡内含神经递质。

(2)突触间隙　突触间隙是位于突触前膜与突触后膜之间的狭小间隙。

(3)突触后膜　突触后膜是与突触前膜相对应的细胞体胞膜特化增厚的部分。突触后膜上有特异性神经递质的受体。

(三)神经胶质细胞

1. 中枢神经系统的神经胶质细胞　中枢神经系统的神经胶质细胞有四种(图 1-4)。

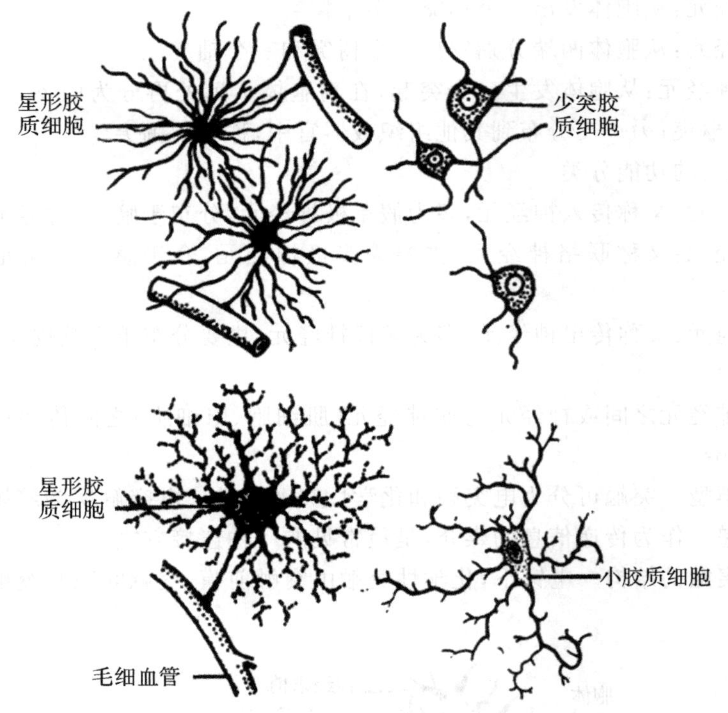

图 1-4　神经胶质细胞

(1)星形胶质细胞　其末端扩大形成脚板,在脑和脊髓的表面形成胶质膜,或贴附于毛细血管壁上构成血脑屏障的胶质膜。

(2)少突胶质细胞　胞体突起少,形成中枢神经系统有髓神经纤维的髓鞘。

(3)小胶质细胞　小胶质细胞是体积最小的神经胶质细胞,具有吞噬功能。

(4)室管膜细胞　室管膜细胞是衬在脑室和脊髓中央管腔面的一层神经胶质细胞。

2. 周围神经系统的神经胶质细胞　神经膜细胞,又称施万细胞,是包绕在轴突周围的神经胶质细胞,可以形成周围神经系统有髓神经纤维的髓鞘。

(四)神经纤维

神经纤维(nerve fiber)由神经元的长突起和包绕在其外的神经胶质细胞共同构成。根据神经纤维有无髓鞘可分为有髓神经纤维和无髓神经纤维两种。

1. 有髓神经纤维　施万细胞或少突胶质细胞同心圆包绕轴突,形成髓鞘。髓鞘呈节段性,相邻节段间有一无髓鞘的狭窄处,称神经纤维节,又称郎飞结(图 1-5)。

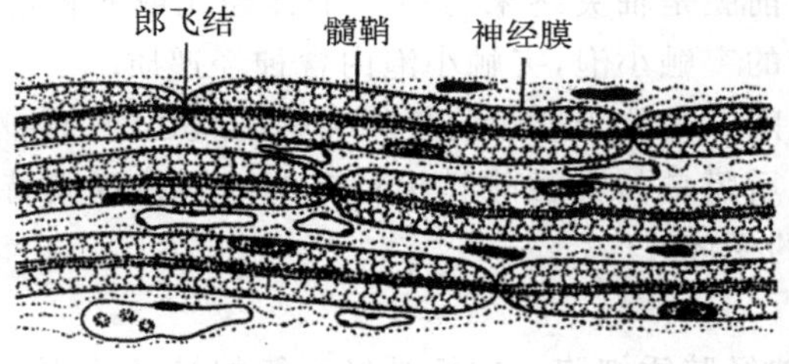

图 1-5　周围神经系统的有髓神经纤维(纵切面)

2. 无髓神经纤维　在神经元突起周围仅有一层神经膜，没有髓鞘和神经纤维节。

(五)神经末梢

神经末梢(nerve ending)是神经纤维终止于其他组织和器官的终末部分，根据功能的不同，可分为感觉神经末梢和运动神经末梢两类。

1. 感觉神经末梢　感觉神经末梢是感觉神经元(假单极神经元)周围突的末端，它分布到皮肤、肌肉、内脏器官及血管等处共同构成感受器。能接受体内、外各种刺激，并把刺激转化为神经冲动，通过感觉神经纤维传至中枢从而产生感觉。按其形态结构分为两型：

(1)游离神经末梢　为较细的有髓或无髓神经纤维的终末反复分支而成(图 1-6)。多分布于上皮组织和结缔组织内，能感受冷、热和痛的刺激。

(2)有被囊神经末梢　种类很多，但在神经末梢的外面都有结缔组织被囊包裹。如感受触觉的触觉小体，感受压觉的环层小体，分布于骨骼肌内能感受肌纤维伸缩、肌张力变化的肌梭等(图 1-7 至图 1-9)。

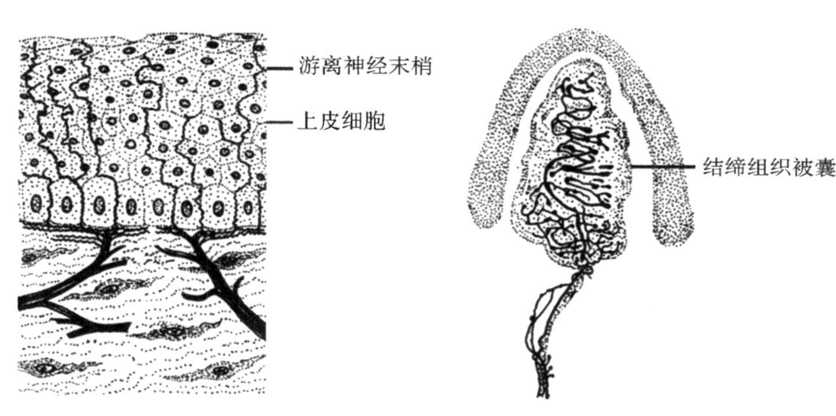

图 1-6　游离神经末梢　　图 1-7　触觉小体

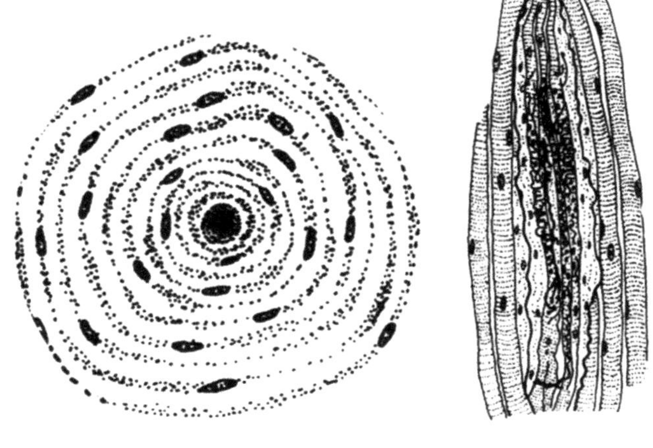

图 1-8　环层小体　　图 1-9　肌梭

2. 运动神经末梢　运动神经末梢是运动神经元的轴突在肌组织和腺体的终末结构，支配肌的活动和调节腺细胞的分泌，亦称效应器。可分为两种类型。

(1)躯体运动神经末梢是支配骨骼肌的运动神经末梢,又称为运动终板或神经肌连接,属于化学性突触结构(图 1-10)。

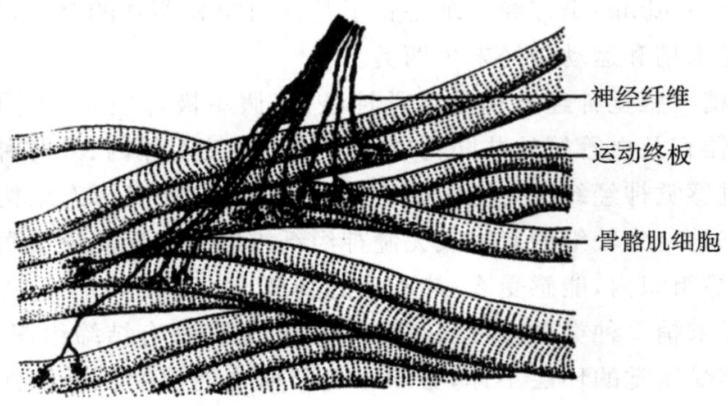

图 1-10　运动终板

(2)内脏运动神经末梢分布于心肌、内脏及血管的平滑肌和腺体等处。

(六)血脑屏障

血脑屏障(blood brain barrier)位于中枢神经系统毛细血管的血液与脑组织之间,其结构是:①连续毛细血管内皮及其细胞间的紧密连接;②毛细血管基膜;③胶质膜(毛细血管基膜外星形胶质细胞的细胞膜)。血脑屏障可阻止血液中的有害物质和大分子物质进入脑组织,从而维持脑组织内环境的相对稳定。

四、神经系统的常用术语

在中枢神经系统内,神经元的胞体和大部分树突聚集的部位,称灰质(gray mater),在脑表面的灰质称皮质(cortex);神经纤维聚集的部位称白质(white mater),在脑内部的白质称髓质(medulla);形态和功能相似的神经元胞体聚集成团块状结构,称神经核(nucleus);凡是起止、功能和行程相同的神经纤维聚集成束,称纤维束(fasciculus)。神经纤维交织成网状,网眼内含有分散的神经元或较小核团,这些区域称为网状结构。

在周围神经系统内,神经元胞体聚集成团块,称神经节(ganglion);神经纤维聚集组成神经束,由结缔组织包裹称神经(nerve)。

第二节　中枢神经系统

学习目标

1. 掌握脊髓的位置，脑的位置和分部，脑干的组成、主要外形和相连的脑神经名称，小脑的位置、小脑扁桃体的位置及其临床意义，大脑皮质功能区的名称和位置，内囊的位置、结构、分部、通过各部的纤维束及其损伤后的主要表现。
2. 熟悉脊髓前、后、侧角，主要神经元的名称和功能，脊髓前、后、侧索主要上、下行纤维束的名称和功能，间脑的位置和分部；了解下丘脑外形的主要结构，大脑半球的分叶和主要沟、回，基底核的位置、组成，纹状体的组成。
3. 了解脊髓的外形，丘脑腹后内侧核、外侧核接受的纤维和功能。

DAORU QINGJING

导入情景

情景描述：

患者，女，40 岁，头部外伤，入院时神志清醒。第 2 天能下床活动。但第 3 天早晨，当护士整理床铺时发现患者枕头和床单很乱，发现有呕吐物，与患者交流发现反应迟钝，闭眼而睡。通过同室得知该患者昨晚辗转不眠。

若你是当班护士，请问：

1. 患者可能发生了什么情况？

2. 护士须做哪些检查并立即报告医生？

一、脊髓

(一)脊髓的位置和外形

脊髓(spinal cord)位于椎管内，上端平枕骨大孔处与延髓相连；下端在成人约平对第 1 腰椎下缘(新生儿平对第 3 腰椎水平)，故临床上成人常在第 3、4 腰椎之间进行腰椎穿刺，不会损伤脊髓。脊髓呈圆柱状，并可见两处膨大(图 1-11)，分别为颈膨大和腰骶膨大，在腰骶膨大以下脊髓变细呈圆锥状，称脊髓圆锥。再向下延续为无神经组织的终丝。脊髓与每一对脊神经前、后根丝附着相对应的范围为 1 个节段(图 1-12)。脊髓有 31 个节段，即 8 个颈节、12 个胸节、5 个腰节、5 个骶节和 1 个尾节。

脊髓表面有 6 条纵沟，前面正中纵行的深沟称为前正中裂，后面正中纵行的浅沟称后正中沟。前正中裂两侧有 2 条纵行浅沟，称前外侧沟，附有脊神经前根。后正中沟的两侧也有 2 条纵行浅沟，称后外侧沟，附有脊神经后根。前、后根在椎间孔处合成脊神经。

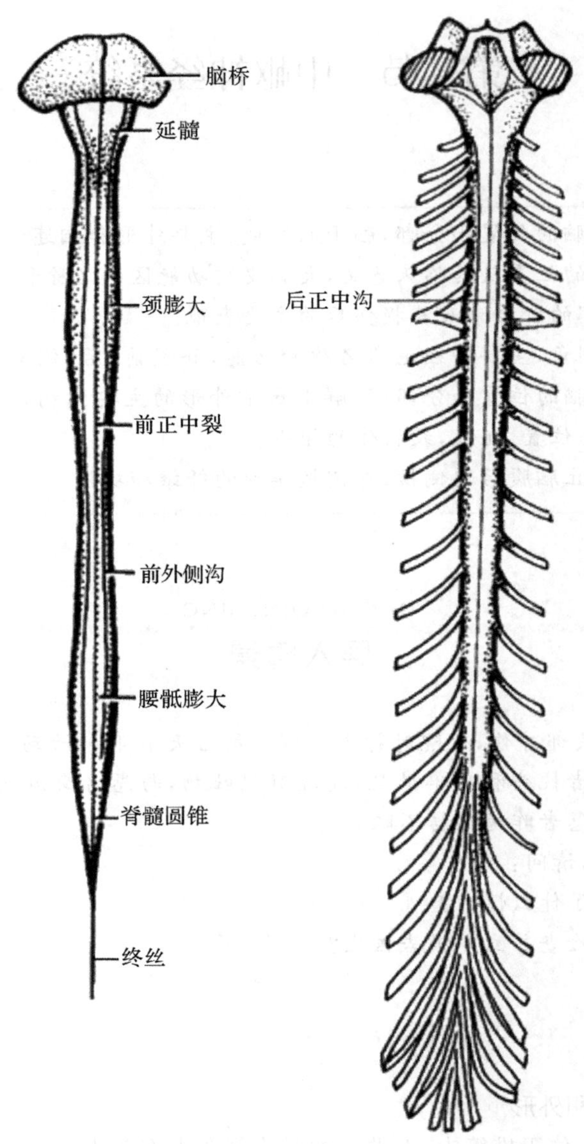

图 1-11　脊髓的外形

(二)脊髓的内部结构

脊髓由灰质、白质和网状结构三部分组成。在脊髓横切面上(图 1-13),可见灰质围绕中央部,呈"H"形,中央管位于灰质的中央,纵贯脊髓的全长,向上连通第四脑室;白质位于灰质的周围;网状结构指后角外侧与外侧索白质之间的灰、白质混合交织部位。

1. 灰质

(1)前角　由躯体运动神经元胞体组成,支配四肢、躯干的骨骼肌运动。

(2)后角　由中间(联络)神经元组成,接受后根的传入纤维,参与脊髓间的联络功能。

(3)侧角　仅见于胸髓和腰髓的上 3 节,含内脏神经元(交感神经节前神经元的胞体)。

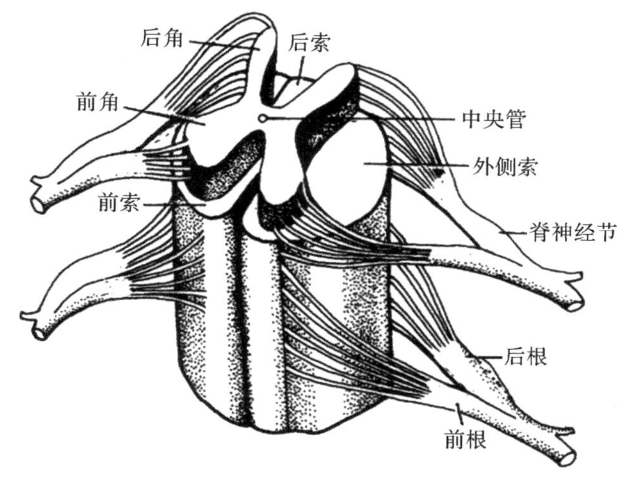

图 1-12　脊髓与脊神经

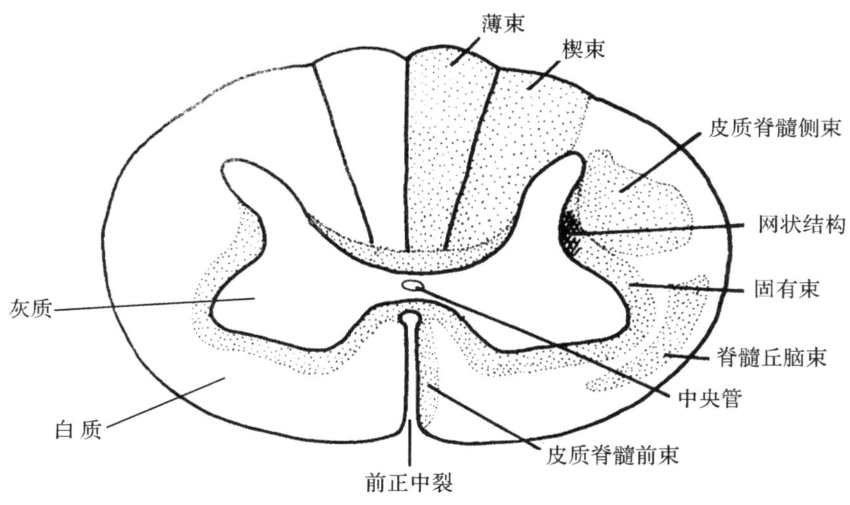

图 1-13　脊髓的灰质和白质

2. 白质　白质由上行(感觉)纤维束和下行(运动)纤维束组成。每侧白质以前外侧沟和后外侧沟为界分为 3 个索。前正中裂和前外侧沟之间的白质称前索;后正中沟和后外侧沟之间的白质称后索;前外侧沟和后外侧沟之间的白质称外侧索。

(1)上行(感觉)纤维束

①薄束和楔束:位于后索。薄束位于内侧,楔束位于外侧,由来自同侧脊神经节细胞发出的中枢突组成,传导意识性本体感觉(深感觉)和精细触觉。

②脊髓丘脑束:位于外侧索和前索。在外侧索上行的纤维束称脊髓丘脑侧束,在前索上行的纤维束称脊髓丘脑前束。脊髓丘脑侧束传导痛觉和温度觉的冲动;脊髓丘脑前束传导粗触觉和压觉的冲动。

(2)下行(运动)纤维束　皮质脊髓束包括在对侧脊髓外侧索中下行的皮质脊髓侧束和位于同侧脊髓前索中下行的皮质脊髓前束。皮质脊髓束的功能是控制躯干和四肢骨骼肌的随意运动。

(四)脊髓的功能

1. 反射功能　脊髓是某些反射的低级中枢，如排便、排尿反射以及髌反射等。

2. 传导功能　脊髓内的上行、下行纤维束是联系脑与躯干、四肢间的传导通路。

二、脑

脑(brain)位于颅腔内，可分端脑、间脑、中脑、脑桥、延髓和小脑六个部分(图 1-14)。

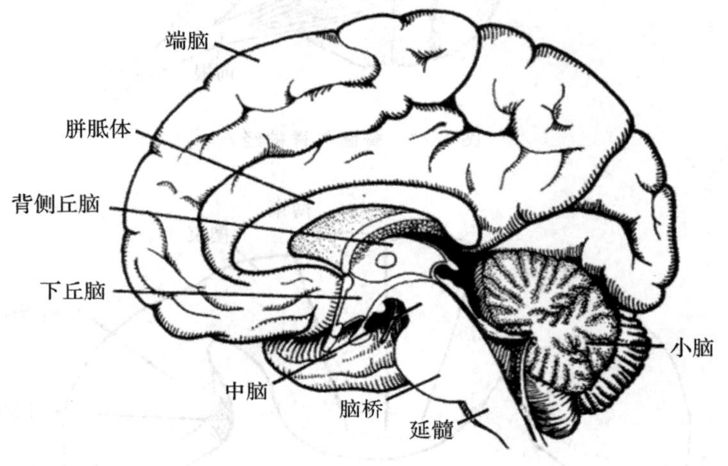

图 1-14　脑的正中矢状切面

(一)脑干

脑干(brain stem)自前上斜向后下依次为中脑、脑桥和延髓。延髓在枕骨大孔处下接脊髓，中脑上连间脑，延髓和脑桥的背面与小脑相连(图 1-14)。

1. 脑干的外形

(1)腹侧面　延髓(medulla oblongata)在腹侧面上有与脊髓相续的沟和裂(图 1-15)。位于前正中裂两侧的纵行隆起，称锥体，其内有皮质脊髓束通过，在延髓腹侧的下部，该纤维束大部分交叉到对侧形成锥体交叉。在前外侧沟内有舌下神经出脑，在后外侧沟内自上而下依次有舌咽神经、迷走神经和副神经的根丝出、入脑。

脑桥(pons)位于脑干中部，其腹侧面宽阔，称脑桥基底部。基底部正中的纵行浅沟，称基底沟，容纳基底动脉。基底部向后外逐渐变窄，移行为小脑中脚。在移行处有三叉神经根。在脑桥下端的延髓脑桥沟中，自内向外依次附有展神经根、面神经根和前庭蜗神经根出、入脑。

中脑(midbrain)腹侧面有一对粗大的柱状隆起，称大脑脚，主要由大量来自大脑皮质发出的下行纤维束构成，两脚之间的凹陷为脚间窝。大脑脚的内侧连有动眼神经根。

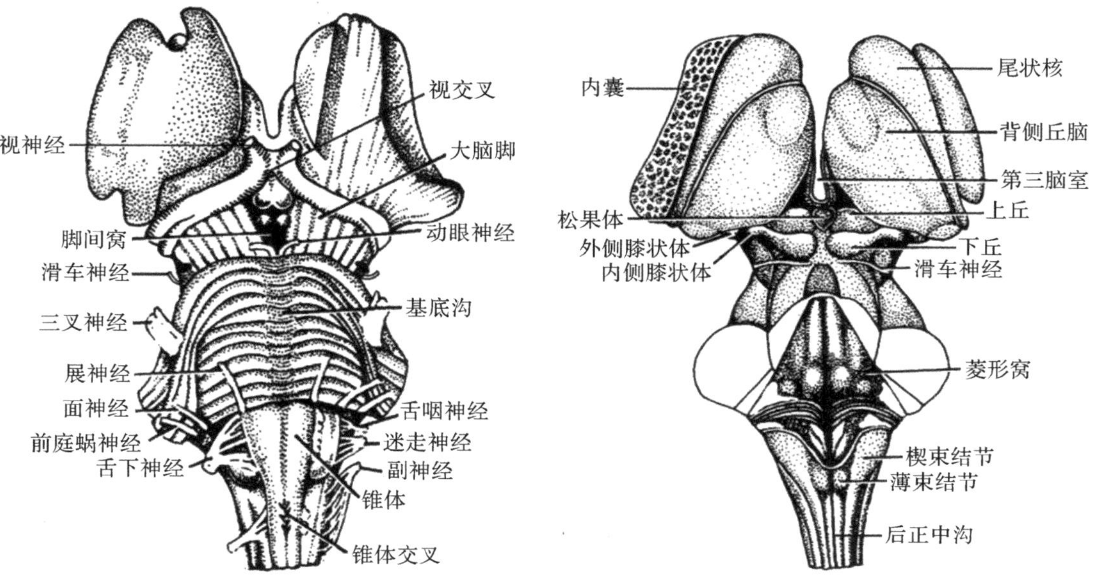

图 1-15 脑干的外形(腹侧面)

图 1-16 脑干的外形(背侧面)

(2)背侧面 延髓背侧面下方有后正中沟,其两侧各有 2 个较小的隆起,内侧的称薄束结节,内有薄束核;外侧的称楔束结节,内含楔束核(图 1-16)。

脑桥背侧面形成菱形窝的上半部。

中脑背侧面上、下各有 2 个圆形隆起,分别称为上丘和下丘,前者与视觉反射有关,后者与听觉反射有关。在下丘的下方附有滑车神经根。

(3)菱形窝 菱形窝又称第四脑室底,呈菱形,由脑桥和延髓的上半部背侧面构成。

(4)第四脑室 第四脑室位于延髓、脑桥和小脑之间。第四脑室向上经中脑水管与第三脑室相通,向下通延髓中央管,并借第四脑室正中孔和左、右外侧孔与蛛网膜下隙相通(图 1-17)。

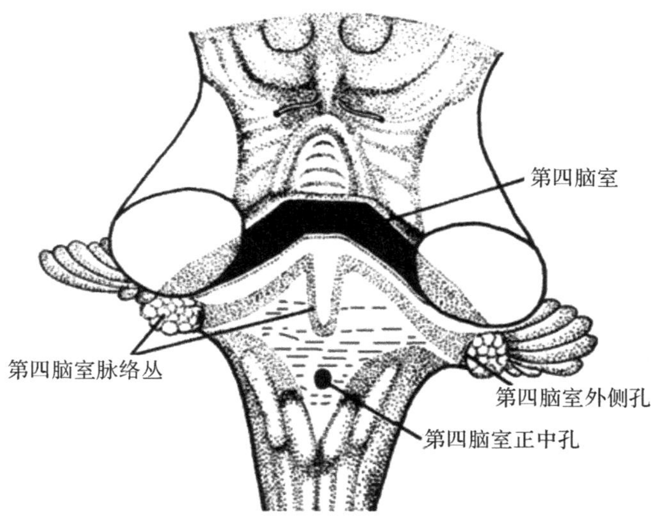

图 1-17 第四脑室

2. 脑干内部结构 脑干内部结构主要包括脑神经核、非脑神经核、纤维束和网状结构。

(1)脑神经核 脑神经核指脑干内直接与第3～12对脑神经相连的神经核。脑神经核可分四种，并与脑神经的纤维成分相对应(图1-18)。

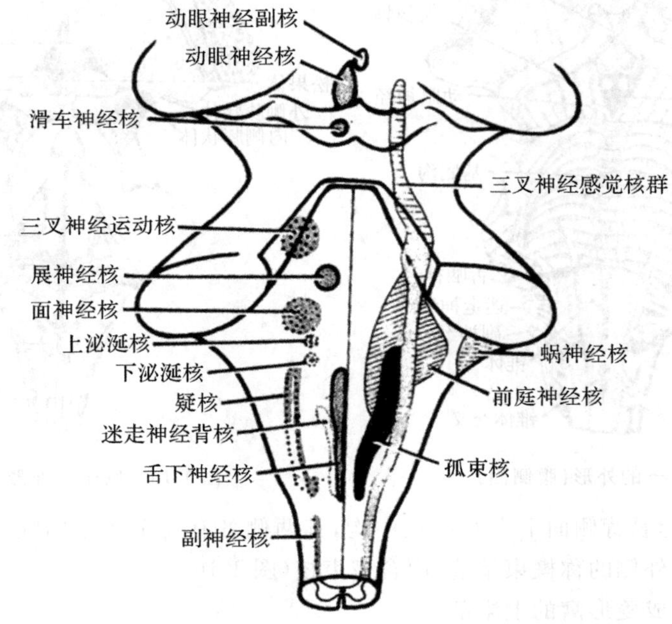

图1-18 脑神经核在脑干背侧面的投影

①躯体运动核：支配骨骼肌。由动眼神经核、滑车神经核、三叉神经运动核、展神经核、面神经核、疑核、副神经核和舌下神经核8对核团组成。

②内脏运动核：支配头、颈、胸、腹部的平滑肌、心肌和腺体，由动眼神经副核、上泌涎核、下泌涎核和迷走神经背核4对核团组成。

③内脏感觉核：由孤束核构成。

④躯体感觉核：接受头面部皮肤及口、鼻腔黏膜的初级感觉纤维。由三叉神经感觉核(包括三叉神经中脑核、三叉神经脑桥核、三叉神经脊束核)、蜗神经核和前庭神经核组成。

(2)非脑神经核 非脑神经核为脑干的低级中枢或上、下行传导通路的中继核，如延髓内的薄束核和楔束核，中脑内的红核和黑质等。

(3)纤维束

1)上行纤维束

①内侧丘系：由对侧薄束核和楔束核发出的上行纤维束组成，传导来自对侧躯干和四肢的意识性本体觉和精细触觉冲动。

②脊髓丘脑束：传导对侧躯干、四肢的温、痛、触、压觉冲动。

③三叉丘系：由三叉神经感觉核发出的纤维，交叉到对侧上行组成，三叉丘系传导对侧头面部温、痛、触、压觉冲动。

④外侧丘系：由蜗神经核等发出的纤维，在脑桥中、下部折返向上，形成外侧丘系，传导听觉信息。

2)下行纤维束

主要有锥体系，为大脑皮质锥体细胞发出的控制骨骼肌随意运动的下行纤维束，由止于脊髓前角躯体运动神经元的皮质脊髓束和止于脑干躯体运动核的皮质核束(或称皮质脑干束)构成。

(4)脑干的网状结构　有维持大脑的觉醒和警觉状态功能，支配心血管活动和呼吸运动的中枢即生命中枢就存在于延髓的网状结构中。

吞咽反射异常在临床护理中的意义

在临床护理中，对于吞咽反射弧中任何一个环节病变的患者，都应特别重视饮食过程。对尚有吞咽能力的患者应嘱其缓慢进食、饮水，以半流质食物为宜，患者应采取坐位。如延髓运动神经核功能障碍者，最好采用鼻饲，以免吞咽时食物从鼻腔反流或误入喉内。

来源：《护理应用解剖学》，丁自海　夏武宪

(二)小脑

小脑(cerebellum)(图1-19、图1-20)位于颅后窝，延髓和脑桥的背侧，通过小脑下脚、中脚和上脚与脑干相连。

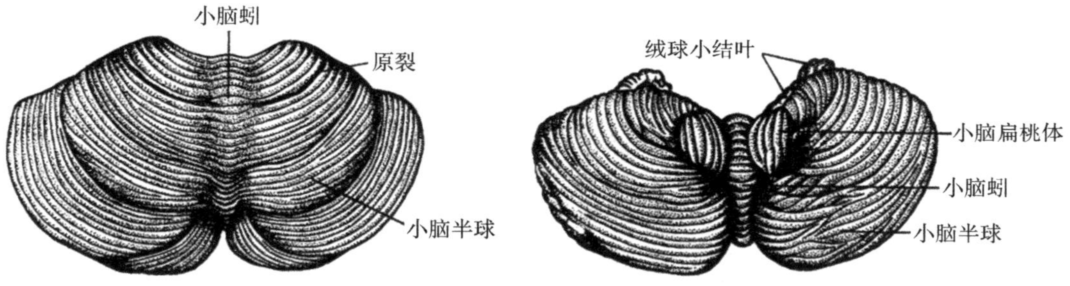

图1-19　小脑的外形(上面)　　图1-20　小脑的外形(下面)

1. 小脑的外形　小脑的中部较狭窄，为小脑蚓；两侧膨大，称小脑半球。小脑半球上面前三分之一和后三分之二交界处的深沟，称原裂。在小脑蚓下部两旁，部分靠近延髓背面的小脑半球向下膨隆，称小脑扁桃体(tonsil of cerebellum)。当颅内压增高时，小脑扁桃体向下嵌入枕骨大孔，形成小脑扁桃体疝，从而压迫延髓的生命中枢，危及生命。

2. 小脑的内部结构　位于小脑表面的灰质，称小脑皮质。而位于小脑皮质深面的白质，称小脑髓质。埋在小脑髓质内的灰质团块，称小脑核，如齿状核(图1-21)。

3. 小脑的功能

(1)维持身体平衡，协调眼球运动。

(2)调节肌张力。

(3)协调骨骼肌的运动。

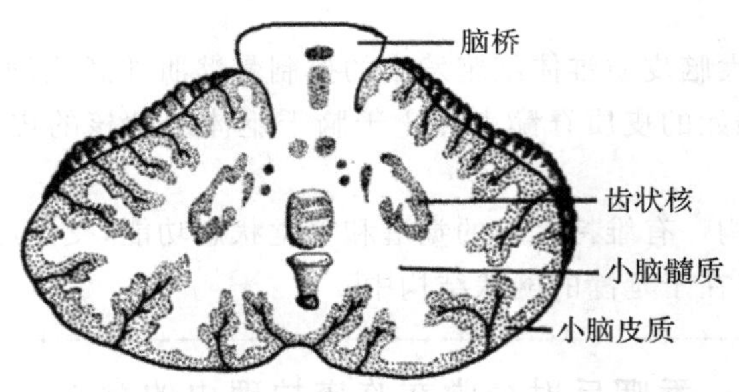

图 1-21 小脑的水平切面

(三)间脑

间脑(diencephalon)位于中脑与端脑之间,大部分被大脑半球掩盖,仅有部分腹侧部露于脑底。第三脑室位于左、右背侧丘脑和下丘脑之间的狭窄腔隙,其前方借左、右室间孔与左、右侧脑室相通,后方借中脑水管与第四脑室相通(图 1-22)。间脑可分背侧丘脑、后丘脑、上丘脑、下丘脑和底丘脑五部分。

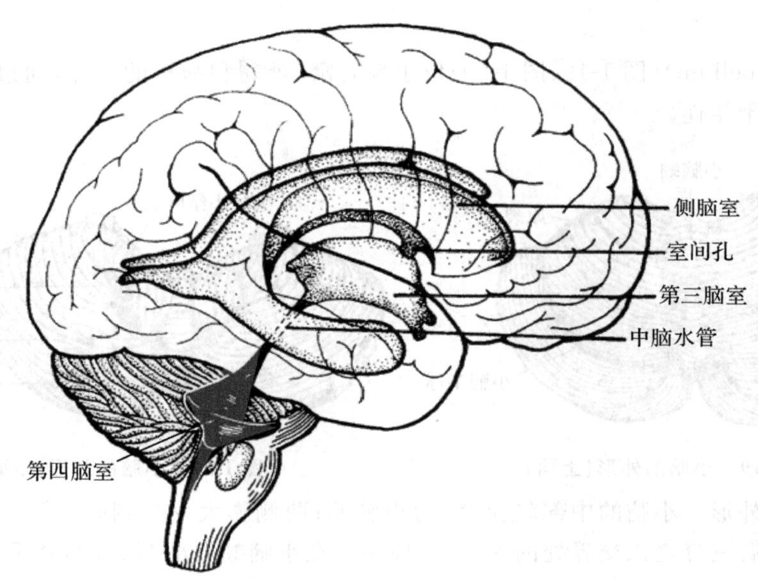

图 1-22 脑室的投影

1. 背侧丘脑(dorsal thalamus) 背侧丘脑又称丘脑,是位于间脑背侧的一对卵圆形灰质团块。背侧丘脑灰质的内部被"Y"形的内髓板,分隔成三个核群,即前核群、内侧核群和外侧核群。外侧核群位于内髓板的外侧,其腹后核可分腹后内侧核群和腹后外侧核群,前者接受三叉丘系及味觉纤维;后者接受脊髓丘脑束和内侧丘系的纤维(图 1-23)。

2. 后丘脑(metathalamus) 后丘脑位于背侧丘脑的后下方,包括内侧膝状体和外侧膝状体。前者接受来自下丘臂的听觉传导通路的纤维,后者接受视束的传入纤维(图 1-23)。

3. 下丘脑(hypothalamus) 下丘脑位于背侧丘脑的下方,组成第三脑室侧壁的下部,其主要结构有视交叉、灰结节、乳头体、漏斗和垂体(图 1-24)。下丘脑内有许多神经核,其中视

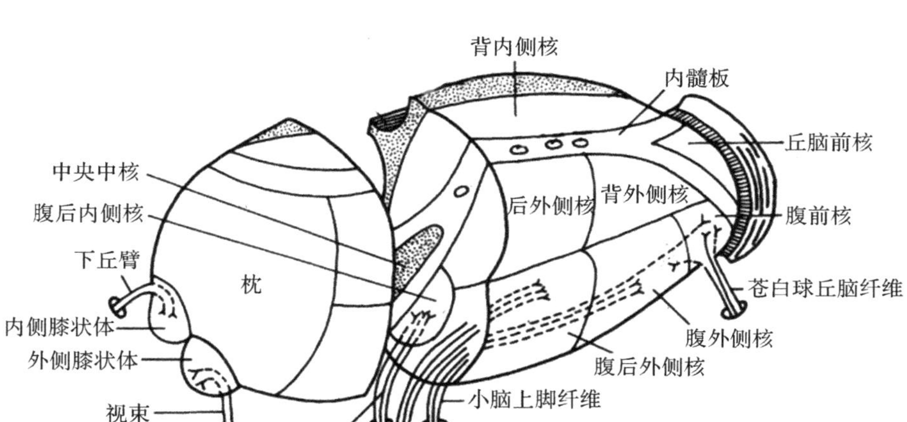

图 1-23 丘脑核团

上核和室旁核分别分泌抗利尿激素和催产素。下丘脑也是内脏活动的较高级中枢，能对机体的体温、摄食、生殖、水盐平衡等起调节作用。

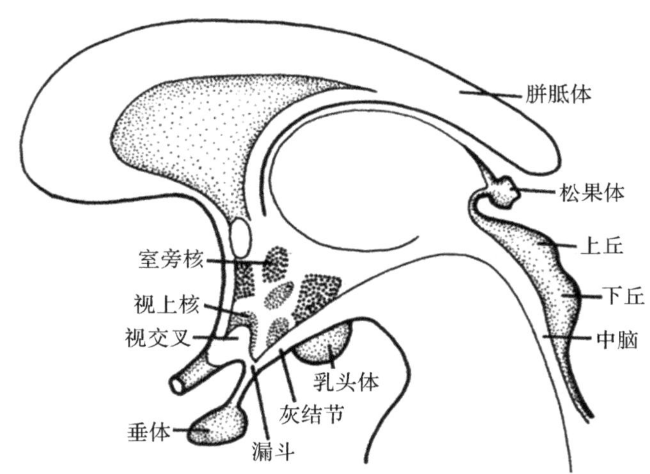

图 1-24 下丘脑的主要核团

(四)端脑

端脑(telencephalon)由两侧大脑半球借胼胝体连接而成。左右大脑半球由大脑纵裂将其不完全分开。大脑纵裂底部有连接两半球的连合纤维，称胼胝体。

1. 大脑半球的外形 大脑半球表面凹凸不平，凹处为脑沟，凸处为脑回。大脑半球借中央沟、外侧沟和顶枕沟，分为 5 个大脑叶：额叶、顶叶、颞叶、枕叶和岛叶。中央沟前方的部分是额叶；中央沟后方、外侧沟上方的部分是顶叶；外侧沟以下的部分是颞叶；顶枕沟后方较小的部分是枕叶；岛叶则藏于外侧沟的深部。每侧大脑半球有三面：上外侧面、内侧面和底面。

(1)大脑半球外侧面(图 1-25)

①额叶:在中央沟前方有与之平行的中央前沟,两沟间的部分称中央前回。自中央前沟有额上沟和额下沟向前水平走行,且将额叶分成额上回、额中回和额下回。

②顶叶:在中央沟后方有与之平行的中央后沟,两沟间的部分称中央后回。在中央后回下部的后方有缘上回和角回。

③颞叶:颞上沟和颞下沟与外侧沟平行走向。外侧沟与颞上沟之间的部分是颞上回。自颞上回转向外侧沟的两横行脑回是颞横回。

④枕叶:在外侧面上有些恒定的沟和回。

⑤岛叶:藏于外侧沟的深部,其表面有脑回。

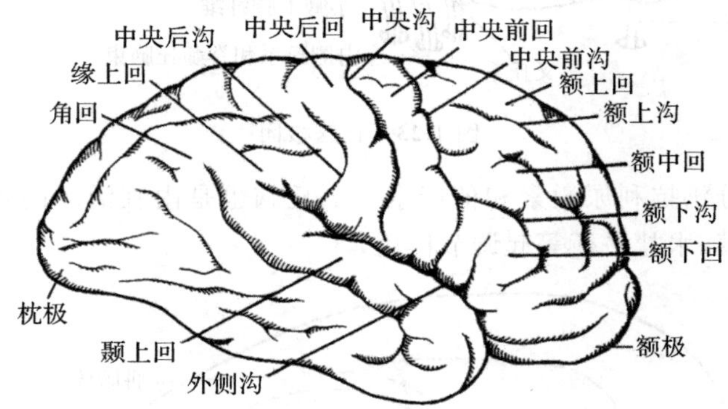

图 1-25　大脑半球的外形(外侧面)

(2)大脑半球内侧面　额、顶、枕、颞四叶都有部分扩展到大脑半球内侧面(图 1-26)。在间脑上方有联络两侧大脑半球的胼胝体。中央前、后回延伸至大脑半球内侧面的部分称中央旁小叶前部和后部。距状沟位于枕叶,从后端的下方起,呈弓形向后至枕叶后端。

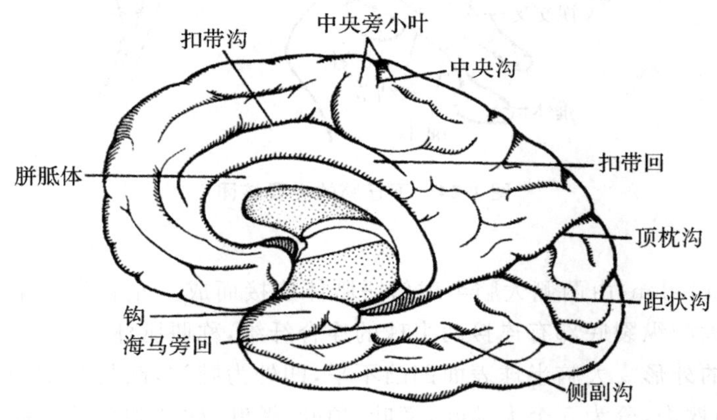

图 1-26　大脑半球的外形(内侧面)

(3)大脑半球底面　额叶下面有纵行的嗅束,其前端膨大为嗅球,后端扩大为嗅三角。颞叶下方有海马旁回,其前端弯成钩形的部分,称钩(图 1-26)。

2. 大脑半球的内部结构　大脑半球表面的一层灰质,称大脑皮质。皮质深面是髓质(白质)。深埋在髓质内的一些灰质核团,称基底核。大脑半球内部的腔隙,称侧脑室(图 1-22)。

(1)大脑皮质　人类的大脑皮质高度发达,其总面积约 2200cm^2,约有 26 亿个神经细胞,按一定的规律分层排列。大脑皮质是高级神经活动的物质基础,机体各种功能的最高级中枢在大脑皮质上都有特定的功能区相对应(图 1-27、图 1-28)。

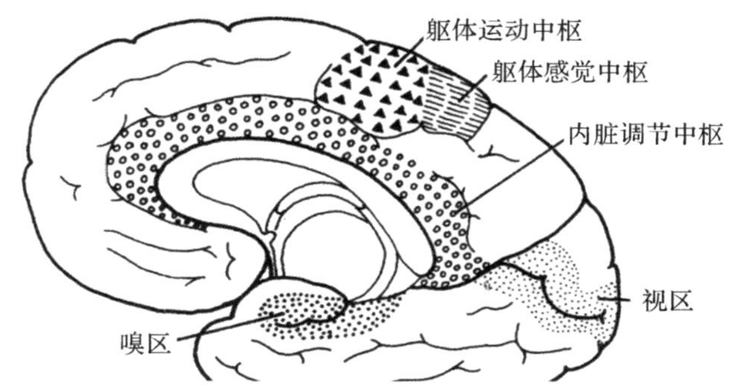

图 1-27　大脑皮质的主要功能区(内侧面)

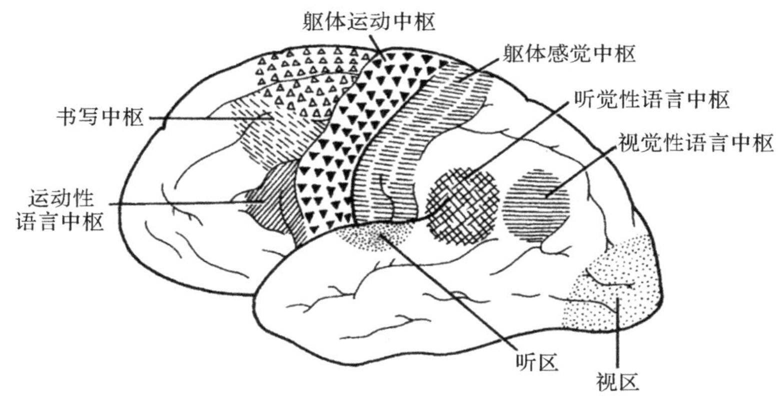

图 1-28　大脑皮质的主要功能区(外侧面)

躯体运动区位于中央前回和中央旁小叶的前部,支配全身骨骼肌的运动。全身各部在此区的投影特点为:①全身各部在躯体运动区的投影呈倒置人形(头部的投影是正位);②左、右交叉支配,即一侧运动区支配对侧肢体的运动,但一些与联合运动有关的骨骼肌,如面上部肌、眼球外肌、咽喉肌、咀嚼肌、呼吸肌和躯干肌等,则受双侧支配;③身体各部在大脑皮质功能区的大小与运动的灵巧、精细程度有关。

躯体感觉区位于中央后回和中央旁小叶的后部,支配全身的浅感觉、深感觉。其特点为:①全身各部在躯体感觉区的投影呈倒置人形(头部的投影是正位);②左、右交叉管理,即一侧身体的浅感觉、深感觉投射到对侧的感觉区;③身体感觉敏感部位的投射区面积较大。

视区位于枕叶内侧面距状沟两侧的皮质。

听区位于颞横回。

语言区人类大脑皮质是进行思维和意识的高级中枢,同时大脑皮质上还具有相应的语言中枢(图 1-28)。

①运动性语言中枢(说话中枢):位于额下回的后部。若该中枢受损,病者虽能发音,却不能说出具有意义的语言,称运动性失语症。

②书写中枢:位于额中回的后部。此中枢受损后,虽然手的运动不受影响,但不能写出正常的文字,称失写症。

③听觉性语言中枢(听话中枢):位于颞上回的后部。此中枢受损后,病者虽能听到别人讲话,但不理解讲话的意思,也包括自己讲话的意思。故不能正确回答问题和正常说话,称感觉性失语症。

④视觉性语言中枢(阅读中枢):位于角回。此中枢受损后,虽然视觉没有障碍,但不能理解文字符号的意义,称失读症。

(2)基底核(basal nuclei)　基底核是位于大脑半球白质内的灰质团块,位置靠近脑底,包括尾状核、豆状核、杏仁体等结构(图 1-29)。

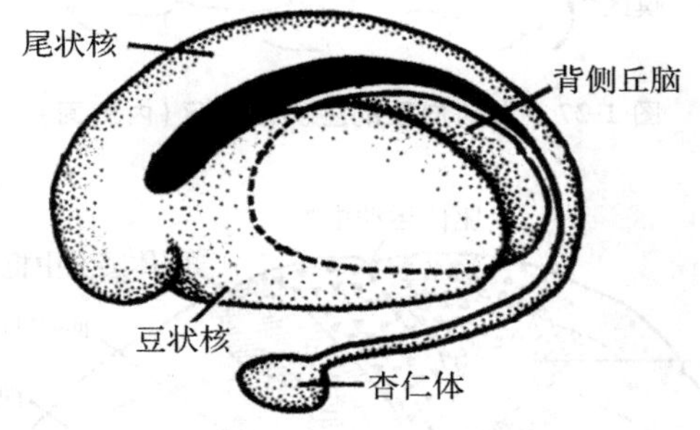

图1-29　基底核与背侧丘脑的位置关系(左侧)

①纹状体:由尾状核和豆状核组成。豆状核又是由外周的壳和内部的苍白球所组成。尾状核与豆状核的壳在种系上发生较晚,合称新纹状体。苍白球较为古老,称旧纹状体。纹状体是锥体外系的重要组成部分,具有维持肌张力、协调肌群运动的功能。

②杏仁体:位于海马旁回的深面。其功能与内脏活动、行为和内分泌活动有关。

(3)大脑髓质由大量的神经纤维组成,可分为三类。

①连合纤维:连接左右大脑半球皮质的纤维,如胼胝体。

②联络纤维:联系同侧大脑半球内各叶、回之间的纤维。

③投射纤维:由联系大脑皮质与皮质下中枢之间的上、下行纤维束组成。这些纤维绝大部分经过内囊。

内囊(internal capsule)位于丘脑、尾状核和豆状核之间(图 1-30)。在内囊水平面上,左右略呈"><"状。内囊分三部:内囊前肢位于尾状核与豆状核之间,主要有丘脑前辐射通过;内囊后肢位于背侧丘脑与豆状核之间,主要有皮质脊髓束、丘脑中央辐射、听辐射和视辐射等通过;内囊膝为前肢和后肢的相交处,有皮质核束通过。内囊是上、下行纤维束聚集的区域,因此当营养内囊的小动脉破裂(脑溢血)或栓塞时,可导致内囊膝和后肢的受损,引起偏身感觉丧失(丘脑中央辐射受损)、对侧偏瘫(皮质脊髓束、皮质核束受损)和双眼对侧视野偏盲(视辐射受损),即"三偏"症状。

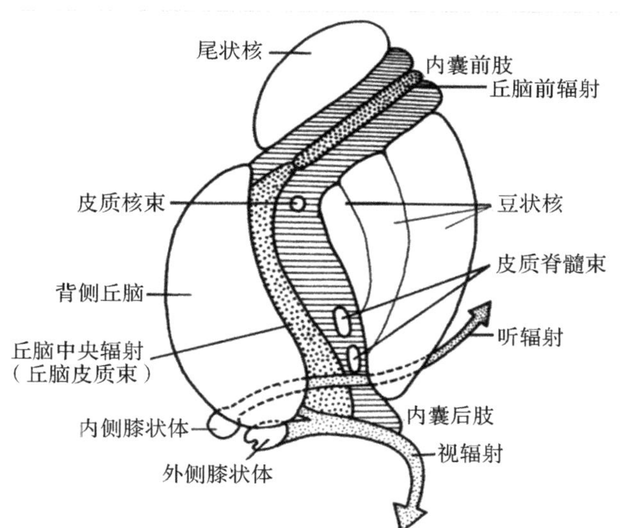

图 1-30 右侧内囊的水平切面

第三节 脑和脊髓的被膜、血管及脑脊液循环

学习目标

1. 熟悉脑和脊髓三层被膜的名称和排列，熟悉脑脊液的产生及循环途径、脑的动脉来源和分布范围、大脑动脉环的组成。
2. 了解硬膜外隙和蛛网膜下隙的位置、内容，硬脑膜形成的结构，蛛网膜粒和脉络丛的构成。

DAORU QINGJING

导入情景

情景描述：

患者，男，30 岁，建筑工人，作业时不慎从高处坠落，脚先着地，被送到急诊室时昏迷不醒，检查头部未见外伤，但从鼻孔和左侧外耳道不断流出黄色血清样液体。

若你是当班护士，请问：

1. 估计这是何种液体？何处受伤所致？
2. 护理上患者该取何体位？
3. 是否应堵塞耳鼻以免该血清样液体继续外流？

一、脑和脊髓的被膜

脑和脊髓的被膜由外向内分为硬膜、蛛网膜和软膜三层(图 1-31),对脑和脊髓起保护、支持和营养的作用。

(一)硬膜

硬膜(dura mater)是由厚而坚韧的致密结缔组织构成。包裹脊髓的为硬脊膜,包裹脑表面的是硬脑膜。

1. 硬脊膜(spinal dura mater) 硬脊膜上端附着于枕骨大孔边缘,与硬脑膜相延续;下端附于尾骨。硬膜外隙是指硬脊膜与椎管内面的骨膜之间的窄隙,其内呈负压,内有脊神经根、脂肪组织、淋巴管和椎内静脉丛等(图 1-32)。临床上进行的硬膜外麻醉,就是将药物注入此隙。

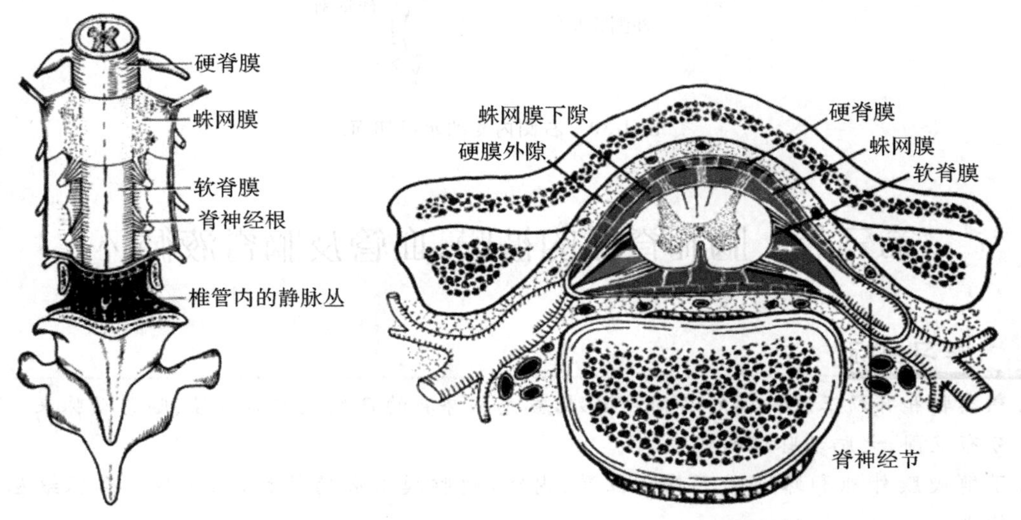

图 1-31 脊髓的被膜　　图 1-32 脊髓的被膜及其周围的间隙

2. 硬脑膜(cerebral dura mater) 硬脑膜为双层膜,由外层的颅内骨膜和内层的硬膜组成。其外层与颅顶骨结合较颅底疏松,故颅顶骨骨折易形成硬膜外血肿,而颅底则易撕裂硬脑膜和蛛网膜(两者紧密相贴),造成脑脊液外漏。硬脑膜还形成某些特殊的结构:

(1)大脑镰　大脑镰形似镰刀,以矢状位伸入大脑半球之间。

(2)小脑幕　小脑幕位于大脑与小脑之间。

(3)硬脑膜窦　硬脑膜窦为颈内静脉的颅内属支。在某些部位硬脑膜的内、外层分开,主要的硬脑膜窦有上矢状窦、下矢状窦、直窦、横窦、乙状窦和海绵窦等(图 1-33)。海绵窦内有颈内动脉和展神经通过。在窦的外侧壁内还有动眼神经、滑车神经、三叉神经的眼神经和上颌神经通过。

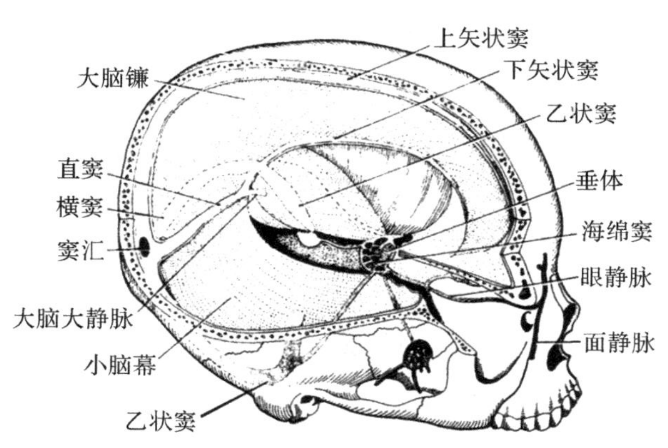

图 1-33　硬脑膜及硬脑膜窦

(二)蛛网膜

蛛网膜(arachnoid mater)为一层无血管、神经的透明结缔组织薄膜,与其外面的硬膜相贴。蛛网膜与软膜之间的窄隙,称蛛网膜下隙,隙内充满脑脊液。蛛网膜下隙在某些部位扩大为池,如终池、小脑延髓池等。蛛网膜在上矢状窦内突出形成颗粒状,称蛛网膜粒。脑脊液通过蛛网膜粒渗入硬脑膜窦内,回流入颈内静脉(图 1-34)。

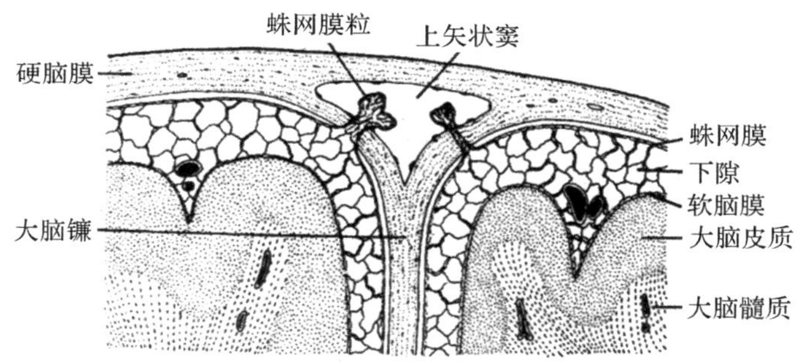

图 1-34　蛛网膜粒及硬脑膜窦

(三)软膜

软膜(pia mater)为一层含有丰富血管的透明结缔组织膜。紧贴脊髓表面的称软脊膜;脑表面的称软脑膜。软脑膜在脑室壁的一定部位与毛细血管和室管膜上皮共同突入脑室,构成脉络丛,为产生脑脊液的主要结构。

二、脑和脊髓的血管

(一)脑的血管

1. 脑的动脉　脑的动脉主要来源于颈内动脉和椎动脉(图 1-35、图 1-36)。脑的动脉分为皮质支和中央支,皮质支供应大脑、小脑皮质及附近髓质,中央支供应基底核、内囊和间脑等。

(1)颈内动脉　颈内动脉供应大脑半球的前三分之二和间脑前部。颈内动脉起自颈总动脉,经颈动脉管入颅后,前穿海绵窦至视交叉外侧,分出大脑前动脉、大脑中动脉、眼动脉和后交通动脉等分支。

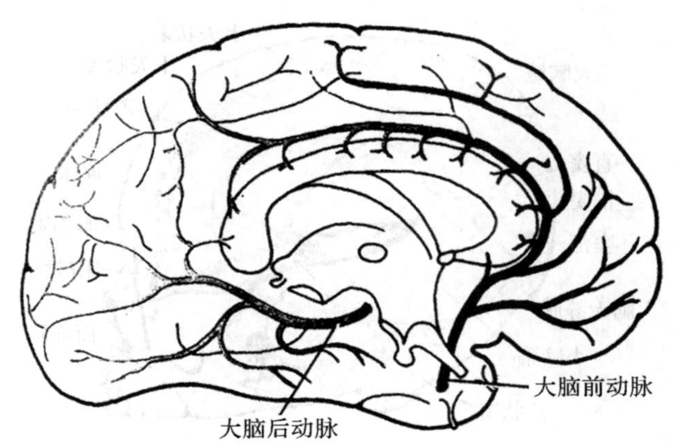

图 1-35　大脑半球内侧面的动脉

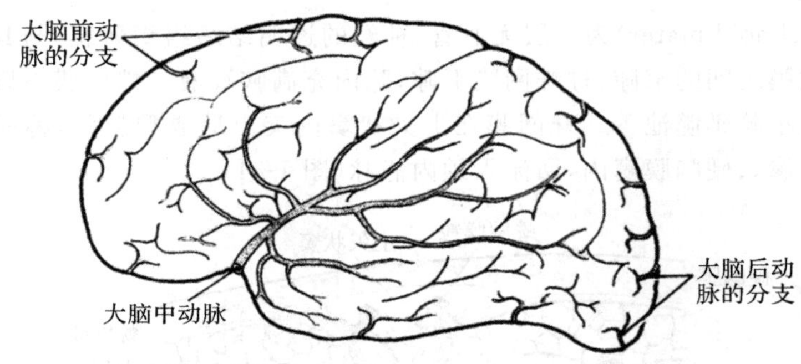

图 1-36　大脑半球上外侧面的动脉

大脑中动脉沿外侧沟走行。皮质支分布于顶枕沟以前的大脑半球上外侧面大部分；中央支供应纹状体、背侧丘脑、内囊膝和后肢（图 1-37）。大脑中动脉还沿途发出一些垂直向上的细小分支，称豆纹动脉，营养尾状核、豆状核和内囊，在动脉硬化时易破裂而导致脑溢血，出现“三偏”症状。

（2）椎动脉　椎动脉供应大脑半球后三分之一、间脑后部、小脑和脑干。椎动脉起自锁骨下动脉，向上依次穿过第六至第一颈椎横突孔和枕骨大孔，在脑桥与延髓交界处腹侧面，左、右椎动脉汇合成基底动脉，再沿脑桥基底沟上行至脑桥上缘分出左、右大脑后动脉。

（3）大脑动脉环　大脑动脉环又称 Willis 环，环绕于视交叉、灰结节和乳头体等周围，由前交通动脉、大脑前动脉、颈内动脉、后交通动脉和大脑后动脉吻合而成（图 1-38）。大脑动脉环将颈内动脉与椎基底动脉之间、左右大脑半球的动脉之间沟通起来。当此环某一部位发生意外（血管瘤或阻塞）时，可在一定程度上通过环调节，血液重新分配和代偿，以维持脑的血液供应。

2. 脑的静脉　脑的静脉可分浅、深静脉两组，最后均通过硬脑膜窦（直窦），再汇入颈内静脉（图 1-39）。

（二）脊髓的血管

1. 脊髓的动脉　脊髓的动脉来源于椎动脉和节段性动脉（颈升动脉、肋间后动脉和腰动

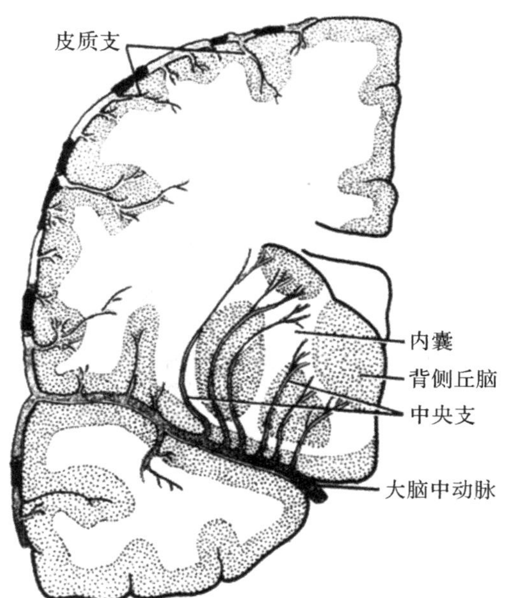

图 1-37　大脑中动脉的皮质支和中央支

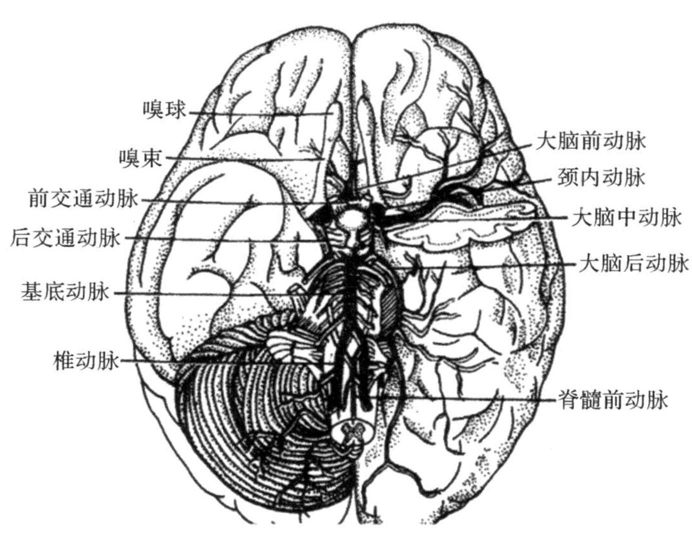

图 1-38　脑底面的动脉

脉)(图 1-40)。

2. 脊髓的静脉　脊髓的静脉分布大致与动脉相同，汇集成脊髓前静脉和脊髓后静脉，注入硬膜外隙内的椎内静脉丛。

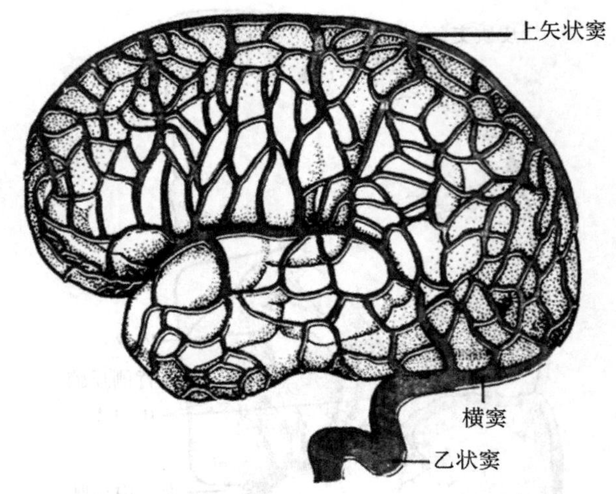

图 1-39 大脑上外侧面的静脉

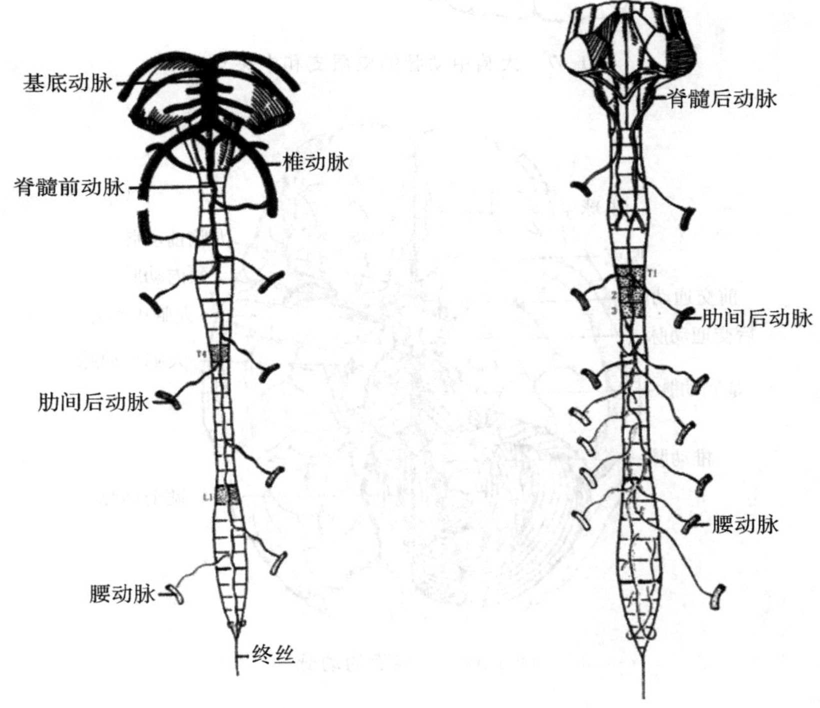

图 1-40 脊髓的动脉

三、脑脊液及其循环

脑脊液(cerebrospinal fluid)(图 1-41)是充满脑室和蛛网膜下隙的无色透明液体。成人脑脊液总量约 150mL,其对中枢神经系统有营养、缓冲、保护等作用。脑脊液主要由各脑室的脉络丛产生。其循环途径是：左、右侧脑室脉络丛产生的脑脊液通过室间孔进入第三脑室，与第三脑室脉络丛产生的脑脊液汇合，经中脑水管流入第四脑室，再汇合由第四脑室脉络丛产生的脑脊液，经第四脑室正中孔和 2 个外侧孔流入蛛网膜下隙，经蛛网膜粒渗入上矢状窦，最后汇入颈内静脉。

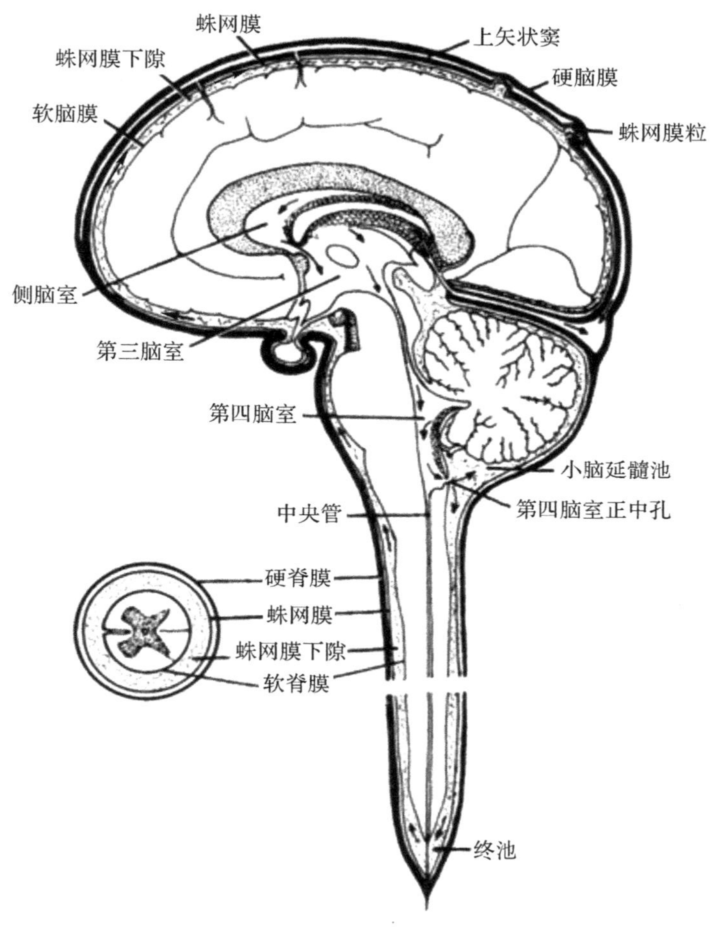

图 1-41　脑脊液循环

第四节　周围神经系统

学习目标

1. 掌握膈神经的行程和分布，正中神经、尺神经、桡神经、腋神经的行程和分布，股神经的行程和分布，坐骨神经的行程、分支和分布，脑神经的数目、名称、排列顺序、按纤维性质分类和连脑部位，动眼神经的行程和分布，三叉神经的三大分支和分布，面神经的行程和分布，迷走神经的行程和分布，舌下神经的分布，内脏神经的分布，内脏运动神经和躯体运动神经的主要区别，交感神经、副交感神经低级中枢的部位。
2. 熟悉胸神经前支的节段性分布，胫神经、腓总神经的行程、分支和分布。
3. 了解脊神经的组成、数目、名称、性质、分支和分布，颈丛、臂丛、腰丛和骶丛的位置，肌皮神经的分布，臀上、臀下神经、阴部神经的行程和分布，嗅神经、视神经、前庭蜗神经的分布，滑车神经、展神经、副神经的行程和分布，舌咽神经的主要分支和分布，交感神经和副交感神经的主要区别。

DAORU QINGJING

导入情景

情景描述：

患者，男，70 岁，家人发现其倒在卫生间，送到急诊室时昏迷不醒，经医生检查后送手术室治疗，术后在重症监护室观察。护士发现患者的右臂部长时间过度外展，尝试调整没有成功。

若你是当班护士，请问：

1. 患者可能出现什么情况？
2. 医护人员如何预防此类神经伤的发生？

一、脊神经

脊神经(spinal nerve)共有 31 对，从上到下分为颈神经(cervical nerve)8 对、胸神经(thoracic nerve)12 对、腰神经(lumbar nerve)5 对、骶神经(sacral nerve)5 对和尾神经(coccygeal nerve) 1 对。

脊神经由前根和后根在椎间孔处合成，前根内含有躯体运动纤维和内脏运动纤维；后根内含有躯体感觉纤维、内脏感觉纤维(图 1-42)。因此，脊神经为混合性神经。

脊神经出椎间孔后立即分为前支和后支。脊神经前支粗而长，为混合性神经，分布于躯干、四肢的肌、关节、骨和皮肤。胸神经前支保持节段性走行和分布，其余脊神经前支则交织形成神经丛，即颈丛、臂丛、腰丛和骶丛，再由各神经丛发出神经至相应的分布区域。脊神经

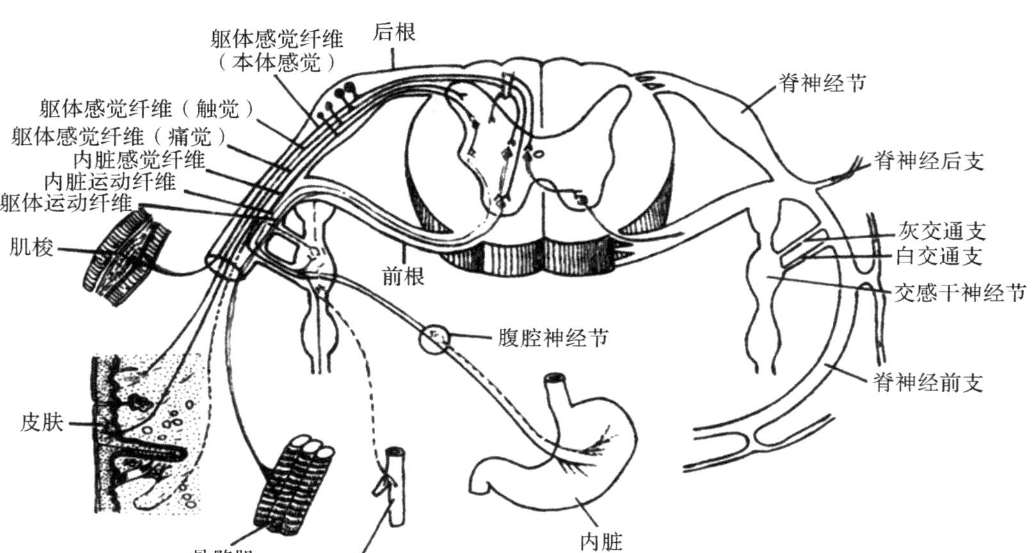

图 1-42 脊神经的组成及分布

后支细而短，也为混合性神经，分布于颈、背、腰、骶部的深层肌和皮肤。

(一)颈丛

1. 颈丛的位置 颈丛(cervical plexus)位于胸锁乳突肌中上部的深面。

2. 颈丛的分支 颈丛的分支(图 1-43)包括皮支和肌支。皮支较集中于胸锁乳突肌后缘中点附近浅出，再散开行向各部皮肤。肌支分布于颈深部的肌群及舌骨下肌群。

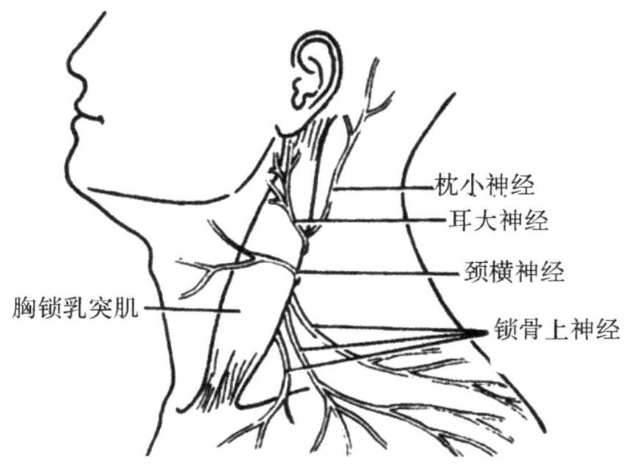

图 1-43 颈丛的分支

膈神经(phrenic nerve)(图 1-44)为混合性神经，是颈丛中最重要的分支。膈神经经前斜角肌前面下降至其内侧，在锁骨下动、静脉之间进入胸腔，经肺根前方，在纵隔胸膜与心包之间下行达膈。肌支支配膈肌，感觉纤维分布于心包、胸膜及膈下部分腹膜。一般认为右膈神经的感觉纤维还分布于肝、胆囊和肝外胆道表面的浆膜。膈神经损伤的主要表现为同侧膈肌瘫痪、呼吸困难。膈神经受刺激时可产生呃逆。

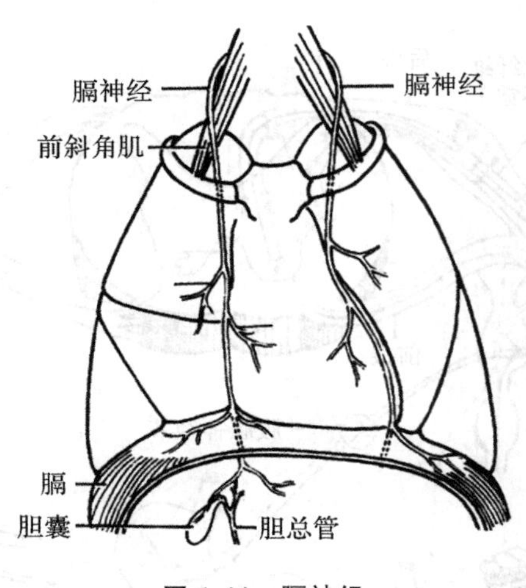

图 1-44　膈神经

(二)臂丛

1. 臂丛的位置　臂丛(brachial plexus)先经斜角肌间隙穿出,位于锁骨下动脉的后上方,再经锁骨后方进入腋窝(图 1-45)。

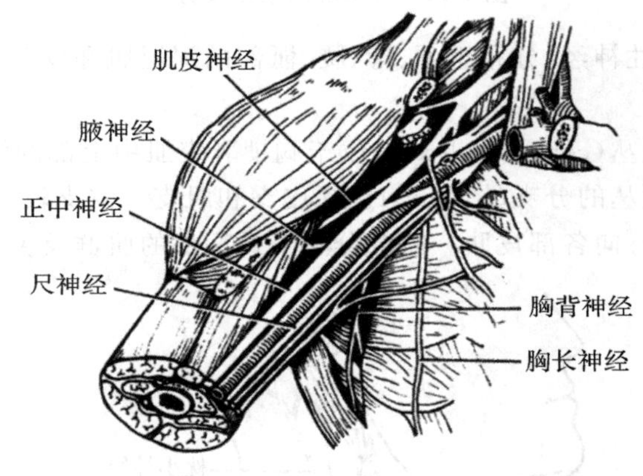

图 1-45　臂丛及其分支

2. 臂丛的主要分支(图 1-46 至图 1-49)

(1)腋神经(axillary nerve) 绕肱骨外科颈至三角肌深面,主要分布于三角肌、肩部、臂部上三分之一外侧的皮肤。腋神经损伤后致三角肌瘫痪,臂不能外展,肩部感觉障碍,形成"方形肩"。

(2)肌皮神经(musculocutaneous nerve) 向外侧斜穿喙肱肌,经肱二头肌和肱肌之间下行,发支分布于上述三块肌。

(3)正中神经(median nerve) 沿肱二头肌内侧沟伴肱动脉下行至肘窝,并在前臂指浅、深屈肌之间达腕部,经腕管至手掌。肌支分布于除肱桡肌、尺侧腕屈肌和指深屈肌尺侧半以外的所有前臂屈肌及旋前肌,在手掌分布于除拇收肌以外的鱼际肌和第一、二蚓状肌。皮支分布于手掌桡侧三分之二的皮肤、桡侧三个半手指掌面以及其背面中节和远节的皮肤。正中神经损伤表现为屈指、屈腕、屈肘能力减弱,前臂不能旋前,拇指不能对掌,感觉丧失以大

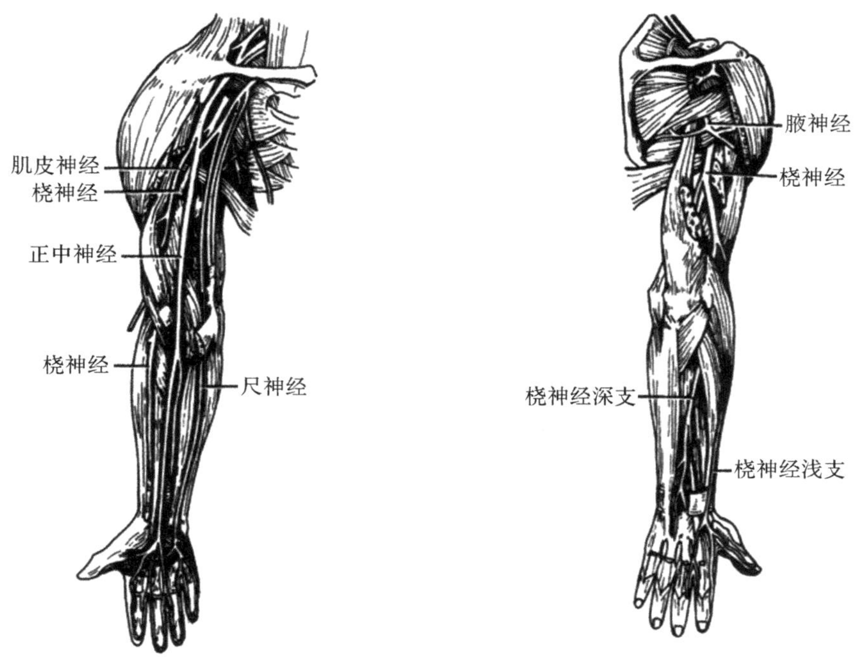

图 1-46　上肢的神经(右侧)

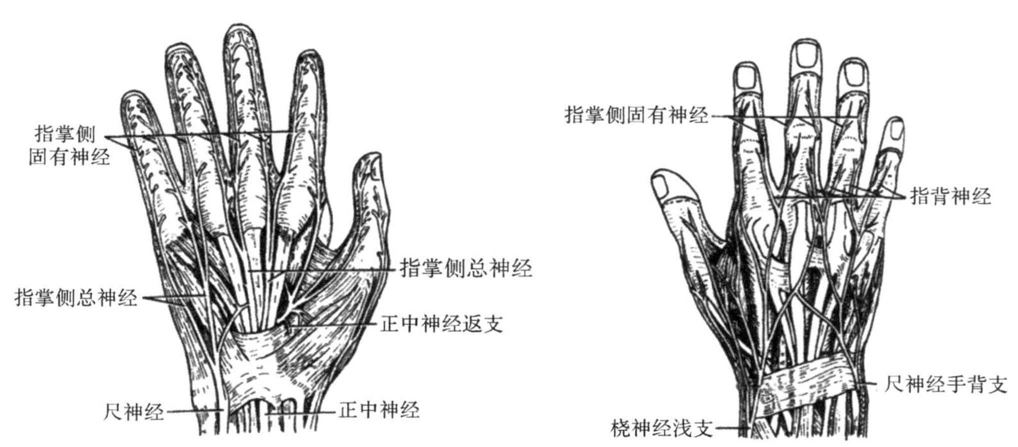

图 1-47　手的神经(右侧)

鱼际明显。鱼际肌萎缩,使手掌变平坦,似"猿手"。

(4)尺神经(ulnar nerve)沿肱二头肌内侧沟伴肱动脉下行,在臂中部转向后下,经肱骨内上髁后方的尺神经沟进入前臂,在尺侧腕屈肌深面伴尺动脉下行至手掌,肌支支配尺侧腕屈肌和指深屈肌尺侧半、小鱼际肌、拇收肌、全部骨间肌和第三、四蚓状肌。皮支分布于手掌尺侧三分之一、尺侧一个半指掌面的皮肤和手背尺侧半的皮肤。尺神经损伤表现为屈腕力减弱,拇指不能内收,其他各指不能收和展,环指和小指远节不能屈曲,小鱼际萎缩,各掌指关节过伸,指关节屈曲,出现"爪形手"。尺神经分布区感觉迟钝,小鱼际及小指感觉丧失。

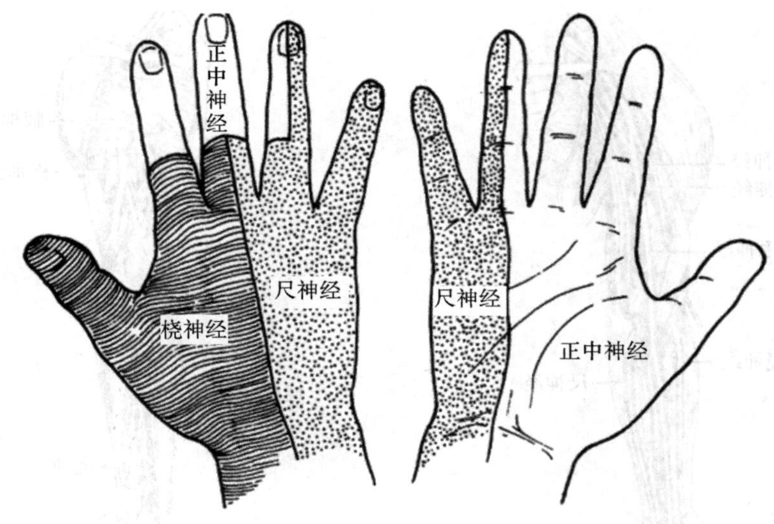

图 1-48 手皮肤的神经分布

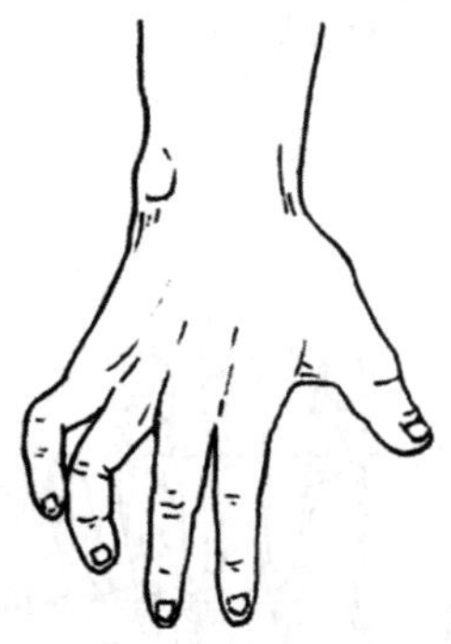

“爪形手”（尺神经损伤）

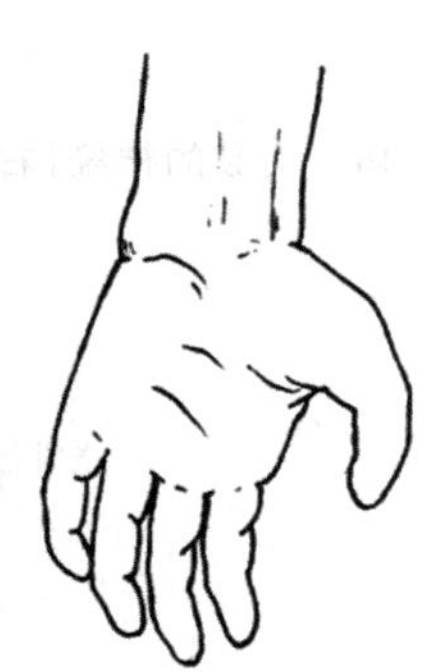

“猿手”（正中神经损伤）

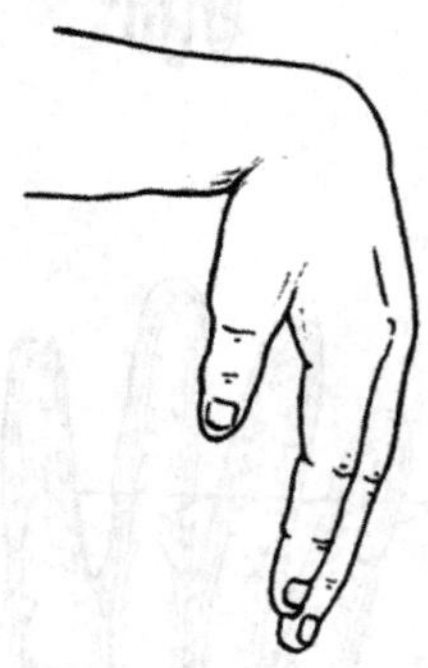

垂腕（桡神经损伤）

图 1-49 上肢神经损伤的手形

张力性神经伤的预防

对瘫痪、意识障碍及麻醉病人的上、下肢要放置在符合解剖学和生理学要求的位置上。一般来说，瘫痪或意识障碍者臂部过度后伸超过 1 小时，可对整个臂丛产生张力，伴有内旋则进一步增加后束或腋神经、桡神经的张力，伴有外旋则增加肌皮神经的张力；臂部外展超过 100°并伴有后伸时，臂丛及五大分支的张力均增加；臂部过度外展伴有头过度偏向对侧，常造成后束、桡神经或腋神经损伤。上肢瘫痪病人站立时，肩部要行 Bobath 带固定，以免失去肌肉支持的臂丛受到上肢重力的持续牵张。异常体位所致的神经伤如早期及时纠正，数天或数周内功能可完全恢复。

来源：《护理应用解剖学》，丁自海 夏武宪

(5)桡神经(radial nerve)先在腋动脉后方，后伴肱深动脉，沿桡神经沟绕肱骨中段后面旋向下外行，至肱骨外上髁前方分为浅、深两支。浅支(皮支)分布于手背桡侧半皮肤及桡侧两个半手指近节背面皮肤。深支(肌支)支配肱三头肌、肱桡肌及前臂后群所有伸肌和旋后肌。桡神经损伤表现为前臂伸肌瘫痪，抬前臂时出现"垂腕"状，感觉丧失以前臂背侧明显。

(三)胸神经前支

胸神经前支共12对，呈节段性分布。第1～11对位于相应的肋间隙内称肋间神经，第12对胸神经前支位于第12肋的下方称肋下神经(图1-50)。

胸神经前支在胸、腹壁皮肤的节段性分布最为明显。如第2对胸神经前支，分布到胸骨角平面；第4对胸神经前支，相当于乳头平面；第6对胸神经前支，相当剑突平面；第8对胸神经前支，相当肋弓平面；第10对胸神经前支，相当脐平面；第12对胸神经前支，则位于脐与耻骨联合连线中点平面。临床上常根据此标志测定麻醉平面的高低和感觉障碍的定位。

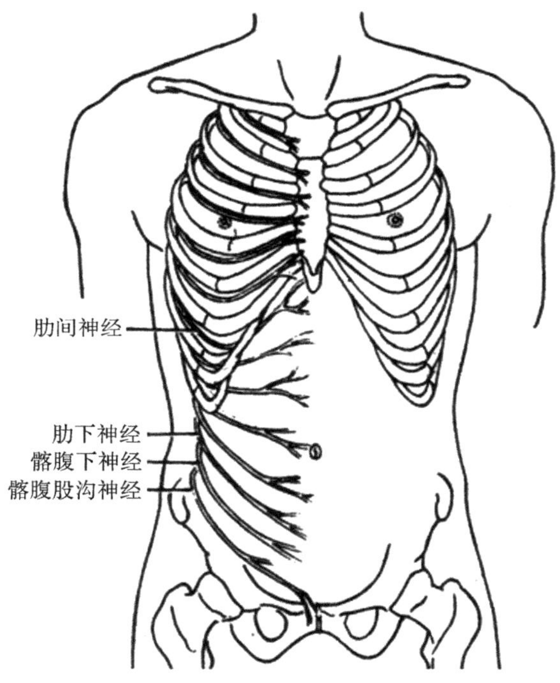

图1-50　肋间神经在胸腹壁的分布

(四)腰丛

1.腰丛的位置　腰丛(lumbar plexus)位于腰大肌的深面(图1-51)。

2.腰丛的分支　腰丛的主要分支有髂腹下神经、髂腹股沟神经、生殖股神经、股神经和闭孔神经等。

股神经(femoral nerve)自腰大肌外侧缘和髂肌之间下行，经腹股沟韧带中点外侧深面入股三角内，于股动脉外侧分为数支。肌支支配耻骨肌、髂肌、股四头肌和缝匠肌；皮支分布于大腿前皮肤，其中一分支为隐神经，在膝关节内侧浅出皮下后，与大隐静脉同行，分布于小腿内侧面及足内侧缘皮肤。股神经损伤表现为屈髋无力，坐位时不能伸膝，行走困难，膝跳

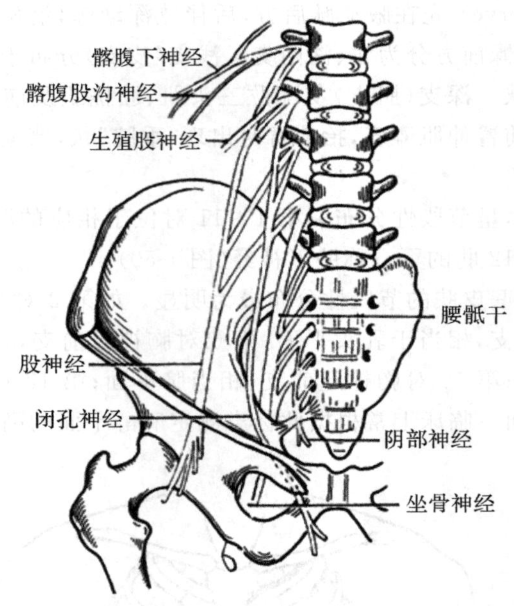

图 1-51　腰、骶丛组成

反射消失，大腿前面及小腿内侧面皮肤感觉障碍。

(五)骶丛

1. 骶丛的位置　骶丛(sacral plexus)位于骶骨及梨状肌的前方(图 1-51)。

2. 骶丛的主要分支　骶丛除发出短小肌支，分布于梨状肌等，其他主要分支如下(图 1-52)：

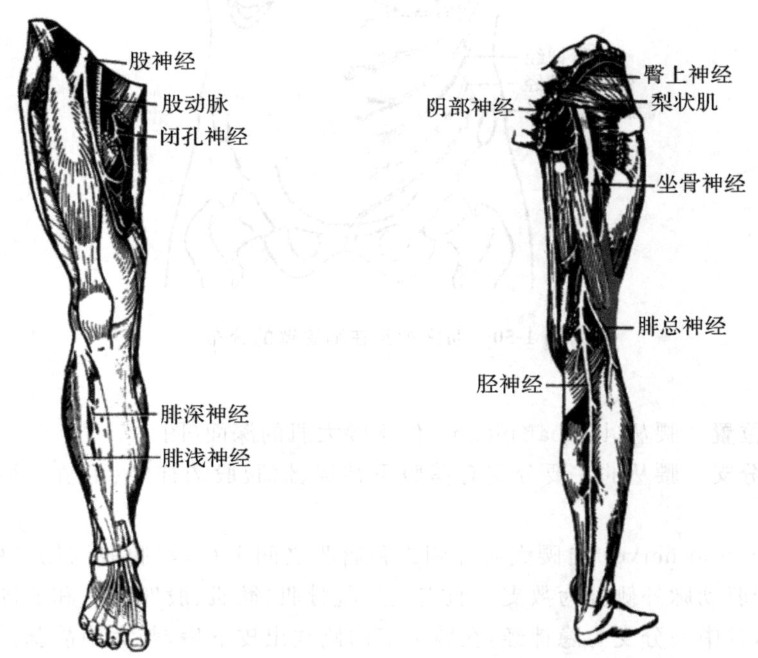

图 1-52　下肢的神经(右侧)

(1)臀上神经　经梨状肌上孔出盆腔，分布于臀中、小肌和阔筋膜张肌。

(2)臀下神经　经梨状肌下孔出盆腔，分布于臀大肌。

(3)股后皮神经　经梨状肌下孔出盆腔，分布于臀下部、股后部及腘窝的皮肤。

(4)阴部神经　经梨状肌下孔出盆腔，绕坐骨棘经坐骨小孔入坐骨肛门窝，贴于此窝外侧壁前行，发支分布于肛门、会阴部和外生殖器的肌和皮肤。

(5)坐骨神经(sciatic nerve)　坐骨神经是人体最粗大的神经，经梨状肌下孔出盆腔后，在臀大肌深面下行，在坐骨结节与大转子之间下行达股后区，在股二头肌与半腱肌、半膜肌之间深面下降至腘窝上方分为胫神经和腓总神经。坐骨神经干在股后区发出肌支，分布于大腿后群肌。

①胫神经(tibial nerve)：在比目鱼肌深面伴胫后动脉下行，经内踝后方至足底，分为足底内侧神经和足底外侧神经。胫神经在腘窝以下分布于膝关节，小腿后群肌及小腿后面的皮肤、足底肌及皮肤。胫神经损伤的主要表现为足背屈伴外翻(钩形足)，足底感觉丧失。

②腓总神经(common peroneal nerve)：沿腘窝外侧缘下降，绕腓骨颈向前，分为腓浅神经和腓深神经。腓浅神经分布于腓骨长、短肌以及小腿外侧、足背及第2～5趾背的皮肤；腓深神经在小腿前群肌深面，伴胫前动脉下行，分布于小腿前群肌、足背肌以及第1～2趾背面相对缘的皮肤。腓总神经损伤的典型表现为足跖屈伴内翻(马蹄内翻足)，同时伴有小腿前、外侧面及足背的感觉丧失。

二、脑神经

脑神经(cranial nerve)是与脑相连的周围神经，共12对，其排列顺序一般用罗马数字表示：Ⅰ嗅神经、Ⅱ视神经、Ⅲ动眼神经、Ⅳ滑车神经、Ⅴ三叉神经、Ⅵ展神经、Ⅶ面神经、Ⅷ前庭蜗神经、Ⅸ舌咽神经、Ⅹ迷走神经、Ⅺ副神经、Ⅻ舌下神经(图1-53、表1-1、表1-2)。每对脑神经中所含的神经纤维成分数量可有1～4种，脑神经中的神经纤维成分有躯体感觉纤维、内脏感觉纤维、躯体运动纤维和内脏运动纤维。

(一)嗅神经

嗅神经(olfactory nerve)起自鼻腔嗅区黏膜的嗅细胞，其周围突分布于嗅黏膜上皮，中枢突聚集成15～20条嗅丝(嗅神经)，穿筛孔入颅，止于嗅球。

(二)视神经

视神经(optic nerve)由视网膜内的节细胞轴突，在视网膜后部聚集成视神经盘，再穿过巩膜形成。经视神经管入颅，形成视交叉，再经视束与间脑相连，传导视觉冲动。

(三)动眼神经

动眼神经(oculomotor nerve)(图1-54)内含躯体运动和内脏运动两种纤维。动眼神经自中脑的脚间窝出脑，经海绵窦外侧壁前行，穿眶上裂入眶。躯体运动纤维支配上睑提肌、上直肌、下直肌、内直肌和下斜肌；内脏运动纤维进入睫状神经节换神经元，其节后纤维入眼球壁，支配睫状肌和瞳孔括约肌。

(四)滑车神经

滑车神经(trochlear nerve)(图1-54)起自中脑背侧下丘下方，绕过大脑脚外侧前行穿过海绵窦外侧壁，经眶上裂入眶内，支配上斜肌。

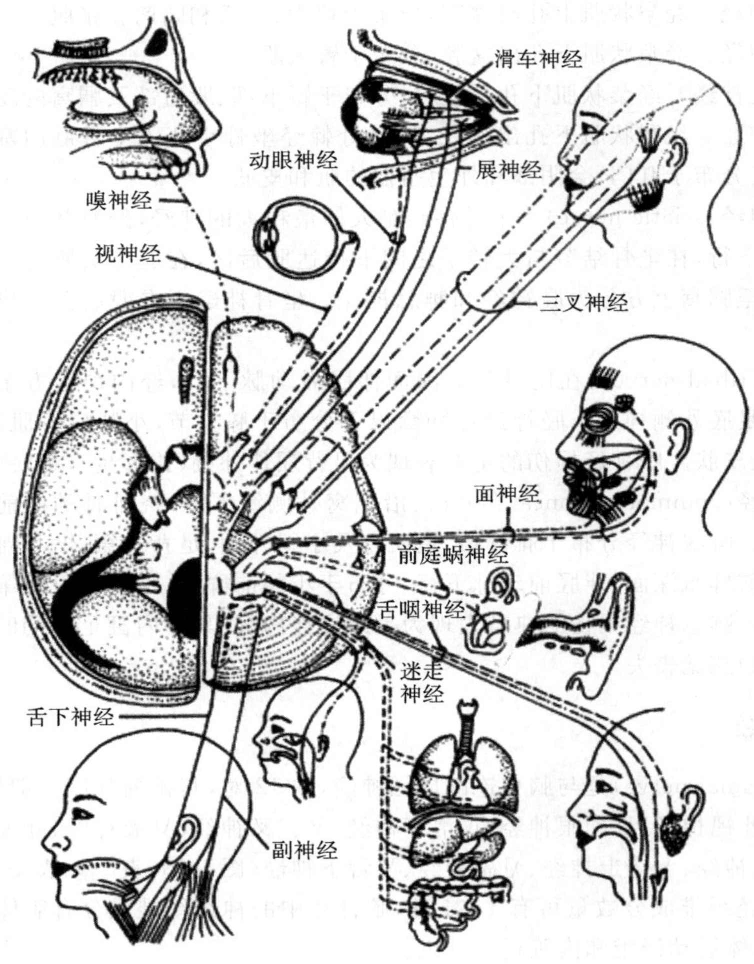

图 1-53 脑神经概况

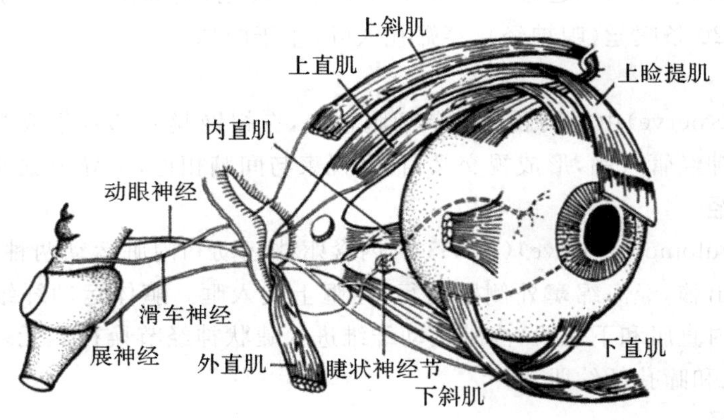

图 1-54 动眼、滑车和展神经

表 1-1　脑神经性质、连接脑部及出入颅腔的部位

顺序及名称	性质	连接脑部	进出颅腔的部位
Ⅰ 嗅神经	感觉性	端脑	筛孔
Ⅱ 视神经	感觉性	间脑	视神经管
Ⅲ 动眼神经	运动性	中脑	眶上裂
Ⅳ 滑车神经	运动性	中脑	眶上裂
Ⅴ 三叉神经	混合性	脑桥	第 1 支——眶上裂 第 2 支——圆孔 第 3 支——卵圆孔
Ⅵ 展神经	运动性	脑桥	眶上裂
Ⅶ 面神经	混合性	脑桥	内耳门——茎乳孔
Ⅷ 前庭蜗神经	感觉性	脑桥	内耳门
Ⅸ 舌咽神经	混合性	延髓	颈静脉孔
Ⅹ 迷走神经	混合性	延髓	颈静脉孔
Ⅺ 副神经	运动性	延髓	颈静脉孔
Ⅻ 舌下神经	运动性	延髓	舌下神经管

表 1-2　脑神经分布、纤维成分及损伤后的主要症状

顺序及名称	分　布	纤维成分	损伤后的主要症状
Ⅰ 嗅神经	鼻腔黏膜嗅区	内脏感觉	嗅觉障碍
Ⅱ 视神经	眼球视网膜	躯体感觉	视觉障碍
Ⅲ 动眼神经	上、下、内直肌、下斜肌、上睑提肌 瞳孔括约肌、睫状肌	躯体运动 内脏运动	眼外斜视、上睑下垂 瞳孔散大、对光反射消失
Ⅳ 滑车神经	上斜肌	躯体运动	瞳孔不能斜向外下
Ⅴ 三叉神经	头面部皮肤、口鼻黏膜、舌前 2/3 的黏膜及眶区 咀嚼肌	躯体感觉 躯体运动	面部皮肤、黏膜感觉消失 咀嚼肌瘫痪
Ⅵ 展神经	外直肌	躯体运动	眼内斜视
Ⅶ 面神经	表情肌、颈阔肌 下颌下腺、舌下腺、泪腺 舌前 2/3 的味蕾	躯体运动 内脏运动 内脏感觉	患侧额纹消失、鼻唇沟变浅 口角歪向健侧 唾液减少 味觉障碍
Ⅷ 前庭蜗神经	壶腹嵴、球囊斑、椭圆囊斑 螺旋器	躯体感觉	眩晕 听力障碍
Ⅸ 舌咽神经	腮腺 舌后 1/3 的黏膜和味蕾 鼓室、咽等黏膜 咽肌	内脏运动 内脏感觉 躯体运动	唾液减少 黏膜感觉及味觉障碍 咽反射消失

续表

顺序及名称	分　布	纤维成分	损伤后的主要症状
Ⅹ 迷走神经	胸、腹腔脏器的平滑肌、心肌、腺体 胸、腹腔脏器的黏膜 咽喉肌 耳廓、外耳道的皮肤	内脏运动 内脏感觉 躯体运动 躯体感觉	吞咽及发音困难
Ⅺ 副神经	胸锁乳突肌、斜方肌、咽喉肌	躯体运动	颜面不能转向对侧、耸肩无力
Ⅻ 舌下神经	舌内肌、舌外肌	躯体运动	舌尖偏向患侧

(五)三叉神经

三叉神经(trigeminal nerve)(图 1-55)含躯体运动和躯体感觉两种纤维,组成粗大的感觉根和细小的运动根。感觉根上有三叉神经节,主要由感觉神经元胞体聚集而成。三叉神经运动根于三叉神经节下面通过,形成眼神经、上颌神经和下颌神经三条神经。

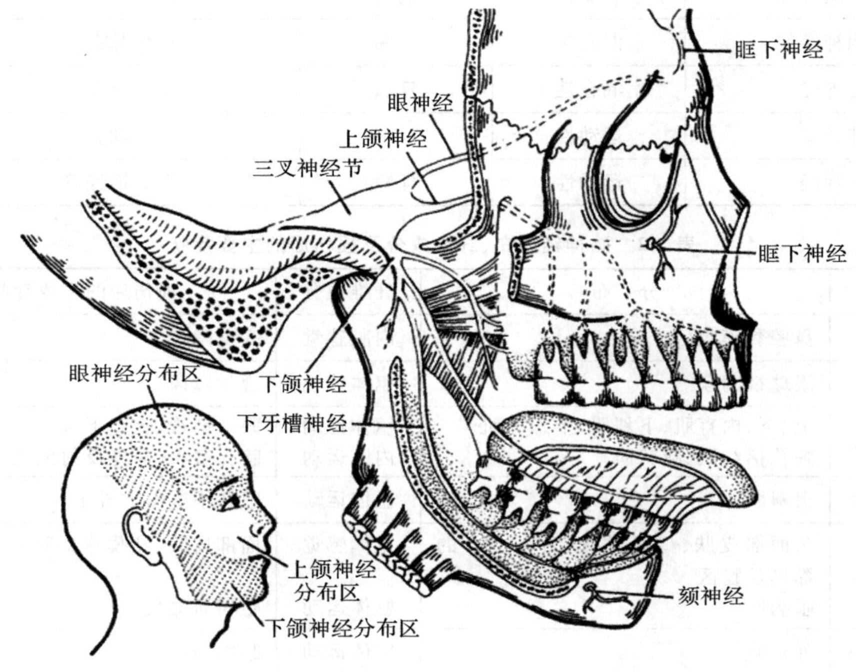

图 1-55　三叉神经

1. 眼神经为感觉支,沿海绵窦外侧壁前行,经眶上裂入眶后,分为泪腺神经、额神经等,分布于眼眶内的结构和眼裂以上的皮肤。

2. 上颌神经为感觉支,经圆孔出颅后,分出眶下神经、上牙槽神经后支等分支,分布于鼻腔、腭、上颌牙,其中眶下神经经眶下裂入眶,再经眶下沟、眶下管、眶下孔,分布于睑裂与口裂之间的皮肤。

3. 下颌神经为混合性神经,含躯体感觉和躯体运动两种纤维。下颌神经出卵圆孔,即发出肌支支配咀嚼肌,其感觉支的分支有耳颞神经、下牙槽神经和舌神经等,分布于下颌牙、舌前三分之二及口腔底黏膜、耳颞区及口裂以下的皮肤等。

三叉神经在头、面部皮肤的分布范围，以睑裂和口裂为界。眼神经分布于睑裂以上，额部的皮肤；上颌神经分布于睑裂与口裂之间的皮肤；下颌神经分布于口裂以下颏部的皮肤。

(六)展神经

展神经(abducent nerve)(图 1-54) 自延髓脑桥沟出脑，向前经海绵窦及眶上裂入眶，支配外直肌。

(七)面神经

面神经(facial nerve)(图 1-56) 含有内脏运动、内脏感觉和躯体运动三种纤维。面神经在展神经外侧出延髓脑桥沟后，进入内耳门，经内耳道入面神经管，再经茎乳孔出颅，向前穿过腮腺至面部。面神经在面神经管弯曲处的膨大，称膝神经节，由内脏感觉神经元胞体聚集而成。

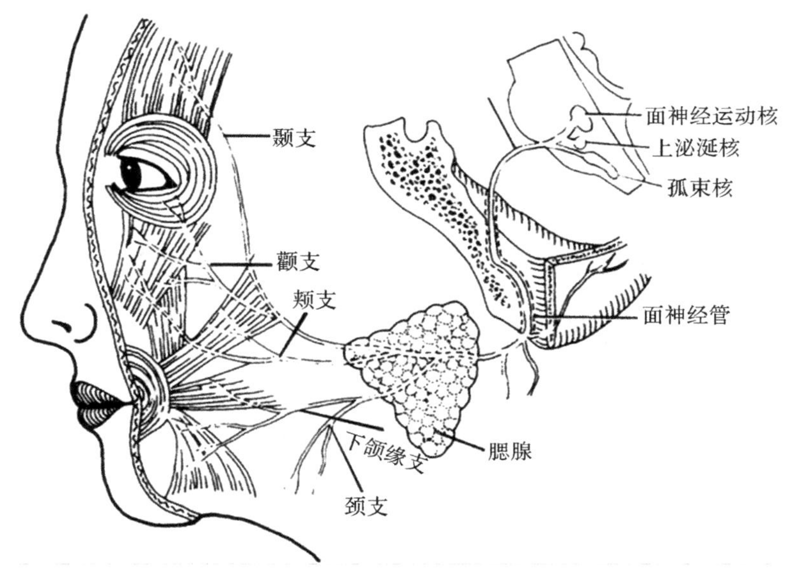

图 1-56 面神经

面神经的分支分两部分：①面神经在面神经管内分出内脏运动纤维和内脏感觉纤维，内脏运动纤维分布于下颌下腺和舌下腺，支配其分泌活动；内脏感觉纤维分布于舌前三分之二的味蕾，司味觉。②面神经的躯体运动纤维出茎乳孔后，前行入腮腺，于腮腺内分为数支并交织成丛，自腮腺前缘呈放射状发出颞支、颧支、颊支、下颌缘支和颈支，支配面部表情肌及颈阔肌。

面神经的行程复杂，其在不同部位的损伤，可出现不同的临床表现：①面神经管外损伤，患侧表情肌瘫痪，口角歪向健侧，不能鼓腮；额纹消失，鼻唇沟变平坦；不能闭眼，角膜反射消失。②面神经管内损伤，除上述面肌瘫痪症状外，还出现患侧舌前三分之二味觉障碍，泪腺、下颌下腺和舌下腺分泌障碍等。

(八)前庭蜗神经

前庭蜗神经(vestibulocochlear nerve) 由前庭神经和蜗神经两部分组成。

1. 前庭神经(vestibular nerve) 前庭神经传导平衡觉冲动，将壶腹嵴、球囊斑和椭圆囊斑的位觉冲动经内耳道传至脑。

2. 蜗神经(cochlear nerve) 蜗神经传导听觉冲动,将内耳螺旋器的听觉冲动传至脑。

(九)舌咽神经

舌咽神经(glossopharyngeal nerve)(图 1-57)含有躯体运动、躯体感觉、内脏运动和内脏感觉四种纤维。舌咽神经经颈静脉孔出颅,下行于颈内动脉和静脉之间继而向前入舌。舌咽神经的躯体运动纤维支配咽部肌;内脏运动纤维支配腮腺的分泌;内脏感觉纤维分布于舌后三分之一的黏膜和味蕾,司黏膜的一般感觉和味觉,也分布于咽、中耳等处的黏膜。此外,内脏感觉纤维聚集成 1～2 支颈动脉窦支,沿颈内动脉下行,分布于颈动脉窦和颈动脉小球,并将两感受器的冲动信息传入脑,以分别调节血压和呼吸。

(十)迷走神经

迷走神经(vagus nerve)(图 1-57、图 1-58)在脑神经中行程最长,分布最广。迷走神经含有躯体运动、躯体感觉、内脏运动和内脏感觉四种纤维。

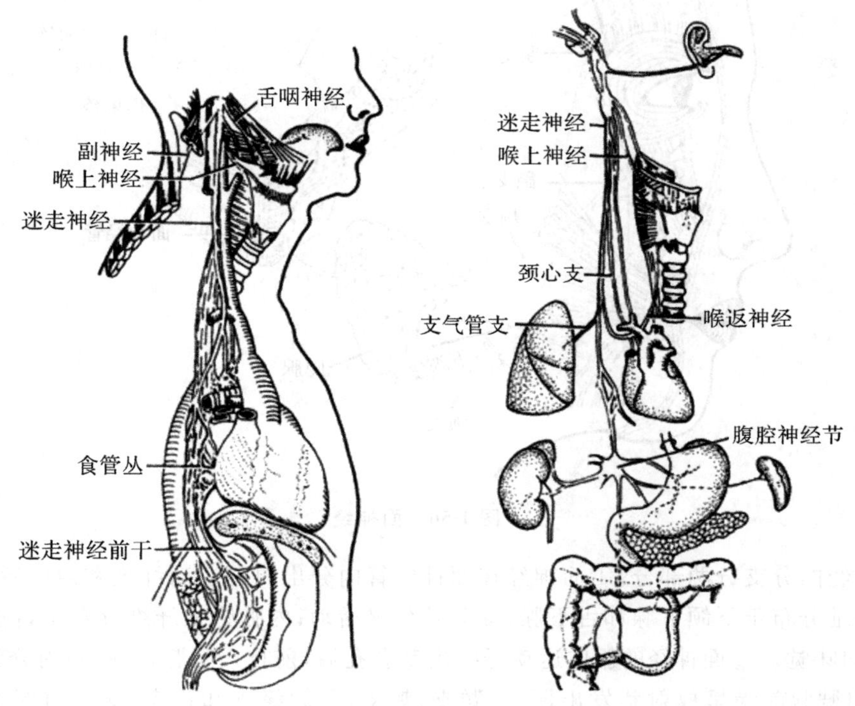

图 1-57 舌咽神经、迷走神经及副神经　　**图 1-58 迷走神经分布**

迷走神经经颈静脉孔出颅,进入颈部后,在颈内静脉和颈内动脉、颈总动脉之间的后方下行,经胸廓上口进入胸腔。在胸腔内,左侧迷走神经从左颈总动脉与左锁骨下动脉之间下行,越过主动脉弓前方,再经左肺根后方,紧贴食管左侧向下,转至食管下端前面延续为迷走神经前干;右侧迷走神经则经右锁骨下动、静脉之间,沿气管右侧下降,于右侧肺根后方转至食管后面,延续为迷走神经后干。迷走神经前、后干向下随食管一起穿膈的食管裂孔进入腹腔。迷走神经在颈部、胸部和腹部的主要分支有:

1. 喉上神经 喉上神经沿颈内动脉的内侧下行,于舌骨大角处分为内、外两支,喉上神经的内支穿过甲状舌骨膜入喉，分布于声门裂以上的喉黏膜；外支与甲状腺上动脉伴行，支配环甲肌。此外还发出至心的颈心支。

2. 喉返神经　喉返神经为混合性神经。左喉返神经在左侧迷走神经通过主动脉弓下缘前方时发出，并向后勾绕主动脉弓下方返回至颈部；右喉返神经在右迷走神经通过右锁骨下动脉前方处发出，并向后勾绕右锁骨下动脉返回至颈部。左、右喉返神经沿气管与食管的沟上升至甲状腺侧叶深面入喉，其感觉支分布于声门裂以下的喉黏膜；肌支支配除环甲肌以外的喉肌。喉返神经单侧损害可致声音嘶哑或发音困难；双侧损害则引起呼吸困难，甚至窒息。

在胸部迷走神经还有一些细小的分支，如支气管支、食管支、胸心支，分别加入肺丛、食管丛和心丛。

3. 胃前支和肝支　胃前支和肝支是迷走神经前干的两条终支。迷走神经前干于贲门附近分支，胃前支沿胃小弯分布于胃前壁，其终末支分布于幽门部前壁、十二指肠上部和胰头；肝支随肝固有动脉分支走行，分布于肝、胆囊及胆道。

4. 胃后支和腹腔支　胃后支和腹腔支是迷走神经后干的两条终支。胃后支于贲门附近分出后，沿胃小弯深部走行，沿途分支分布于胃后壁，其终末支分布于幽门部后壁；腹腔支向后加入腹腔丛，也与交感神经纤维伴行，随腹腔干、肾动脉和肠系膜上动脉分支分布于肝、胆、脾、胰、肾、肾上腺以及结肠左曲之前的消化管。

（十一）副神经

副神经（accessory nerve）（图 1-57）与舌咽神经、迷走神经一起经颈静脉孔出颅，支配胸锁乳突肌和斜方肌。

（十二）舌下神经

舌下神经（hypoglossal nerve）经舌下神经管出颅，支配舌肌的运动。

三、内脏神经

内脏神经（visceral nervou）主要分布于内脏、心血管和腺体。按照纤维的性质可分为内脏运动神经和内脏感觉神经两部分。内脏运动神经对内脏、心血管和腺体功能起调节和控制作用，通常是不随意、不受人的意志控制，故又称自主神经或植物性神经。内脏感觉神经则分布于内脏、心血管等处的内感受器，把所感受到的刺激传递到各级中枢，直至大脑，通过反射调节内脏、心血管等器官的活动。

（一）内脏运动神经

内脏运动神经（图 1-59）与躯体运动神经在结构和功能上存在着较大的差别，两者在结构和分布上的差异如下。

1. 纤维成分不同　躯体运动神经只有一种纤维成分；内脏运动神经则有交感神经和副交感神经两种纤维成分。

2. 支配器官不同　躯体运动神经支配骨骼肌，一般受意志的控制；内脏运动神经则支配平滑肌、心肌和腺体，一定程度上不受意志的控制。

3. 神经元数目不同　躯体运动神经自低级中枢至效应器，只有一个神经元；内脏运动神经自低级中枢发出后，先在内脏神经节换神经元，再由节内神经元发出的纤维到达效应器，

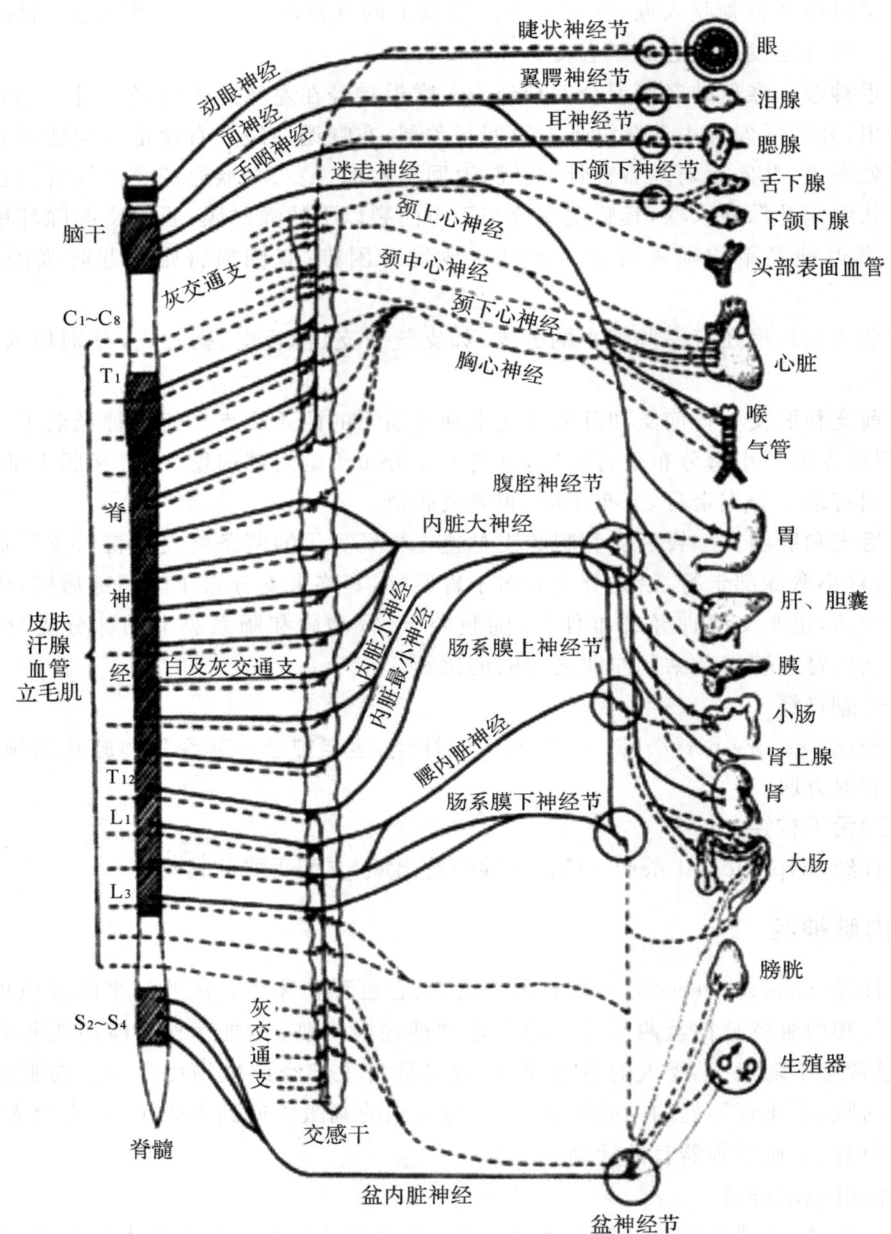

图 1-59　内脏运动神经概况

——节前纤维；……节后纤维

因此，内脏运动神经从低级中枢至效应器需要两个神经元。第一个神经元的胞体位于脑干和脊髓内，称节前神经元，其轴突构成节前纤维；第二个神经元的胞体位于内脏神经节内，称节后神经元，其轴突构成节后纤维。

4. 分布形式不同　躯体运动神经以神经干的形式分布；内脏运动神经则以神经丛的形式分布。内脏运动神经分为交感神经和副交感神经两部分。

(1)交感神经

①低级中枢　交感神经(sympathetic nerve)(图 1-59)的低级中枢位于脊髓胸 1～腰 3 节段灰质的侧角内。

②交感神经节　交感神经节根据其位置不同,分为椎旁节和椎前节。

A. 椎旁节　椎旁节位于椎体的两侧,共有 21～26 对及尾部的一个单节。由椎旁节借节间支连接成的串珠状结构,称交感干。

B. 椎前节　椎前节位于椎体的前方,同名动脉的根部。如腹腔神经节、主动脉肾节和肠系膜上、下神经节。

③交通支　每一个椎旁节借交通支与相应的脊神经相连。交通支分白交通支和灰交通支两种。

④交感神经纤维的走行规律(图 1-60)

A. 节前纤维的走行规律　节前纤维自脊髓胸 1～腰 3 节段灰质侧角发出,经前根、脊神经干和白交通支入交感干后,有三种去向:a. 于相应的椎旁节换神经元;b. 于交感干内上升或下降,在上方或下方的椎旁节换神经元;c. 穿过椎旁节,至椎前节换神经元。

B. 节后纤维的走行规律　节后纤维的走行也有三种去向:a. 起于椎旁节的节后纤维经灰交通支返回脊神经,并随脊神经分布到头、颈、躯干及四肢的血管、汗腺和立毛肌等处;b. 攀附在动脉表面形成神经丛,再随动脉至支配器官;c. 直接分布至支配器官。

⑤交感神经的分布　交感神经通过节后纤维分布于头、颈、胸腔、腹腔、盆腔脏器等实质性器官(包括瞳孔开大肌和肾上腺髓质)以及躯干、四肢的血管、汗腺和立毛肌。

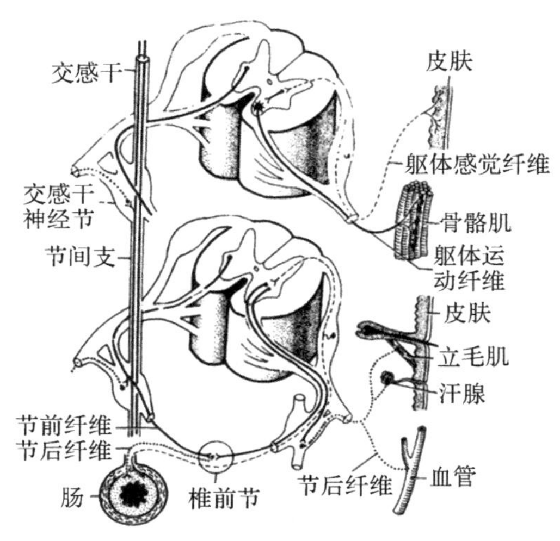

图 1-60　交感神经纤维的走行

(2)副交感神经

①低级中枢　副交感神经(parasympathetic nerve)的低级中枢位于脑干的 4 对副交感神经核(动眼神经副核、上泌涎核、下泌涎核和迷走神经背核)和脊髓骶 2～4 节段的骶副交感核。

②副交感神经节　副交感神经节位于器官附近或器官的壁内,分别称为器官旁节和器

官内节，如睫状神经节、下颌下神经节等。

③副交感神经的分布　副交感神经通过节后纤维分布于头、颈、胸腔、腹腔、盆腔脏器（包括瞳孔括约肌）等实质性器官。

(3)交感神经与副交感神经的主要区别

交感神经与副交感神经都是内脏运动神经，常对一个器官形成双重神经支配，但在形态结构、功能和分布范围等方面却不相同（表 1-3）。

表 1-3　交感神经与副交感神经的主要区别

内　容	交感神经	副交感神经
低级中枢的位置	脊髓胸 1～腰 3 节段灰质侧角	脑干副交感核与骶副交感核
神经节	椎旁节和椎前节	器官旁节和器官内节
节前、后纤维	节前纤维短、节后纤维长	节前纤维长、节后纤维短
分布范围	分布范围广泛，分布于全身血管及胸、腹、盆腔脏器的平滑肌、心肌、腺体及立毛肌和瞳孔开大肌、肾上腺髓质	分布于胸、腹、盆腔脏器的平滑肌、心肌、腺体（肾上腺髓质除外）及瞳孔括约肌

(二)内脏感觉神经

内感受器接受来自内脏的刺激，并转化为神经冲动。内脏感觉神经把这一冲动传到中枢，中枢则直接通过内脏运动神经或间接通过体液调节各效应器官的活动。

内脏感觉神经的特点：

1. 痛阈较高　机体对正常的内脏活动一般不会有感觉，但内脏活动强烈时可引起一定的感觉。

2. 弥散的痛　内脏感觉的传入路径较分散，一个脏器的感觉纤维常与数个脏器的感觉纤维一起经过多个节段的脊神经进入中枢。因此，内脏痛往往是弥散的，而且定位亦不准确。

3. 牵涉性痛　对牵拉、膨胀和痉挛等刺激较敏感，而对切、割等刺激不敏感。

当某些脏器发生病变时，常在机体表面的一定区域产生感觉过敏或疼痛感觉，这一现象称牵涉性痛。如心绞痛时，常在胸前区及左臂内侧感到疼痛；肝、胆疾病时，常在右肩部感到疼痛等。

第五节　神经系统传导通路

学习目标

1. 熟悉躯干、四肢本体觉和精细触觉传导通路，躯干、四肢浅感觉传导通路，头面部浅感觉传导通路，锥体系的传导通路。
2. 了解视觉传导通路和瞳孔对光反射通路，上、下运动神经元的概念。

感受器接受内、外环境的各种刺激，并将其转化为神经冲动，经传入神经传至中枢，最后到达大脑皮质，称感觉传导通路。另一方面，大脑皮质对传入的感觉信息整合后，发出神经冲动，沿传出神经，经脑干和脊髓的躯体运动神经元到达效应器，做出相应的反应，称运动传导通路。

一、感觉传导通路

(一)躯干、四肢的本体感觉和精细触觉传导通路

本体感觉(又称深感觉)是指肌、腱、关节的位置觉、运动觉和振动觉。传导通路中还传导皮肤的精细触觉(如辨别两点距离和物体的纹理粗细等)。躯干、四肢的本体感觉传导通路由三级神经元组成(图 1-61)。头面部的本体感觉传导通路目前尚不明确。

第一级神经元胞体位于脊神经节内。其周围突伴随脊神经分布于躯干、四肢等处的本体感觉感受器和皮肤的精细触觉感受器。中枢突经脊神经的后根进入脊髓后索，分为长的升支和短的降支。第五胸节以下的升支形成薄束；第四胸节以上的升支形成楔束。两者上升至延髓，分别终止于薄束核和楔束核。

第二级神经元胞体位于薄束核与楔束核内。两核发出的纤维向前绕，经延髓中央灰质的腹侧，并左、右交叉，称内侧丘系交叉。交叉后的纤维于延髓中线的两侧上升，形成内侧丘系，终止于背侧丘脑的腹后外侧核。

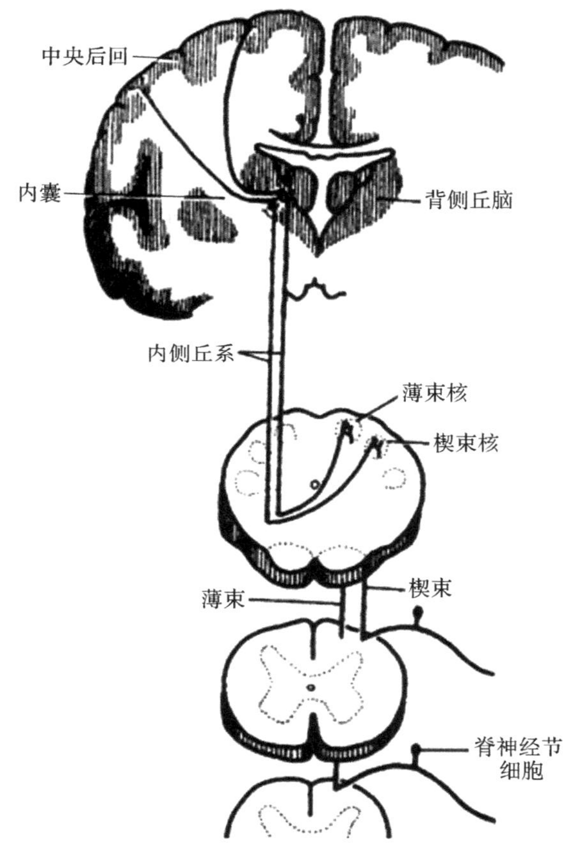

图 1-61　躯干、四肢的本体感觉和精细触觉传导通路

第三级神经元胞体位于背侧丘脑的腹后外侧核。其发出纤维组成丘脑中央辐射(丘脑皮质束)，经内囊后肢，大部分纤维投射到大脑皮质中央后回的中、上部和中央旁小叶的后部。

(二)痛觉、温度觉和粗触觉的传导通路

传导全身皮肤、黏膜的痛觉、温度觉和粗触觉的通路，称浅感觉传导通路，其由三级神经元组成(图 1-62)。

1. 躯干、四肢的浅感觉传导通路　第一级神经元胞体位于脊神经节内。其周围突伴随脊神经分布于躯干、四肢等皮肤内的感受器。中枢突组成后根进入脊髓上升 1～2 个脊髓节段后，终止于脊髓后角。

第二级神经元胞体主要位于脊髓后角。其发出的纤维斜穿白质前连合至对侧的前索和外侧索，组成脊髓丘脑前束（传导粗触觉）和脊髓丘脑侧束（传导痛觉和温度觉），终止于丘脑的腹后外侧核。

第三级神经元胞体位于背侧丘脑的腹后外侧核。其发出的纤维组成丘脑中央辐射（丘脑皮质束），经内囊后肢，纤维投射到大脑皮质中央后回的中、上部和中央旁小叶的后部。

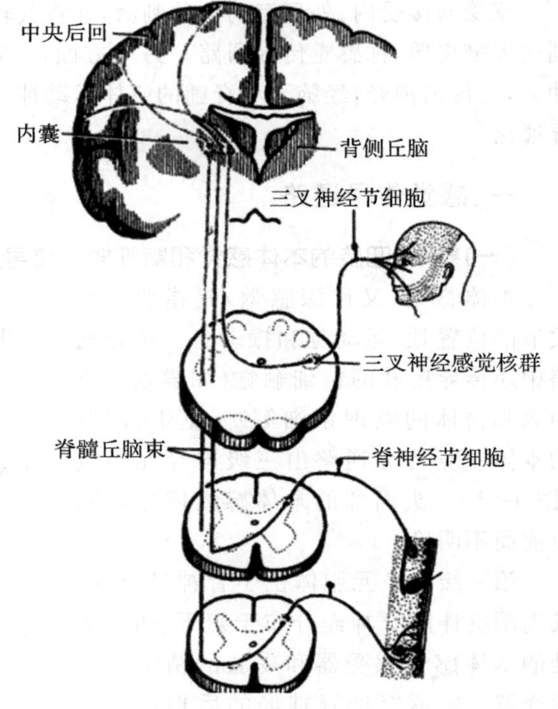

图 1-62　躯干、四肢的痛觉、温度觉和粗触觉传导通路

2. 头面部的浅感觉传导通路　第一级神经元胞体位于三叉神经节内。其周围突组成三叉神经的感觉支，分布于头面部皮肤和黏膜的浅部感受器，中枢突组成三叉神经感觉根进入脑桥，其中传导痛、温度觉的纤维下降，终止于三叉神经脊束核；传导粗触觉的纤维上升终止于三叉神经脑桥核。

第二级神经元胞体位于脑桥的三叉神经脊束核和三叉神经脑桥核。此两核发出的纤维交叉到对侧组成三叉丘系，上升至背侧丘脑，终止于腹后内侧核。

第三级神经元胞体位于背侧丘脑的腹后内侧核内。其发出的纤维组成丘脑中央辐射（丘脑皮质束），经内囊后肢，最后投射到大脑皮质中央后回的下部。

（三）视觉传导通路和瞳孔对光反射通路

1. 视觉传导通路（图 1-63）　视觉传导通路由三级神经元组成。第一级神经元为视网膜的双极细胞。其周围突连于视网膜的视锥细胞和视杆细胞，中枢突与节细胞形成突触。

第二级神经元为视网膜的节细胞。其轴突在视神经盘处聚集成视神经，穿视神经管入颅，经视交叉、视束，终止于外侧膝状体。视交叉是由来自两眼视网膜鼻侧半的纤维交叉而成。视束是由同侧眼的视网膜颞侧半的纤维和对侧眼的视网膜鼻侧半的纤维组合而成。

第三级神经元胞体位于外侧膝状体内。其发出的纤维组成视辐射，经内囊后肢投射到大脑皮质视区。

视野是指眼球向前平视时，所能看到的空间范围。当视觉传导通路在不同部位损伤时，可引起视野缺损：①一侧视神经损伤，可引起该侧视野全盲；②视交叉中央部损伤，可引起双眼视野颞侧偏盲；③一侧视交叉外侧部的未交叉纤维损伤，可出现患侧视野鼻侧偏盲；④一侧视束、视辐射或视皮质损伤，可引起双眼对侧视野同向性偏盲（患侧鼻侧视野偏盲和健侧颞侧视野偏盲）。

2. 瞳孔对光反射通路（图 1-63）　光照一侧瞳孔时，引起双眼瞳孔缩小的反应称瞳孔对光反射。

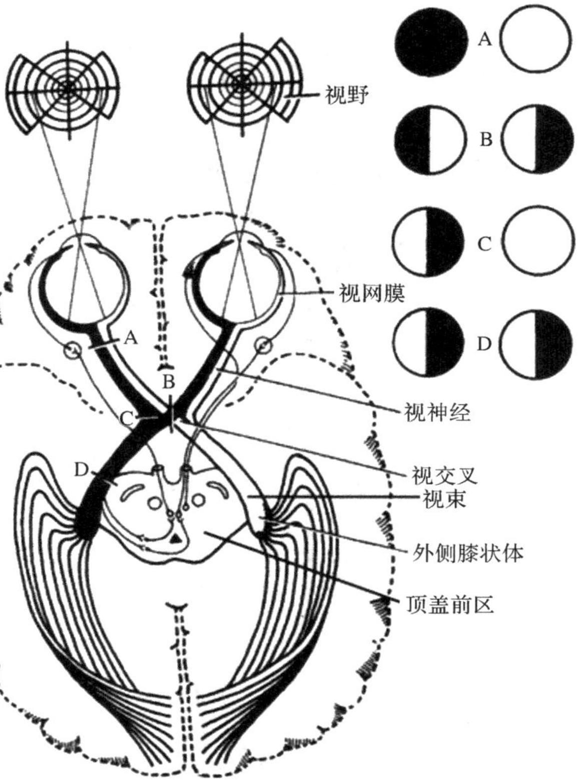

图 1-63　视觉传导通路和瞳孔对光反射通路

二、运动传导通路

运动传导通路(图 1-64)管理骨骼肌的运动,可分锥体系和锥体外系两部分。

(一)锥体系

锥体系(pyramidal system)由上运动神经元和下运动神经元组成。上运动神经元胞体位于中央前回和中央旁小叶前部等处,其轴突组成下行纤维束。其中终止于脊髓灰质前角运动元的下行纤维束,称皮质脊髓束;终止于脑干运动神经核的下行纤维束,称皮质核束。下运动神经元为脑干内脑神经运动核和脊髓灰质前角运动神经元,其轴突分别构成脑神经和脊神经的运动纤维。临床上将上运动神经元损伤的硬瘫(表现为:随意运动障碍,肌张力增高,腱反射亢进,肌不萎缩)称核上瘫;下运动神经元损伤的软瘫(表现为:随意运动障碍,肌张力下降,腱反射减弱或消失,肌萎缩)称核下瘫。

1. 皮质核束(corticonuclear tract)　皮质核束由中央前回下部大脑皮质的锥体细胞轴突聚合组成,下行经内囊膝至脑干,大部分纤维终止于双侧脑神经核(如动眼神经核、滑车神经核、三叉神经运动核、展神经核、面神经核上部、疑核和副神经核),再由这些脑神经核发出纤维支配眼球外肌、睑裂以上面肌、咀嚼肌、咽喉肌、胸锁乳突肌和斜方肌等。小部分纤维终止于对侧脑神经核(面神经核下部和舌下神经核),支配对侧睑裂以下的面肌和舌肌。

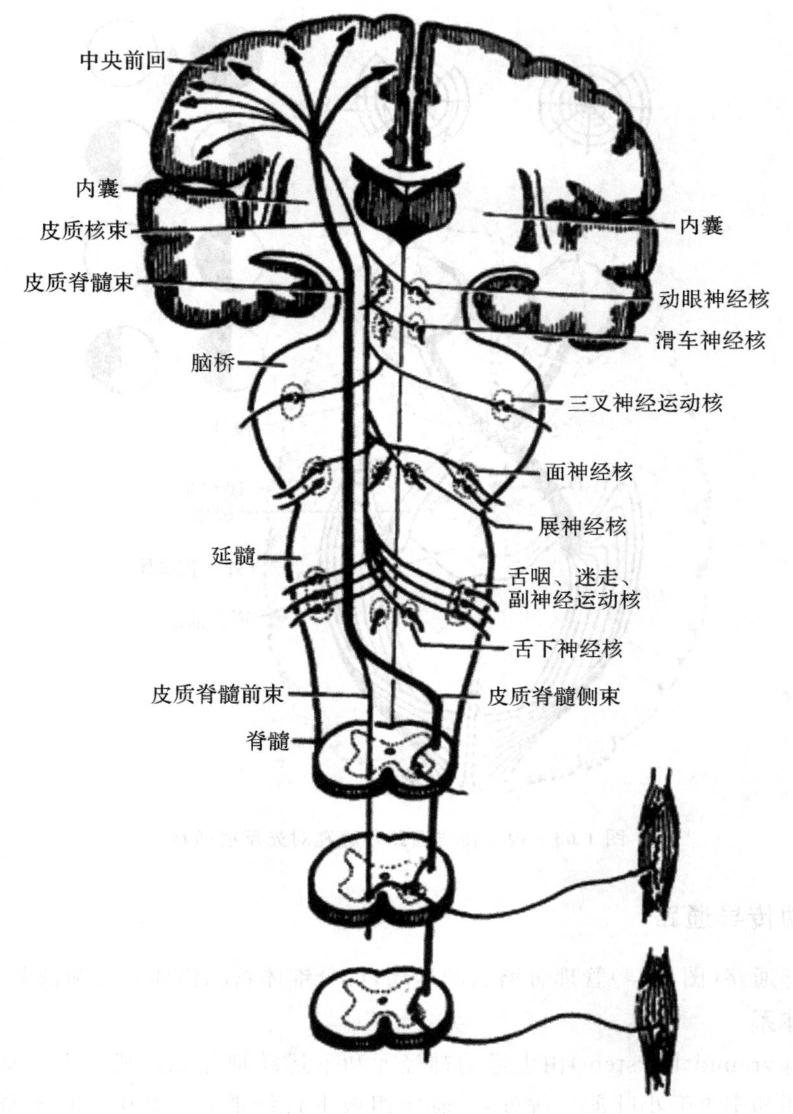

图 1-64 运动传导通路

一侧皮质核束损伤出现对侧睑裂以下面肌和舌肌瘫痪，表现为对侧鼻唇沟变浅或消失，口角歪向患侧，伸舌时舌尖偏向健侧。一侧面神经损伤则出现该侧面肌全部瘫痪，除上述症状外，还有额纹消失、不能皱眉，不能闭眼（图 1-65）。一侧舌下神经损伤则出现患侧舌肌全部瘫痪，伸舌时舌尖偏向患侧（图 1-66）。

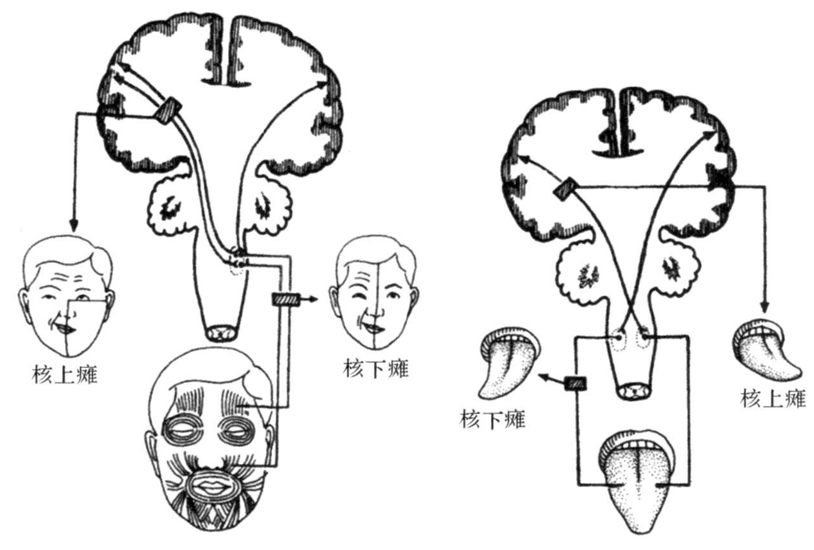

图 1-65　面神经核上、下瘫　　　　图 1-66　舌下神经核上、下瘫

2. 皮质脊髓束(corticospinal tract)　由中央前回上、中部和中央旁小叶的前部大脑皮质锥体细胞的轴突聚合组成，下行经内囊后肢、中脑的大脑脚、脑桥的基底部至延髓锥体，在锥体下端大部分纤维交叉(锥体交叉)到对侧，形成皮质脊髓侧束，终止于该侧的前角运动神经元，支配四肢肌；小部分未交叉纤维形成皮质脊髓前束，并在脊髓胸节经白质前连合逐节交叉到对侧，终止于该侧的前角运动神经元，支配躯干肌。

(二)锥体外系

锥体外系(extrapyramidal system)是指锥体系以外控制骨骼肌运动的传导路径。其结构十分复杂，在种系的发生上较古老，处于从属和协调锥体系完成运动功能的地位。其主要功能是调节肌张力、协调肌的活动、维持体态姿势和习惯性动作。

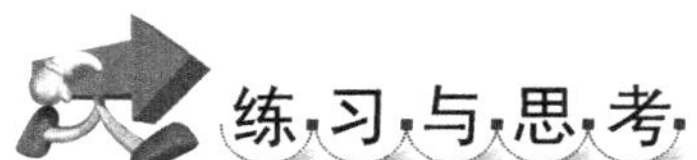

(一)选择题

A1 型题

1. 成人的脊髓下端平　(　　)
   A. 第 1 腰椎体的下缘　B. 第 2 腰椎体的下缘　C. 第 3 腰椎体的下缘
   D. 第 4 腰椎体的下缘　E. 第 12 胸椎体的下缘
2. 与脑干的背侧面相连的神经是　(　　)
   A. 副神经　B. 舌咽神经　C. 滑车神经　D. 动眼神经　E. 舌下神经
3. 端脑后部与小脑之间的深裂称　(　　)
   A. 大脑纵裂　B. 大脑横裂　C. 外侧沟　D. 中央沟　E. 距状沟
4. 大脑半球的内部结构，不包括　(　　)
   A. 大脑皮质　B. 基底核　C. 网状结构　D. 侧脑室　E. 大脑髓质

5. 易破裂出血，压迫内囊的血管是 （ ）
A. 大脑前动脉 B. 大脑中动脉的中央支 C. 大脑后动脉
D. 基底动脉 E. 颈内动脉
6. 肱骨中部骨折时易损伤 （ ）
A. 正中神经 B. 腋神经 C. 桡神经 D. 尺神经 E. 肌皮神经
7. 支配股四头肌的神经是 （ ）
A. 坐骨神经 B. 闭孔神经 C. 股神经 D. 腓总神经 E. 胫神经
8. 分布于舌前 2/3 的味蕾是 （ ）
A. 面神经 B. 舌咽神经 C. 迷走神经 D. 舌下神经 E. 三叉神经
9. 传导躯干和四肢的意识性本体觉和精细触觉的纤维束是 （ ）
A. 脊髓丘脑束 B. 皮质脊髓束 C. 薄束与楔束 D. 皮质核束 E. 三叉丘系
10. 甲状腺肿大时，一般不会压迫 （ ）
A. 喉、气管 B. 咽 C. 主支气管 D. 喉返神经 E. 食管
11. 在脊髓的横切面上，没有 （ ）
A. 灰质 B. 白质 C. 中央管 D. 终丝 E. 网状结构
12. 与中脑相连的脑神经是 （ ）
A. 动眼神经 B. 展神经 C. 三叉神经 D. 迷走神经 E. 面神经
13. 调节心血管活动和呼吸运动的"生命中枢"，位于 （ ）
A. 延髓 B. 小脑 C. 间脑 D. 端脑 E. 中脑
14. 脑干的内部结构，不包括 （ ）
A. 非脑神经核 B. 脑神经核 C. 网状结构 D. 基底核 E. 纤维束
15. 下列关于脑脊液的叙述，错误的是 （ ）
A. 由脉络丛产生 B. 循环于脑室与硬膜外隙中 C. 保护脑和脊髓
D. 供给营养，运走代谢产物 E. 维持颅内压
16. 肱骨外科颈骨折时，易损伤 （ ）
A. 正中神经 B. 尺神经 C. 桡神经 D. 腋神经 E. 肌皮神经
17. 下列关于坐骨神经的描述，错误的是 （ ）
A. 起自骶丛 B. 经梨状肌的上方出盆腔 C. 在腘窝上角分出胫神经
D. 在腘窝上角分出腓总神经 E. 在坐骨结节与大转子之间下行
18. 自主(内脏)神经不分布于 （ ）
A. 内脏 B 骨骼肌 C. 心血管 D. 腺体 E. 平滑肌
19. 下列关于垂体的描述，错误的是 （ ）
A. 位于蝶骨的垂体窝内 B. 其上方与视交叉相邻 C. 患肿瘤时可压迫视交叉
D. 连于端脑 E. 连于间脑
20. 脊髓前角的神经元是 （ ）
A. 感觉神经元 B. 运动神经元 C. 副交感神经元
D. 联络神经元 E. 交感神经元

(二)填空题

21. 脑干自上而下分________、________和________三部分。

22. 脊神经共________对，每条脊神经按性质都属________神经。

23. 分布于手掌和手指掌面皮肤的神经有________和________。

24. 支配咀嚼肌运动的神经是________神经。

25. 脑的动脉来自________和________。

(三)名词解释

26. 突触

27. 灰质

(四)简答题

28. 试述内囊的位置、分部及通过内囊各部的重要纤维束与临床意义。

29. 试述大脑皮质的功能定位(功能中枢)除语言区外还有哪些区？分别位于何处？

（应志国　龙香娥）

第二章　神经系统生理

学习目标

1. 掌握经典化学性突触的结构、基本传递过程，外周神经递质的类型，胆碱能纤维与肾上腺素能纤维及受体的分布、受体兴奋的效应，特异性及非特异性投射系统的作用，内脏痛的特点及牵涉性痛的概念，运动单位、骨骼肌牵张反射及其类型、脊休克的概念及其恢复特征，自主神经系统的主要功能及特点。
2. 熟悉突触传递的特征，中枢抑制及其类型，脑干网状结构对肌紧张的调节，去大脑僵直的概念及机制，小脑、基底神经节、下丘脑的功能，慢波睡眠、快波睡眠的特点及其意义。
3. 了解神经胶质细胞、脑的高级功能、脑电活动特点与机体睡眠时的功能变化。
4. 运用所学知识能解释脊休克、去大脑僵直、破伤风抽搐、意向性震颤、帕金森病、舞蹈病、腱反射与肌紧张亢进、重症肌无力等疾病产生的原因，并利用相关知识进行健康宣教。

第一节　组成神经系统的细胞及其功能

DAORU QINGJING 导入情景

情景描述：

刘某，女，22岁，因与男友吵架分手自闭于卧室，半小时后家人发现其倒于地上，神志不清，呕吐，大量流涎，气促，大小便失禁。身边发现一瓶有机磷农药。

若你是当班护士，请问：

1. 患者可能发生了什么情况？
2. 应如何配合医生解救该患者？

神经系统主要由神经细胞和神经胶质细胞组成。神经细胞又称神经元，其具有各种功能性活动，而神经胶质细胞主要对神经元起支持、营养和保护等作用。

一、神经元和神经纤维

(一)神经元

神经元(neuron)是构成神经系统结构和功能的基本单位,其主要功能是接受、整合和传递信息,某些神经元还具有合成和分泌神经激素,将神经信息转变为体液信息的作用。

人类中枢神经系统内约有 10^{11} 个神经元。神经元形态多种多样,但结构上主要都由细胞体和突起两部分组成。细胞体是细胞含核的部分,位于脑、脊髓和神经节中,形状大小差别较大,直径为 4～120μm,核大而圆,位于细胞中央,染色质少,核仁明显。突起有树突和轴突之分。不同神经元树突数目不一,但轴突通常只有一个。

神经元在功能上可分为三个部位(图 2-1):①细胞体是接收、整合信息和物质合成的部位:细胞体能接收来自突起或胞体膜的信息,对信息进行整合。同时,细胞体是神经元代谢和营养中心,合成蛋白质和递质。②树突是信息接收的部位:树突膜和胞体膜上有与递质结合的受体,树突接收信息并将其传向胞体。③轴突是信息产生、传导和递质释放的部位:轴突始段是产生动作电位的部位,轴突是传导动作电位的部位,轴突末端是释放神经递质的部位。

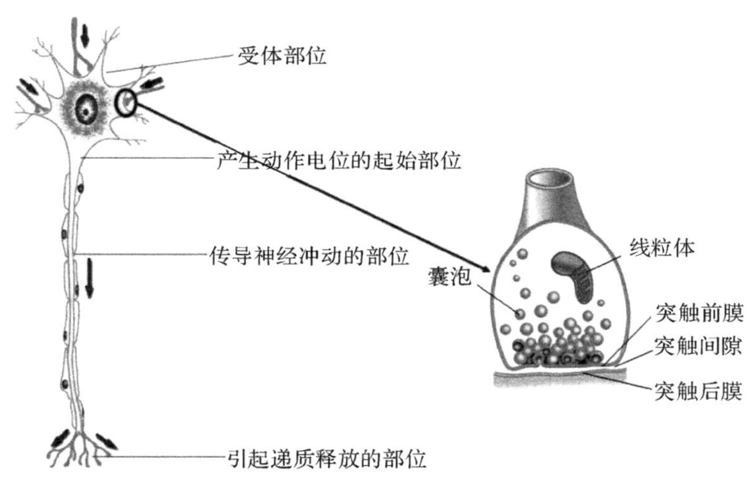

图 2-1　神经元的一般结构与功能

(二)神经纤维

神经纤维(nerve fiber)由神经元的长突起连同外面所包绕的神经胶质细胞一起构成。神经纤维的基本功能是传导兴奋,即传导神经冲动。

1. 神经纤维传导兴奋的特征

(1)完整性:神经纤维只有在结构和功能都完整的情况下才能传导兴奋。若神经纤维受到损伤或被切断或局部应用麻醉剂,局部电流将受阻,兴奋传导也将受阻。

(2)绝缘性:一条神经干内含许多神经纤维,但多条神经纤维传导兴奋时基本互不干扰,这称为神经纤维传导兴奋的绝缘性。其主要原因是细胞外液对电流的短路作用,使局部电流主要在一条神经纤维上构成回路。

(3)双向性:在实验条件下,刺激神经纤维上任何一点,所产生的动作电位可沿神经纤维同时向两端传导,这称为传导的双向性。但在整体情况下,由于轴突总是将神经冲动由胞体传向神经末梢,神经冲动在神经纤维上的传导表现为单向性。

(4)相对不疲劳性:连续电刺激神经数小时至十几个小时,神经纤维仍能保持其传导兴奋的能力,表现为不容易发生疲劳。

2. 神经纤维的传导速度 不同种类的神经纤维,其传导兴奋的速度差异很大,这与神经纤维的直径、有无髓鞘、轴索与髓鞘的比例及温度高低等有关。一般来说,直径粗的神经纤维比直径细的传导速度快;有髓鞘的神经纤维比无髓鞘的传导速度快;轴索直径与神经纤维总直径之比为 0.6∶1 时,传导速度最快。在一定范围内,温度升高可使传导速度加快。测定神经传导速度有助于诊断神经纤维的疾病和估计神经损伤的程度及预后。

3. 神经纤维的分类 根据神经纤维兴奋传导速度的不同,可将哺乳类动物的周围神经纤维分为 A、B、C 三类,其中 A 类纤维又分为 α、β、γ、δ 四个亚类。A 类神经纤维传导速度最快,C 类神经纤维传导速度最慢。根据神经纤维直径和来源不同可将神经纤维分为Ⅰ、Ⅱ、Ⅲ、Ⅳ四类,其中Ⅰ类纤维可再分为$Ⅰ_a$和$Ⅰ_b$两个亚类。Ⅰ类纤维传导速度最快,而Ⅳ类纤维传导速度最慢。两种分类之间存在交叉重叠,为避免使用中出现混乱,目前,前一种分类法多用于传出纤维,后一种分类法常用于传入纤维。

4. 神经纤维的轴浆运输 神经纤维轴突内的胞浆经常在流动,轴浆流动有运输物质的作用,此现象称为轴浆运输。轴浆运输与神经纤维的信息传递及轴突的生长、再生有密切关系。轴浆流动可分为自细胞体向轴突末梢流动的顺向轴浆运输和自末梢到胞体的逆向轴浆运输。一般来说,顺向运输为主要运输形式,根据轴浆运输速度快慢可分为快速轴浆运输和慢速轴浆运输两种形式。快速轴浆运输主要是含递质的囊泡等的运输,运输速度约为410mm/天;慢速轴浆运输是指随着微管和微丝等结构向末梢移动,轴浆中其他可溶性成分也随之顺向运输,运输速度为 1～12mm/天。逆向轴浆运输是指某些物质如神经营养因子、狂犬病病毒、破伤风杆菌毒素等可被逆向运输到细胞体,对神经元的活动和存在产生影响的运输方式,运输速度约为 205mm/天。

5. 神经的营养性作用 神经对所支配的组织能发挥两方面的作用:一方面通过释放神经递质改变所支配组织的功能活动,如引起肌肉收缩、腺体分泌等,这一作用称为神经的功能性作用;另一方面,神经末梢还经常释放某些营养性因子,持续地调整被支配组织的内在代谢活动,影响其持久性的结构、生化和生理的变化,称为神经的营养性作用。例如,脊髓灰质炎患者一旦运动神经元被破坏后,运动神经所支配的肌肉将发生萎缩。神经的营养性作用与神经冲动关系不大。

二、神经胶质细胞

神经胶质细胞(neuroglia)广泛分布在周围和中枢神经系统中,为神经元数量的 10～50 倍。在中枢神经系统,主要有星形胶质细胞、少突胶质细胞和小胶质细胞三类;而在周围神经系统,有施万细胞和卫星细胞等。胶质细胞的特点:有突起,但无树突和轴突之分;细胞之间不形成化学性突触,但普遍存在缝隙连接;有随着细胞外 K^+ 浓度而改变的膜电位,但是不能产生动作电位;终身具有分裂增殖的能力。一般推测神经胶质细胞的功能主要有以下几方面：(1)支持作用；(2)修复和再生作用；(3)物质代谢和营养性作用；(4)隔离作用；(5)维持细胞外液中 K^+ 浓度的稳态；(6)摄取和释放神经递质；(7)免疫应答作用。

三、神经元间的信息传递

神经元之间相互接触部位，形成传递信息的结构称为突触(synapse)。传出神经元与所支配的效应细胞间相互接触并传递信息的结构也称接头。根据信息传递媒介的不同，突触可分为化学性突触和电突触。前者以化学物质(即神经递质)为信息传递媒介，后者以离子电流为信息传递媒介。化学性突触是神经系统信息传递的主要形式，可分为经典化学性突触和非经典化学性突触。

(一) 经典化学性突触传递

1. 经典化学性突触的结构　经典化学性突触由突触前膜、突触间隙和突触后膜三部分组成。前一神经元的轴突末端首先分成许多小支，每个小支终末部分膨大成球状形成突触小体，在突触小体的轴浆内有大量囊泡，囊泡内含高浓度的神经递质。不同的突触内所含囊泡的形状、大小及递质种类不尽相同。突触小体贴附在下一神经元表面，突触前膜是突触小体的一部分膜，厚度约 7nm。与突触前膜相对应的后一神经元的胞体或突起的膜则为突触后膜，厚度亦约 7nm。两膜之间的间隙为突触间隙，宽为 20～40nm(图 2-2)。

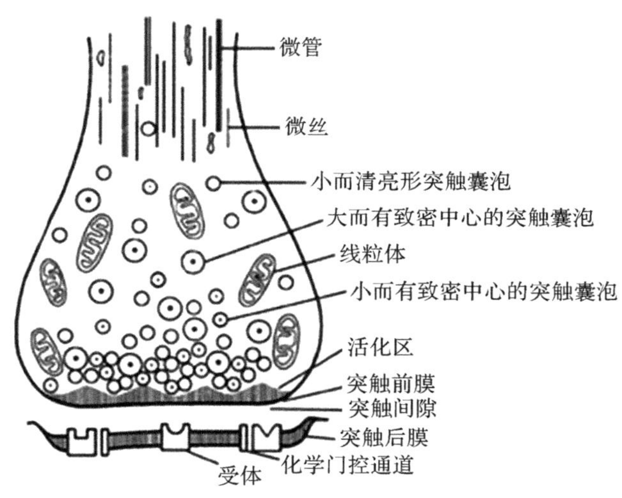

图 2-2　突触微细结构

据神经元相互之间接触部位的不同，经典化学性突触主要有三类：轴突-树突式突触、轴突-胞体式突触和轴突-轴突式突触(图 2-3)。根据前一神经元活动引起后一神经元功能改变的不同，化学性突触可分为兴奋性突触和抑制性突触两类。

2. 经典化学性突触的传递过程　突触传递(synaptic transmission)是指突触前神经元信息通过突触传递到突触后神经元，引起突触后神经元功能发生改变的过程。当突触前神经元兴奋时，动作电位到达突触前膜，使突触前膜去极化，突触前膜上的电压门控 Ca^{2+} 通道开放，Ca^{2+} 从细胞外进入突触前末梢的轴浆内。轴浆内 Ca^{2+} 浓度的升高，触发突触囊泡的出胞，即引起末梢递质的释放。递质释放到突触间隙后，经扩散到达突触后膜，作用于突触后

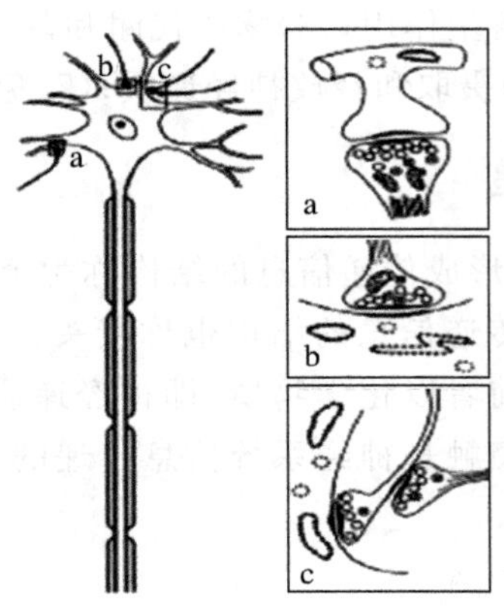

图 2-3　经典化学性突触的主要类型

a:轴突-树突式突触　b:轴突-胞体式突触　c:轴突-轴突式突触

膜上的特异性受体或递质门控通道,引起后膜上某些离子通透性的改变,使某些离子进出后膜,突触后膜的膜电位发生一定程度的去极化或超极化,形成兴奋性或抑制性突触后电位。

(1)兴奋性突触传递过程:突触前膜释放的兴奋性递质作用于突触后膜的相应受体,后膜对 Na^+、K^+ 的通透性增加,且 Na^+ 内流大于 K^+ 外流。由于 Na^+ 内流,突触后膜出现局部去极化,这种局部去极化电位称为兴奋性突触后电位(excitatory postsynaptic potential, EPSP)。当突触前神经元活动增强或参与活动的突触数目增多时,兴奋性突触后电位可以总和,从而使局部电位幅度加大,一旦细胞膜去极化达到阈电位水平,突触后神经元细胞膜上将产生动作电位。如兴奋性突触后电位未达到阈电位水平,不能引起动作电位,这种局部去极化可使突触后神经元兴奋性增高,使之容易产生动作电位。

(2)抑制性突触传递过程:突触前膜释放的抑制性递质作用于突触后膜的特异受体后,提高了突触后膜对 K^+、Cl^- 的通透性,尤其是增加对 Cl^- 的通透性。由于 Cl^- 的内流,使突触后膜超极化。这种超极化的局部电位称为抑制性突触后电位(inhibitory postsynaptic potential, IPSP)。超极化降低了突触后膜的兴奋性,使突触后神经元不易产生兴奋,而呈现抑制效应。

(二) 兴奋传递的其他方式

除上述经典化学性突触传递外,神经元之间还存在其他传递兴奋的方式。

1. 非定向突触传递　非定向突触传递的典型例子是交感神经对平滑肌和心肌的支配。肾上腺素能神经元轴突末梢有许多分支,分支上有许多膨大结构,称为曲张体,曲张体内含有大量突触囊泡,囊泡内含高浓度去甲肾上腺素。曲张体沿着轴突末端分支抵达效应器细胞旁(图 2-4)。当神经冲动到达曲张体时,去甲肾上腺素从曲张体释放出来,以扩散方式到达效应器细胞,与相应受体结合而发挥调节作用。此种兴奋传递方式中,细胞间信息传递的媒介也是神经递质,但未形成经典的化学性突触结构。非定向突触传递在中枢神经系统中亦有发现。

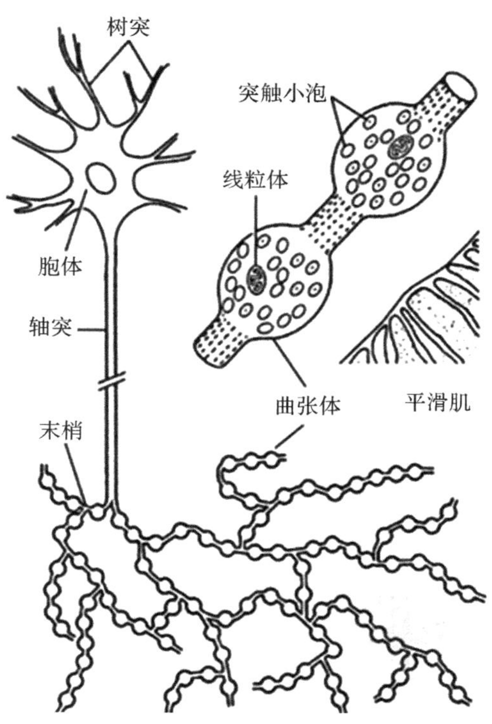

图 2-4 非定向突触传递的结构

2. 电突触传递 神经元之间除了通过神经递质传递信息外，还存在另一种信息传递的方式，即电突触传递。电突触的结构基础是缝隙连接(gap junction)。在神经元紧密接触的部位，两层膜的间隔仅 2～3nm。连接部位的神经细胞膜并不增厚，膜两侧胞浆内没有突触小泡。两侧膜上有水相通道蛋白，允许带电离子通过。这种通道电阻低，局部电流可以从中通过，当其中一个细胞膜兴奋时，动作电位可直接传至另一细胞膜，且传递速度快，几乎不存在潜伏期。电突触无突触前膜和突触后膜之分，传递一般为双向的。电突触传递的作用可能与促进不同神经元的同步性活动有关。

四、神经递质和受体

神经递质(neurotransmitter)是指由突触前神经元合成并在末梢处释放，经突触间隙扩散，特异性地作用于突触后神经元或效应器细胞上的受体，并使突触后神经元或效应器细胞产生一定效应的信息传递物质。根据存在部位的不同，神经递质可分为外周神经递质和中枢神经递质。

(一)外周神经递质

外周神经递质主要有乙酰胆碱和去甲肾上腺素。此外，近年来还发现有嘌呤类或肽类等外周神经递质。

1. 乙酰胆碱 乙酰胆碱(acetylcholine, ACH)是一种重要的外周神经递质。凡能释放乙酰胆碱作为递质的神经纤维，称为胆碱能纤维。支配骨骼肌的运动神经、所有自主神经节前纤维、副交感神经节后纤维、少数交感神经节后纤维(如支配汗腺的纤维和支配骨骼肌血管的舒血管纤维)都属于胆碱能纤维。

2. 去甲肾上腺素 去甲肾上腺素(norepinephrine, NE 或 noradrenaline, NA)是外周神经末梢释放的另一种重要的神经递质。能释放去甲肾上腺素作为递质的神经纤维,称为肾上腺素能纤维。人体内多数交感神经节后纤维(除支配汗腺和骨骼肌血管的交感胆碱能纤维外)属于肾上腺素能纤维。

(二)中枢神经递质

中枢神经系统内递质的种类很多、分布广、作用复杂,主要有乙酰胆碱、单胺类、氨基酸类和肽类四大类。

1. 乙酰胆碱 乙酰胆碱在中枢神经系统内分布极为广泛。脊髓、脑干网状结构、丘脑、纹状体、边缘系统等都有乙酰胆碱递质的存在。乙酰胆碱的作用与感觉、运动、学习记忆以及维持大脑皮质的觉醒状态有关。

2. 单胺类 单胺类递质包括去甲肾上腺素、肾上腺素、多巴胺和5-羟色胺等,它们分别组成不同的递质系统。肾上腺素和去甲肾上腺素递质系统的神经元主要分布于延髓和低位脑干,与觉醒、睡眠、情绪活动等有关。多巴胺递质主要由中脑黑质合成,沿黑质-纹状体系统分布,组成黑质-纹状体多巴胺递质系统,与调节肌紧张有关。出现震颤麻痹的主要原因是黑质受损。5-羟色胺递质系统的神经元主要位于低位脑干近中线区的中缝核内,与睡眠、内分泌功能、体温调节、心血管活动、情绪和精神活动等有关。

3. 氨基酸类 目前已证明,谷氨酸、门冬氨酸、γ-氨基丁酸和甘氨酸可作为神经递质发挥作用,前两种为兴奋性递质,在中枢神经系统分布广泛,在大脑、小脑、丘脑等部位含量较高;后两种为抑制性递质,甘氨酸主要分布在脊髓与脑干,而γ-氨基丁酸主要分布于大脑皮层、小脑皮层和纹状体等处。

4. 肽类 肽类是中枢内种类最多的一类递质。某些下丘脑肽能神经元分泌的调节腺垂体活动的多肽类激素,也起神经递质的作用。脑内具有吗啡样活性的肽类物质称为阿片肽(内啡肽、脑啡肽、强啡肽),可能与调节痛觉纤维的传入活动有关。脑内另有脑-肠肽,如缩胆囊素、血管活性肠肽、促胃液素、胃动素、促胰液素等,与摄食活动等生理过程有关。

此外,腺苷、ATP、一氧化氮、一氧化碳和前列腺素等也可发挥中枢递质的作用。

(三)递质的代谢

递质的代谢包括递质的合成、贮存、释放、降解、再摄取等。乙酰胆碱和胺类递质的合成需有关酶的催化,合成多在胞浆中进行,后被摄入囊泡内贮存。肽类递质的合成由DNA基因的调控,在核糖体上翻译合成。突触前膜释放递质的方式一般为出胞。递质作用于受体产生效应后很快被消除,其消除过程是多途径的,如乙酰胆碱的消除依靠突触间隙中胆碱酯酶,胆碱酯酶能迅速将乙酰胆碱水解为胆碱和乙酸,胆碱被重摄取回末梢,用于重新合成乙酰胆碱;去甲肾上腺素主要通过末梢的重摄取和酶解失活,重摄取是其消除的主要方式;肽类递质主要依靠酶降解。

(四)外周递质受体

受体(receptor)是指细胞膜或细胞内能与某些化学物质(如递质、激素、药物等)发生特异性结合并引起生物效应的特殊蛋白质。能与受体发生特异性结合并产生生物效应的化学物质称为激动剂；与受体发生特异性结合，但不产生生物效应的化学物质称为受体的拮抗剂（或称受体阻断剂），两者统称为配体。一般认为受体与配体的结合具有相对特异性、饱和性和可逆性。

1. 乙酰胆碱受体　能与ACH特异性结合的受体称为胆碱能受体。胆碱能受体可分为毒蕈碱型受体（muscarinic receptor，M受体）和烟碱型受体（nicotinic receptor，N受体）两种（表2-1）。

（1）毒蕈碱型受体（M受体）：M受体主要分布在副交感神经节后纤维支配的效应器细胞、交感神经节后纤维支配的汗腺和骨骼肌血管平滑肌细胞膜上，均为G蛋白耦联受体。M受体激活时，可产生胆碱能植物神经节后纤维兴奋的效应，包括心脏活动抑制，支气管平滑肌、胃肠平滑肌、膀胱逼尿肌、瞳孔括约肌收缩，消化腺、汗腺分泌增加和骨骼肌血管舒张等，这些作用统称为毒蕈碱样作用（M样作用）。阿托品（atropine）可阻断M受体，从而拮抗乙酰胆碱的M样作用。

（2）烟碱型受体（N受体）：N受体可分为N_1和N_2两种亚型，均为离子通道型受体。前者分布于中枢神经系统和自主神经节后神经元上，故又称神经元型烟碱受体；后者位于神经-肌肉接头的终板膜上，故又称肌肉型烟碱受体。N受体被激动后可兴奋植物神经节后神经元和骨骼肌细胞，这些效应被称为烟碱样作用（N样作用）。N受体的阻断剂为筒箭毒，N_1受体效应能被六烃季胺特异性阻断；N_2受体效应能被十烃季胺特异性阻断。

2. 肾上腺素能受体　能与肾上腺素和去甲肾上腺素结合的受体称为肾上腺素能受体，可分为α型肾上腺素能受体（α受体）和β型肾上腺素能受体（β受体）两种（表2-1）。它们均属于G蛋白耦联受体。

（1）α型肾上腺素能受体（α受体）：肾上腺素和去甲肾上腺素与α受体结合后产生的平滑肌效应主要是兴奋性的，包括血管平滑肌收缩、子宫平滑肌收缩、瞳孔开大肌收缩和竖毛肌收缩等；也有抑制性的，如小肠平滑肌舒张。酚妥拉明（立其丁）为α受体的阻断剂，可消除去甲肾上腺素引起的血管收缩、血压升高等作用。

进一步的研究发现，α受体又有α_1和α_2受体两种亚型，α_1受体存在于效应细胞膜上；α_2受体存在于突触前膜上，称为突触前受体，其主要作用是通过负反馈作用调节神经末梢递质的释放。

（2）β型肾上腺素能受体（β受体）：β受体可分为β_1、β_2、β_3受体三种亚型。β_1受体主要分布在心脏组织中，如窦房结、房室传导系统、心肌等处，NE与β_1受体结合后产生的效应是兴奋性的，促使心率加快、心缩力加强。β_2受体分布于支气管、胃、肠、子宫及许多血管平滑肌细胞上，NE与β_2受体结合后产生的效应是抑制性的，即促使这些平滑肌舒张。脂肪组织中的β_3受体兴奋，可促进脂肪的分解代谢。普萘洛尔（心得安）是重要的β受体阻断剂。阿替洛尔和美托洛尔主要阻断β_1受体；丁氧胺（心得乐）主要阻断β_2受体。因此，临床上应根据病情，选择适当的受体阻断剂才能起到好的治疗效果。例如，心绞痛患者应用普萘洛尔可以降低心肌的代谢和活动，达到治疗目的。但普萘洛尔阻断β受体的作用后可同时引起支气管痉挛，因此伴有呼吸系统疾病的心绞痛患者，应采用阿替洛尔或美托洛尔等β_1受体阻断剂，以免发生支气管痉挛。

治疗高血压药——可乐定

临床上用 α_2 受体激动剂氯压啶(clonidine,可乐定)可治疗高血压。过去曾认为可乐定是通过对突触前 α_2 受体的激活,减少中枢NE释放而起作用的。后来在延髓心血管中枢发现具有降压效应的咪唑啉受体,可乐定的分子结构与咪唑啉(imidazoline)十分相似,其与咪唑啉受体的亲和力明显高于 α_2 受体。

来源:《生理学》,姚泰

表 2-1 胆碱能受体、肾上腺素能受体的作用及阻断剂

受体	主要作用	阻断剂
胆碱能受体		
M受体	心脏活动抑制、支气管平滑肌收缩、胃肠平滑肌收缩、膀胱逼尿肌收缩、瞳孔括约肌收缩、消化腺和汗腺分泌增加,血管舒张等	阿托品
N受体		筒箭毒碱
N_1 受体	植物神经节节后神经元兴奋	六烃季胺
N_2 受体	骨骼肌终板膜兴奋	十烃季胺
肾上腺素能受体		
α受体	大多数血管平滑肌收缩、子宫平滑肌收缩、瞳孔开大肌收缩、竖毛肌收缩、小肠平滑肌舒张	酚妥拉明
β受体		普萘洛尔
β_1 受体	心肌兴奋	阿替洛尔、美托洛尔
β_2 受体	支气管、胃、肠、子宫及一些血管平滑肌舒张	丁氧胺

第二节 反射活动的基本规律

一、反射及神经元的联系方式

(一)反射

反射是指人体受到内、外环境变化的适宜刺激时,通过中枢神经系统产生的规律性应答。反射是神经调节的基本方式。反射弧是完成反射活动的结构基础,由感受器、传入神经、中枢神经、传出神经和效应器组成。反射弧的任一环节受损,相应的反射即无法完成。

(二)反射的分类

反射按形成机理和作用可分为若干类型。

1. 非条件反射与条件反射 巴甫洛夫将人和高等动物的反射分为非条件反射和条件反

射两种类型。非条件反射是生来就有、数量有限、反射弧固定、形式较低级的反射活动，如食物反射、性反射和防御反射等。非条件反射是人和动物在长期的种系发展中形成的，它使人和动物能够初步适应环境变化，对个体生存和种系生存具有重要意义。条件反射是通过后天学习和训练而逐步形成的，是反射活动的高级形式。条件反射是在非条件反射的基础上建立起来的，是无关刺激与非条件刺激不断结合强化的结果。人和动物通过学习与训练可建立的条件反射数量是无限的。已经建立的条件反射，如果得不到非条件刺激的强化，也可发生消退。与非条件反射相比，条件反射使机体对环境变化具有更加完善的适应性。

2. 单突触反射与多突触反射　单突触反射是指传入神经元与传出神经元之间，即在中枢只经过一次突触传递的反射。这是最简单的反射，腱反射（见后文）是体内唯一的单突触反射。多突触反射是指在中枢要经过多次突触传递的反射。人的绝大部分反射属于多突触反射。多突触反射中枢涉及初级水平中枢和较高级水平中枢的活动，通过多级水平的整合，使反射活动更具复杂性和适应性。

（三）中枢神经元的联系方式

根据神经元在反射弧中发挥作用的不同，可将神经元分为传入神经元、中间神经元和传出神经元。人类神经系统传出神经元约有数十万个，传入神经元比传出神经元多1～3倍，其余为数目巨大的中间神经元。神经元之间的联系方式多种多样，在中枢神经系统中，神经元间联系的基本方式有单线式、辐散式、聚合式、链锁式、环式等（图2-5）。

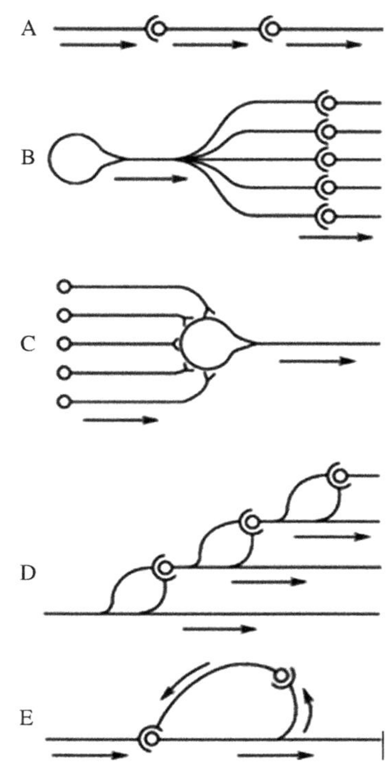

图2-5　中枢神经元的联系方式

A. 单线式联系；B. 辐散式联系；C. 聚合式联系；D. 链锁式联系；E. 环式联系

二、反射中枢兴奋传递的特征

在多突触反射中，兴奋的传递不同于神经纤维上神经冲动的传导，反射弧中枢部分兴奋传递必须经过多次突触接替，因而兴奋传递具有以下特征。

(一)单向传递

在反射活动中，兴奋经化学突触传递，只能从突触前神经元传向突触后神经元，这一现象称为单向传递。这是由突触传递的性质决定的，即递质通常由突触前膜释放，受体主要位于突触后膜，这样限定了神经兴奋传递只能沿特定的路线运行。电突触传递则与此不同，因其结构无极性，因而兴奋可双向传递。

(二)中枢延搁(突触延搁)

动作电位在神经纤维上的传导速度较快，而兴奋通过中枢部分比较缓慢。因兴奋通过一个突触至少需要 0.5ms，兴奋通过中枢部分要经过一个或多个突触的接替。所以在反射活动中，通过的突触数目越多，反射时间就越长。

(三)总和

在反射活动中，单根神经纤维传入单一活动一般不能使中枢发出传出效应。但同一神经纤维连续多次向同一中枢发放冲动，或多个神经纤维同时向同一中枢发放冲动，这些冲动效应加起来，可以产生传出效应，这种现象称为总和，前者称为时间总和，后者称为空间总和。其实质是突触后电位在同一细胞膜上的总和。事实上，兴奋性突触后电位可以总和，抑制性突触后电位可以总和，在同一细胞膜上的两种突触后电位也可以总和。

(四)兴奋节律的改变

如分别记录传入与传出神经的冲动频率，就会发现两者的频率往往不同。这一现象说明兴奋通过神经中枢后，其节律发生了改变。这是因为突触后神经元常同时接受多个突触前神经元的突触传递，且自身功能状态也可能不同，因此最后传出冲动的频率取决于各种影响因素的综合效应。

(五)后发放

在反射活动中，刺激停止后，传出神经可在一定时间内继续发放冲动，使反射活动仍能持续一段时间，这种现象称为后发放。许多原因可引起后发放的产生，中间神经元的环式联系是产生后发放的原因之一。

(六)对内环境变化的敏感性和易疲劳性

因突触间隙与细胞外液相通，内环境理化因素的改变，如缺氧、体内二氧化碳和酸性代谢产物过多等均可改变突触的传递能力。在反射活动中，突触部位是反射弧中最易疲劳的环节，其原因可能与突触前神经元内递质的耗竭有关。

三、中枢抑制

在任何反射中，其中枢活动总是既有兴奋又有抑制。例如，吞咽反射时，呼吸反射暂停；屈肌反射进行时，相拮抗的伸肌反射即受抑制。中枢抑制的类型主要分为突触后抑制和突触前抑制。

(一)突触后抑制

突触后抑制都是由抑制性中间神经元的活动引起的。抑制性中间神经元释放抑制性递质，使突触后神经元产生 IPSP，引起突触后神经元抑制。故突触后抑制属于超极化抑制。根据抑制性中间神经元的功能和联系方式的不同，突触后抑制又分为传入侧支性抑制和回返性抑制两种。

1. 传入侧支性抑制　传入冲动进入中枢后，一方面通过突触联系兴奋某一中枢神经元，另一方面通过侧支去兴奋一个抑制性中间神经元，通过抑制性中间神经元进而使另一个中枢神经元抑制。这种现象称为传入侧支性抑制，又称为交互性抑制。例如，屈肌的肌梭传入冲动进入脊髓后，直接兴奋支配屈肌的 α 运动神经元，同时发出侧支兴奋一个抑制性中间神经元，抑制支配伸肌的 α 运动神经元，导致屈肌收缩而伸肌舒张（图 2-6）。传入侧支性抑制不仅存在于脊髓中，也存在于脑内，从而协调不同中枢之间的活动。

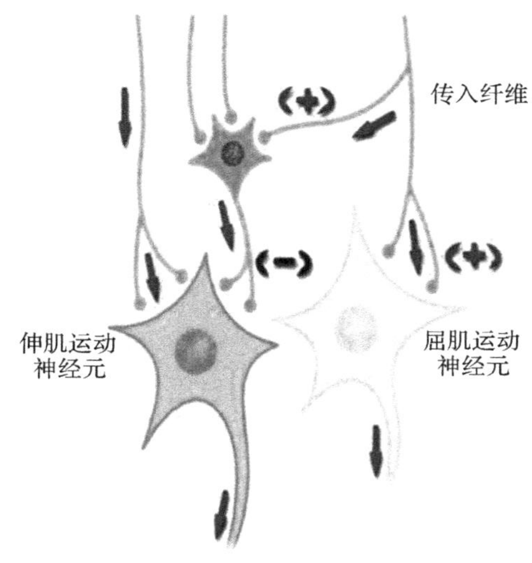

图 2-6　传入侧支性抑制

2. 回返性抑制　某一中枢神经元兴奋时，其传出冲动沿轴突外传，同时又经其轴突侧支兴奋一个抑制性中间神经元，该抑制性中间神经元释放抑制性递质，反过来抑制原先发生兴奋的神经元及同一中枢的其他神经元，这种抑制称为回返性抑制（图 2-7）。例如，脊髓前角运动神经元的轴突支配骨骼肌，同时通过其轴突侧支与抑制性的中间神经元闰绍细胞构成突触联系，闰绍细胞再通过其短轴突回返性抑制该运动神经元和其他运动神经元。回返性抑制的意义在于使神经元的活动及时终止，也促使同一中枢内许多神经元的活动步调一致。闰绍细胞释放的抑制性递质是甘氨酸，甘氨酸受体的拮抗剂士的宁或破伤风杆菌毒素可破坏闰绍细胞的功能，使脊髓前角运动神经元过度兴奋，引起强烈的肌痉挛，这是一种典型的负反馈抑制。

（二）突触前抑制

突触前抑制广泛存在于中枢，是通过轴突-轴突式突触的活动而产生的（图 2-8）。轴突 A 和神经元 C 的胞体形成轴突-胞体式突触，轴突 B 和轴突 A 构成轴突-轴突式突触，与神经元 C 无直接突触联系。当神经冲动到达轴突 A 末梢，能够引起神经元 C 产生幅度较大的 EPSP；如仅兴奋末梢 B，则运动神经元不产生反应；但如在轴突 A 兴奋之前，先使轴突 B 兴奋，则神经元 C 的兴奋性突触后电位的幅度大大减小（图 2-8）。其发生机制是轴突 B 兴奋

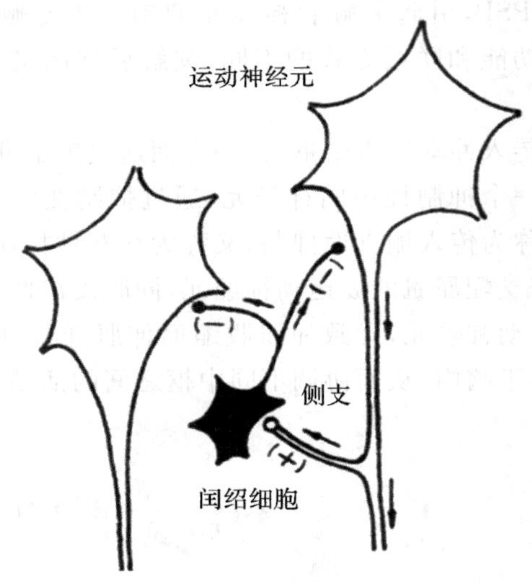

图 2-7　回返性抑制

时，末梢释放递质 γ-氨基丁酸，作用于末梢 A 受体，引起轴突 A 末梢的 Cl^- 外流增加，产生局部去极化，使该处的跨膜电位变小。当轴突 A 动作电位传到末梢时幅度变小，轴突 A 末梢 Ca^{2+} 的内流数量减少，释放的兴奋性递质随之减少，最终导致神经元 C 的兴奋性突触后电位幅度变小，神经元 C 不容易甚至不能发生兴奋，因而呈现抑制效应。由于这种抑制是改变了突触前膜的活动而发生的，因此称为突触前抑制。由于突触前抑制与突触前膜产生过局部去极化，故又称去极化抑制。在传入神经通路中，存在突触前抑制，如痛觉的传入通路中就具有突触前抑制。

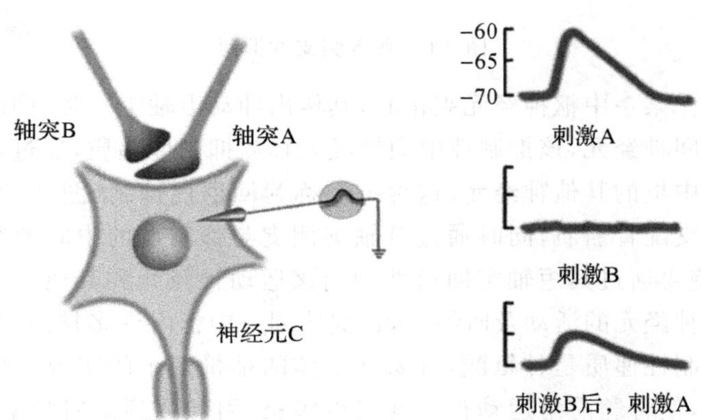

图 2-8　突触前抑制

第三节　神经系统的感觉分析功能

感觉是人脑对客观事物的主观反映。机体内外环境中的各种刺激，首先由感受器将其转换为感觉传入神经的动作电位，通过各自的传导通路传向中枢，最后经大脑皮层高级中枢的分析和综合，从而形成各种感觉。

一、脊髓与脑干的感觉传导功能

躯体感觉包括来自骨骼肌、肌腱和关节等处的深感觉和来自皮肤的浅感觉。深感觉又称本体感觉，主要包括位置觉和运动觉。浅感觉包括触-压觉、温度觉和痛觉。

内脏感觉传入比较复杂，而躯体感觉传入研究较多，传导途径相对比较清楚。各种躯体感觉传入通路一般有三级神经元接替。躯体感觉的初级传入神经元胞体位于后跟神经节或脑神经节。其长树突与感受器相连，轴突进入脊髓和脑干后发出两类分支：一类是在不同水平直接或间接通过中间神经元与运动神经元相连构成反射弧；另一类是经多级神经元接替后向大脑皮层投射形成感觉传入通路，产生不同感觉。

深感觉的传入纤维进入脊髓后沿后索上行，在延髓下部薄束核和楔束核更换神经元（简称换元），换元后的第二级神经元发出纤维交叉到对侧组成内侧丘系，后抵达丘脑的特异感觉接替核后外侧核，第三级神经元存在于此处。浅感觉的传入纤维进入脊髓后在后角换元，第二级神经元发出纤维经白质前连合交叉至对侧，在脊髓前外侧部上行，形成前外侧索传入系统（图 2-9）。

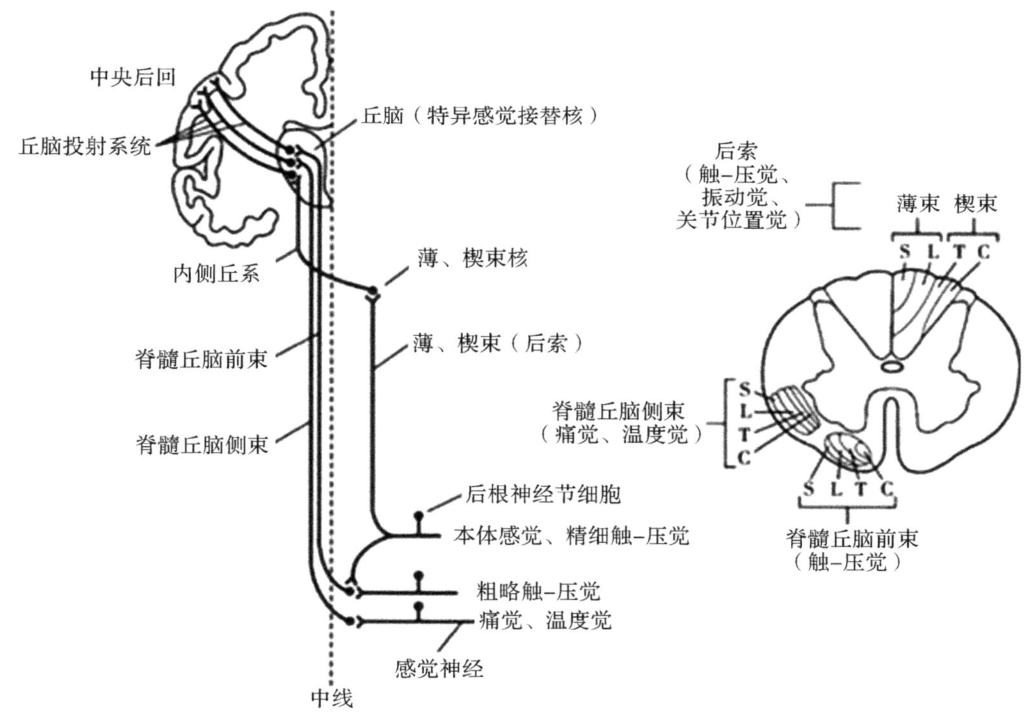

图 2-9　躯体感觉传导通路及脊髓横断面

因传导痛觉、温度觉和粗略触-压觉的纤维先交叉后上行，而本体感觉和精细触-压觉的纤维则先上行后交叉，所以在脊髓半离断时，离断水平以下的痛觉、温度觉和粗略触-压觉的障碍发生在离断的对侧，而本体感觉和精细触-压觉障碍发生在离断的同侧。

二、丘脑及其感觉投射系统

丘脑是除嗅觉外的各种感觉传入通路的中继站，并能对感觉传入进行初步的分析和综合。

(一)丘脑的核团

丘脑的核团或各种细胞群可分为以下三大类(图 2-10)。

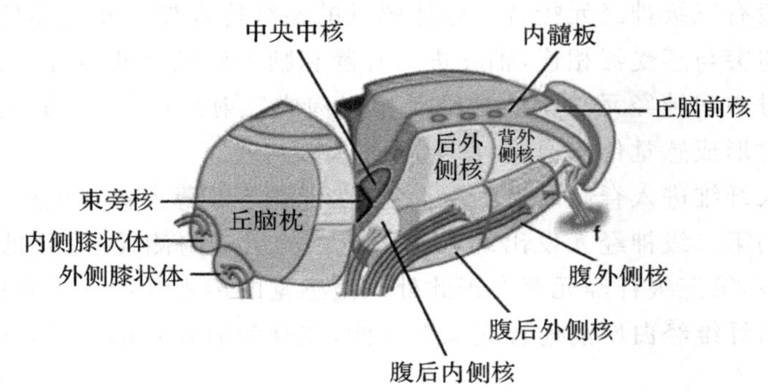

图 2-10 丘脑的主要核团

1. 特异感觉接替核(第一类细胞群) 特异感觉接替核接受第二级感觉投射纤维，换元后投射到大脑皮层的特定感觉区，因此又称特异性投射核。此类细胞群主要包括腹后核(接受来自躯干、肢体、头面部的纤维，换元后投射到大脑皮层中央后回体感区)、内侧膝状体(接受听觉传入纤维，换元后投射到大脑皮层颞叶听区)和外侧膝状体(接受视觉传入纤维，换元后投射到大脑皮层枕叶视区)。

2. 联络核(第二类细胞群) 此类细胞群接受特异感觉接替核和其他皮层下中枢的纤维，换元后发出纤维投射到大脑皮层某些特定区域。其在功能上与各种感觉在丘脑和大脑皮层水平的联系协调有关，故称联络核。主要的神经核团有丘脑前核、外侧腹核、丘脑枕等。

3. 非特异投射核(第三类细胞群) 非特异投射核是指靠近中线的内髓板以内的各种结构，主要是髓板内核群，包括中央中核、束旁核、中央外侧核等。这类细胞群接受来自脑干网状结构的纤维，经过多突触接替换元后，弥散地投射到整个大脑皮层，具有维持和改变大脑皮层兴奋状态的作用。

(二)感觉投射系统

根据丘脑各部分向大脑皮层投射特征的不同，可把感觉投射系统分为以下两大系统(图 2-11)。

1. 特异投射系统 丘脑特异感觉接替核在接受各种感觉神经纤维的传入信息后，发出投射纤维投射到大脑皮层的特定区域，这种投射在刺激部位和大脑皮质接受投射的区域之间有较好的点对点对应关系，故称特异感觉投射系统。从联络核发出的投射到大脑皮层的纤维，也具有特定的投射关系，所以将该投射系统也归于特异投射系统。特异投射系统的上行纤维进入大脑皮层的第四层后，与第四层内的神经元形成突触联系，通过若干中间神经元接替，再与大锥体细胞的胞体形成突触联系，诱发其兴奋。

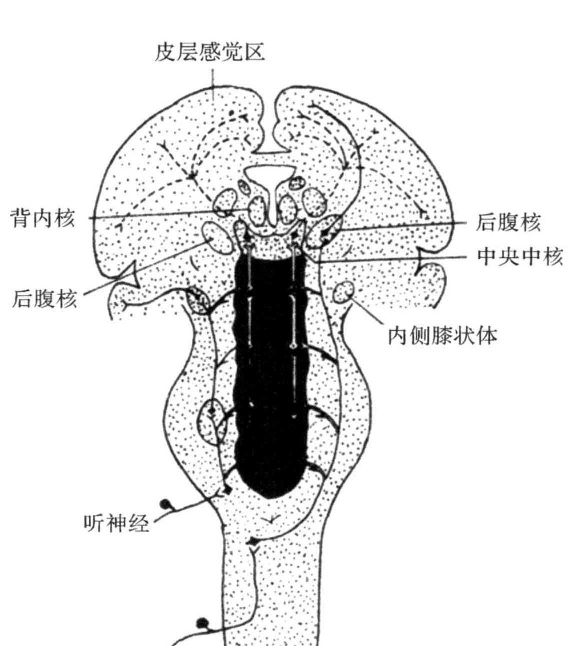

图 2-11 感觉投射系统

实线:特异投射系统,虚线:非特异投射系统

特异投射系统的主要功能是引起特定感觉,并激发大脑皮层发出传出冲动。

2. 非特异投射系统 丘脑非特异投射核及其投射到大脑皮层的神经通路称为非特异投射系统。该系统一方面经多次换元并弥散性投射到大脑皮层的广泛区域,因此与大脑皮层不具有点对点的投射关系;另一方面,通过脑干网状结构,间接接受来自感觉传导通路第二级神经元侧支的纤维投射,而网状结构是一个反复换元的部位。因该系统没有专一的感觉传导功能,所以不能引起各种特定感觉。该系统的上行纤维进入大脑皮层后分布于各层内,以游离末梢的形式与皮层神经元的树突构成突触联系,起着维持和改变大脑皮层兴奋状态的作用。

脑干网状结构的上行冲动经丘脑非特异投射系统后引起大脑皮质广泛区域的兴奋,这一作用称脑干网状结构上行激动作用,相应的传导系统则称脑干网状结构上行激动系统。一旦该系统功能受到阻滞,大脑皮层将受到抑制,人和动物将处于昏睡状态。这可能是乙醚和巴比妥类麻醉药的作用机制。

正常情况下,由于有特异和非特异两个感觉投射系统的存在,以及它们之间的作用和配合,才使大脑皮层既能处于觉醒状态,又能产生各种特定的感觉。

三、大脑皮层的感觉功能

各种感觉传入冲动,最终抵达大脑皮层,通过分析和综合,产生主观感觉。大脑皮层是感觉分析的最高级中枢。不同性质、不同部位的感觉信息投射到大脑皮质的不同部位。

(一)体表感觉代表区

体表感觉是指来自皮肤的浅感觉。大脑皮层的体表感觉代表区主要有第一感觉区和第二感觉区，其中第一感觉区更为重要。

1. 第一感觉区 第一感觉区位于中央后回，相当于 Brodmann 分区的 3-2-1 区。其接受感觉投射的规律为：①左右交叉，即躯体一侧感觉传入冲动向对侧皮层投射，但头面部感觉的投射是双侧性的；②精细分野，即投射区域的大小与感觉分辨精细程度有关，分辨愈精细的部位，代表区也愈大；③倒置安排，即身体下部的感觉投射到中央后回的顶部和中央旁小叶的后部，身体上部的感觉投射到中央后回的中间部位，头面部感觉投射到中央后回的底部，但头面部代表区的内部安排是正立的。

2. 第二感觉区 第二感觉区位于中央前回与脑岛之间，面积远小于第一感觉区。第二感觉区接受感觉投射是双侧性的，投射区的空间安排是正立的，代表区空间安排不完整、不精细。切除第二感觉区并不引起显著的感觉障碍。有人认为第二感觉区仅对感觉做比较粗糙的分析，但第二感觉区也接受痛觉的传入。

(二)本体感觉代表区

本体感觉是对躯体空间位置和运动状态的感觉。本体感觉代表区位于中央前回，与躯体运动区基本重合。因此，皮层感觉区与运动区的划分是相对的。

(三)内脏感觉代表区

内脏感觉如痛觉等经交感神经和副交感神经传入中枢。接受内脏感觉的皮层代表区混杂在体表第一感觉代表区之中。此外，运动辅助区和边缘系统的皮层部位也接受内脏感觉的投射。内脏感觉投射到皮层较广泛及与体表感觉代表区的重叠，这也许是内脏感觉定位不准确和牵涉性痛产生的原因之一。

(四)视觉代表区

视觉代表区位于枕叶距状沟周围的皮层(17 区)。大脑左半球的视觉代表区接受左眼颞侧视网膜(鼻侧视野)和右眼鼻侧视网膜(颞侧视野)的视觉投射；大脑右半球的视觉代表区接受右眼颞侧视网膜(鼻侧视野)和左眼鼻侧视网膜(颞侧视野)的视觉投射。因此，一侧枕叶皮层受损引起双眼损伤对侧半视野偏盲，双侧枕叶损伤才引起全盲。

(五)听觉代表区

听觉皮层代表区位于颞叶的颞横回和颞上回(41 和 42 区)，听觉的投射是双侧的，即一侧皮层代表区与双侧耳蜗感受器功能有关。

四、痛觉

痛觉(pain)是机体受到伤害性刺激时产生的一种不愉快的感觉，通常伴有不愉快情绪。痛觉是一种防御性感觉，可引起防御性反射。由于许多疾病伴有疼痛，认识痛觉的产生及规律对疾病的诊断具有重要意义。

(一)痛觉感受器

痛觉感受器是游离的神经末梢，不存在适宜刺激，任何形式(机械、温度、化学等)的刺激只要达到对机体的伤害程度均可使痛觉感受器兴奋。体内外能引起疼痛的化学物质统称为致痛物质，如 K^+、H^+、组胺、5-羟色胺、缓激肽等。

(二)皮肤痛觉

根据疼痛发生的快慢和持续时间的长短，疼痛可分为快痛和慢痛。快痛是一种尖锐和定位明确的刺痛性感觉，发生快，消失也快。慢痛是一种定位不明确的烧灼样痛，发生慢，消退也慢，并常伴有不愉快的情绪反应。

(三)内脏痛和牵涉痛

1. 内脏痛　内脏痛是内脏器官受到伤害性刺激（如机械性牵拉、痉挛、缺血等）时产生的疼痛感觉。与皮肤痛相比，它具有如下特点：①发生缓慢、持续时间长、定位不精确；②对牵拉、痉挛、缺血和炎症等刺激十分敏感，而对切割、烧灼等刺激不敏感；③可引起牵涉痛。

2. 牵涉痛　某些内脏器官疾病引起体表特定部位产生痛觉或痛觉过敏的现象称为牵涉痛（referred pain）。例如，心肌梗死时，常感到心前区、左肩和左上臂尺侧疼痛；胆囊病变时，常感觉右肩胛疼痛；阑尾炎，发病初期常感觉左上腹部或脐区疼痛等（表 2-2）。

表 2-2　常见内脏疾病牵涉痛的部位和压痛区

患病器官	牵涉痛	部位
心脏	心前区	左臂尺侧
胃、胰	左上腹	肩胛间
肝、胆囊	右上腹	右肩胛
肾	腹股沟区	
阑尾	上腹部	脐区

目前主要有会聚学说和易化学说用以解释牵涉痛的发生机制。(1)会聚学说：此学说认为来自内脏痛和体表痛的传入纤维会聚到同一脊髓灰质后角神经元（图 2-12），因为平时体表痛发生更频繁，所以大脑皮层误将源自内脏的痛觉认为源自体表，这可能是产生牵涉痛的原因。(2)易化学说：此学说认为来自患病内脏的传入纤维与某一皮肤区域的传入纤维在脊

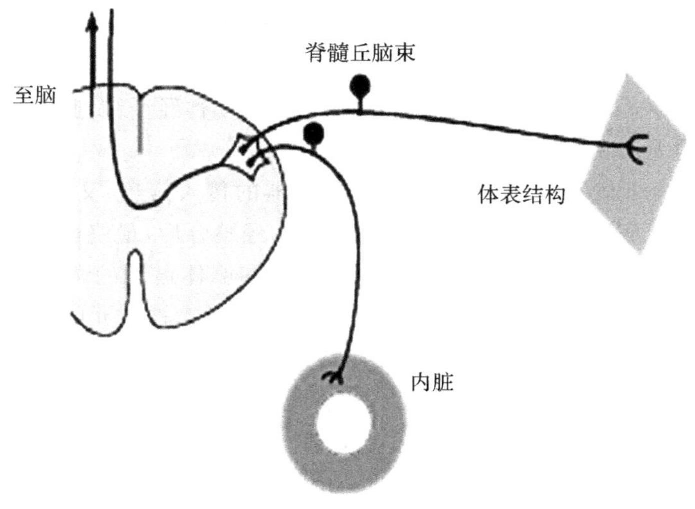

图 2-12　会聚学说

髓灰质后角同一区域内与中间神经元联系，患病内脏传来的冲动经侧支可提高邻近一些神经元的兴奋性，因而较弱的躯体传入也能引起痛觉。

第四节　神经系统对躯体运动的调节

DAORU QINGJING

导入情景

情景描述：

王某，女运动员，18 岁，在某次赛前训练时出现失误，造成第 6 颈椎粉碎性骨折。而后发现胸以下躯体失去知觉和运动能力，血压下降、粪尿积聚等。

若你是当班护士，请问：

1. 患者可能发生了什么情况？

2. 患者康复治疗后，胸以下的躯体感觉和随意运动还能恢复吗？为什么？

躯体运动是指骨骼肌的收缩和舒张活动。各种躯体运动的神经调节机制极为复杂，都是在大脑皮层运动区、基底神经节、脑干网状结构、小脑和脊髓等多个水平的共同配合下进行的。人体每一个骨骼肌细胞都至少受到一个躯体运动神经末梢分支的支配。骨骼肌一旦失去神经系统的支配，就会发生麻痹。

一、脊髓对躯体运动的调节

脊髓是调节躯体运动的最基本中枢。脊髓前角存在大量的直接支配躯干和四肢大多数骨骼肌的神经元，同时脊髓本身可以完成一些简单的反射活动。

(一)脊髓前角运动神经元及神经-肌肉接头的兴奋传递

1. 脊髓前角运动神经元　脊髓灰质的前角中存在大量支配骨骼肌的运动神经元，主要有 α 运动神经元和 γ 运动神经元两类，它们发出躯体运动神经纤维到达其支配的骨骼肌，其末梢释放的递质均为乙酰胆碱。

脊髓 α 运动神经元既接受来自外周深、浅感受器的传入信息，又接受来自大脑皮层、脑干等高位中枢的下行信息。这些神经冲动汇聚于此，经整合后，最终由 α 运动神经元发出冲动到达其支配的骨骼肌而完成随意运动，执行对姿势和躯体运动的调节。因此，α 运动神经元被认为是支配躯干和四肢骨骼肌运动的最后公路。α 运动神经元的轴突末梢在其所支配的肌肉中分成若干分支，每一分支支配一根骨骼肌纤维。由一个 α 运动神经元及其所支配的全肌纤维组成的功能单位，称为运动单位(motor unit)。运动单位的大小取决于 α 运动神经元轴突末梢分支的多少。有的运动单位较大，如一个支配三角肌的 α 运动神经元，所支配的肌纤维数目可达 2000 条左右，当该神经元兴奋时，可使许多肌纤维收缩，从而产生较大的肌张力；有的运动单位较小，如一个支配眼外肌的 α 运动神经元只支配 6～12 根肌纤维，这有利于完成精细的肌肉活动。

γ 运动神经元是一种小运动神经元，其胞体较小，数目也较少，约占前角运动神经元总数的三分之一。γ 运动神经元发出的神经纤维支配骨骼肌梭内肌纤维，可调节肌梭的敏感性。γ 运动神经元不直接支配梭外肌纤维，可通过改变肌梭传入冲动影响 α 运动神经元的活动，从而间接影响骨骼肌的运动。

2. 神经-肌肉接头的兴奋传递(图 2-13)　神经-肌肉接头处由接头前膜、接头后膜和它们之间的接头间隙三部分组成。运动神经纤维到达骨骼肌细胞时，其末梢失去髓鞘，嵌入肌细胞膜，故接头前膜就是神经元轴突的细胞膜。轴突末梢的轴浆内含有很多囊泡，囊泡的直径约为 50nm，内含乙酰胆碱。接头后膜是与接头前膜相对应的肌细胞膜，它有规则地向细胞内陷入，形成褶皱。接头前膜与接头后膜并不接触，它们之间形成一个充满细胞外液的间隙，即接头间隙。

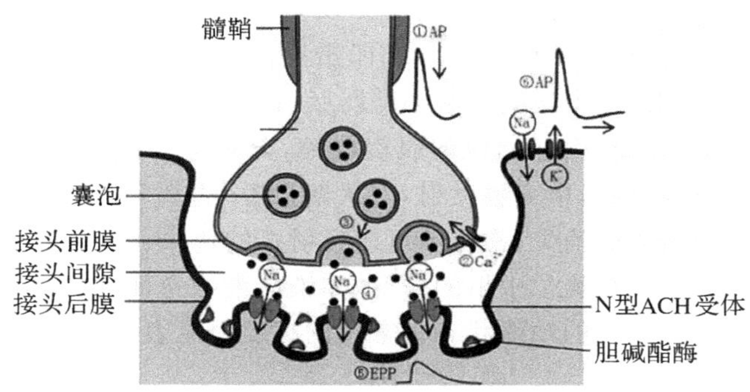

图 2-13　神经-肌肉接头的微细结构及兴奋传递过程

AP:动作电位 EPP:终板电位

动作电位到达神经末梢时，接头前膜电压门控 Ca^{2+} 通道打开，引起大量 Ca^{2+} 由胞外进入。一次动作电位引起的 Ca^{2+} 内流，可引起 200～300 个囊泡几乎同步地在接头前膜以胞吐形式将其中的乙酰胆碱递质释放到接头间隙。每一个囊泡中的递质分子数为 5000～10000 个。这种以囊泡为单位的“倾囊”释放称为量子释放。

乙酰胆碱通过接头间隙到达接头后膜后，与接头后膜上 N_2 型乙酰胆碱受体结合，使离子通道开放，但以 Na^+ 内流为主，从而引起终板膜静息电位减小，即使终板膜局部去极化，称为终板电位(endplate potential)。终板电位不是动作电位，属局部反应，不表现“全或无”，没有不应期，有总和效应。终板电位的大小与接头前膜释放乙酰胆碱的多少呈正变关系。由终板电位引起邻近肌细胞膜爆发动作电位，即引起骨骼肌细胞兴奋。接头前膜释放到接头间隙中的乙酰胆碱很快被接头间隙和接头后膜上的胆碱酯酶分解而失效，这样就保证了一次神经冲动只引起一次肌细胞兴奋，表现为一对一的关系。

与神经纤维动作电位的传导相比，神经-肌肉接头兴奋传递有一系列特点：①单向传递，兴奋在神经纤维上的传导是双向的，但在神经-肌肉接头处则是单向的，兴奋只能从运动神经末梢传向肌细胞，这取决于神经-肌肉接头的结构；②时间延搁，兴奋在神经纤维上传导速度较快，而在神经-肌肉接头处，由于递质的释放、扩散、与受体结合及其发挥作用，均需时间，兴奋通过神经-肌肉接头至少需要 0.5～1.0ms；③易受药物和环境变化的影响，这是由于接头间隙与细胞外液相连，而且突触传递是一个复杂的电化学过程，这一点具有重要实用价值，人们可以通过调控这一过程的任一环节来研究药物、毒物对骨骼肌收缩的影响。例如：筒箭毒碱是胆碱能受体阻断剂，能与ACH争夺N_2型乙酰胆碱受体，使之不能引发终板电位，从而发挥抑制肌细胞兴奋使骨骼肌松弛的作用；有机磷能与胆碱酯酶结合使后者失去活性，从而使得ACH在终板膜堆积，导致骨骼肌持续兴奋和收缩，因此有机磷农药中毒时会出现肌肉痉挛震颤。

（二）骨骼肌牵张反射

神经支配完整的骨骼肌受到外力牵拉伸长时，可引起被牵拉肌肉反射性收缩，这种反射称骨骼肌牵张反射（stretch reflex）。

1. 牵张反射的类型　牵张反射可分为腱反射（tendon reflex）和肌紧张（muscle tonus）两种类型。

（1）腱反射是指快速牵拉肌腱时引起的牵张反射，表现为受牵拉肌肉迅速明显缩短，关节运动及肢体移位，又称位相性牵张反射。如叩击股四头肌肌腱（髌韧带）引起股四头肌即发生一次收缩，称为膝反射；叩击跟腱引起小腿腓肠肌即发生一次收缩，称为跟腱反射；叩击肱二头肌肌腱或肱三头肌肌腱引起相应的肌肉收缩，分别称为肱二头肌反射或肱三头肌反射。腱反射的反射弧较简单，为单突触反射，潜伏期很短（约0.7ms）。整体内牵张反射受高位中枢调节。腱反射的减弱或消失，常提示可能反射弧的传入、传出通路或脊髓反射中枢有损伤；而腱反射的亢进，常提示高位中枢的病变，如锥体束综合征等。因此，临床上常用测定腱反射的方法来了解神经系统的功能状态。常用的腱反射见表2-3。

表2-3　常用的腱反射

名称	检查方法	中枢部位	效应
肱二头肌反射	叩击肱二头肌肌腱	颈5～7	肘部屈曲
膝反射	叩击髌韧带	腰2～4	小腿伸直
跟腱反射	叩击跟腱	腰5～骶2	踝关节蹠屈

（2）肌紧张是指肌腱受到缓慢持久牵拉时引起的牵张反射，表现为受牵拉肌肉处于持续的轻度收缩状态，肌肉收缩张力增加但无明显缩短，无明显关节运动和肢体移位，又称紧张性牵张反射。肌紧张是维持躯体正常姿势最基本的反射活动。如人直立时，支持体重的关节由于重力作用而趋向弯曲，使伸肌的肌腱受到持续牵拉产生牵张反射，该伸肌的收缩用以对抗关节的屈曲，维持站立。与腱反射不同的是，肌紧张是多突触反射。当中枢病变时，肌紧张会发生异常。

2. 牵张反射的反射弧　牵张反射的感受器是肌梭。肌梭的外形呈梭形，长为数毫米，有结缔组织的囊包裹。肌梭囊内含有6～12根肌纤维，称为梭内肌纤维。而囊外的一般肌纤维称为梭外肌纤维。肌梭附着于梭外肌纤维上，与梭外肌平行排列，两者呈并联关系。梭内肌纤维的收缩成分位于肌梭的两端，中间为感受装置，两者呈串联关系，有螺旋状和花杆状的感觉神经末梢分布其上。

肌梭能感受肌肉长度变化或牵拉刺激。当梭外肌纤维被牵拉而使肌梭随之变长或梭内肌纤维收缩时，肌梭内的感受装置受刺激而兴奋，产生的神经冲动经传入纤维（Ⅰ类纤维和Ⅱ类纤维）到达脊髓，脊髓灰质前角的α运动神经元兴奋，引起同一肌肉的梭外肌收缩，形成牵张反射。可见，骨骼肌牵张反射的感受器和效应器均在同一块肌肉。

γ 运动神经元发出的 γ 传出纤维支配梭内肌纤维，γ 运动神经元活动加强可使梭内肌纤维收缩，肌梭内感受装置的敏感性提高，因此 γ 传出纤维的活动对调节牵张反射具有重要作用。综上可知，高位中枢支配骨骼肌运动有两条途径，一是通过直接兴奋 α 运动神经元得以实现，另一条途径是通过 γ 运动神经元（γ 环路）间接兴奋 α 运动神经元得以实现。

腱器官是肌肉的另一种感受装置，分布在肌腱胶原纤维之间，与梭外肌纤维呈串联关系，能感受肌肉张力的变化，属于张力感受器。梭外肌收缩张力增大时，腱器官兴奋，传入冲动对支配同一肌肉的 α 运动神经元起抑制作用。

一般认为当肌肉受到牵拉时，首先兴奋肌梭而发动牵张反射。当牵拉力量进一步加大时，腱器官因受牵拉张力的增加而兴奋，其反射效应是抑制牵张反射。这种由腱器官兴奋引起的牵张反射抑制，称为反牵张反射。此反射可以避免被牵拉肌肉因过度收缩而受损。

（三）脊髓休克（脊休克）

当脊髓与高位中枢突然离断后，断面以下的脊髓，会暂时丧失反射活动的能力而进入无反应状态的现象称为脊休克（spinal shock）。这种脊髓与高位中枢离断的动物称为脊动物。在脊动物可以观察到脊髓的一些基本功能，但因失去了高位中枢的调节，所以不能完全反映正常的脊髓功能。

脊休克的主要表现为：在横断面以下的脊髓所支配的骨骼肌紧张性减退甚至消失，外周血管扩张，血压下降，发汗反射消失，大小便潴留等。脊休克后，一些以脊髓为中枢的反射活动可逐渐恢复，恢复的速度与动物进化程度有关。低等动物如蛙在脊髓离断后数分钟内反射即可恢复，犬等则需几天，而人类由于外伤导致的脊休克，需数周以至数月才能恢复。这说明越高等的动物，其脊髓的功能对高位中枢的依赖程度越高。恢复过程中，一些比较简单、原始的反射先恢复，如屈肌反射、腱反射等，然后才是比较复杂的反射恢复，如对侧伸肌反射、搔爬反射等。反射恢复后的动物，血压可逐渐上升到一定水平，排便、排尿反射也逐渐恢复，有些反射甚至比正常时加强并广泛扩散，如屈肌反射、发汗反射等。脊休克的产生与恢复，说明脊髓可以独立完成一些简单的反射，同时说明正常时脊髓的功能受高位中枢的调节。

由于脊髓离断后，脊髓内的上行与下行神经纤维束难以重新接通，脊髓与高位中枢间的联系中断，因此脊髓离断水平以下的各种感觉和随意运动功能会丧失。

（四）屈肌反射与对侧伸肌反射

脊动物的皮肤接受伤害性刺激时，可反射性地引起受刺激一侧肢体屈曲，称为屈肌反射。屈肌反射具有保持意义。屈肌反射的强度和范围与刺激强度有关，如足部的较弱刺激只引起踝关节屈曲；刺激强度加大，则膝关节及髋关节也可屈曲；刺激强度更大时，在发生同侧屈肌反射的基础上会出现对侧肢体伸直的反射活动，称对侧伸肌反射。对侧伸肌反射是姿势反射之一，具有维持姿势的生理功能。动物一侧肢体屈曲，对侧肢体伸直用以支持体重。

人类锥体束或大脑皮层运动区的功能发生障碍时，可出现一些特殊的反射。如以钝物沿足外侧蹠面（经典的巴宾斯基部位）划向远端，或沿足的外侧划向第五足趾时，出现大趾背屈，其他四趾向外展开如扇形的反射，称为巴宾斯基征（Babinski's sign）阳性。相同刺激会引起清醒状态的成人足趾蹠屈，刺激加强时还可引起踝、膝、髋关节的屈曲，这是在大脑皮层和锥体束的调节下对伤害刺激做出的协调反应。在婴儿锥体束未完全发育、成人深睡或麻醉状态下、锥体束或大脑皮层运动区功能发生障碍时，此正常的规避反应消失而出现较原始的反射，即巴宾斯基征阳性。

二、脑干对肌紧张的调节

低位脑干在肌紧张的调节中发挥重要作用。电刺激脑干网状结构不同区域，可发现刺激其中一些区域可使肌紧张增强，而刺激另一些区域可使肌紧张减退，这些区域分别称为易化区和抑制区（图 2-14）。抑制区较小，位于延髓网状结构的腹内侧部分。易化区较大，贯穿整个脑干，包括延髓网状结构的背外侧部分、脑桥的被盖、中脑的中央灰质及被盖。由于刺激下丘脑和丘脑中线核群等部位，也可使肌紧张增强，因此这些区域也被包括在易化区概念之中。一般情况下，在肌紧张的调节中易化区的活动比较强，抑制区的活动比较弱。但两者的活动之间保持一定的平衡，以维持正常的肌紧张。

延髓前庭核、小脑前叶两侧部和后叶中间部可增强脑干网状结构易化区的作用。而大脑皮层运动区、纹状体和小脑前叶蚓部可使脑干网状结构抑制区的作用增强。脑干网状结构易化区和抑制区的活动通过网状脊髓束达脊髓前角运动神经元，作用于 α 运动神经元使其兴奋，直接增强或抑制梭外肌收缩，使肌紧张增强或减弱；作用于 γ 运动神经元，间接增强或抑制梭外肌收缩，使肌紧张增强或减退。

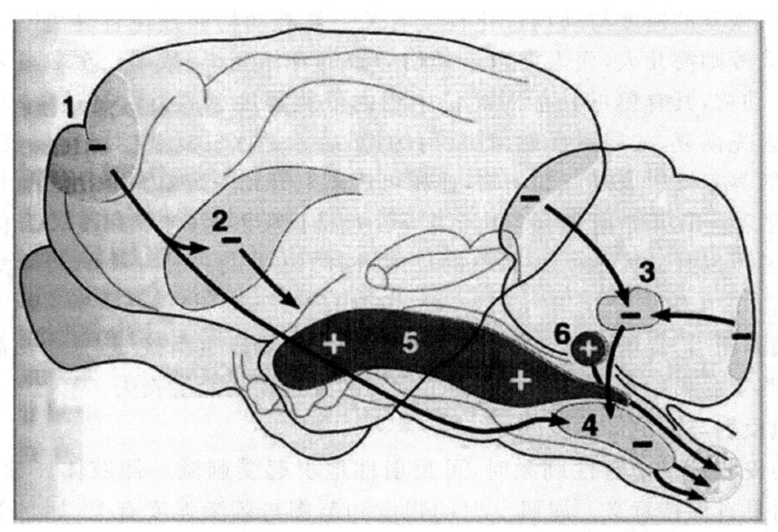

图 2-14　脑干网状结构的易化区和抑制区

1. 运动皮层；2. 基底节；3. 小脑；4. 网状抑制区；5. 网状易化区；6. 前庭核

在中脑上、下叠体之间切断脑干的动物，称去大脑动物。切断脑干后，动物立即产生伸肌（抗重力肌）紧张性明显加强的现象，表现为四肢伸直坚硬如柱、头尾昂起角弓反射、脊柱挺硬，这种现象称去大脑僵直（decerebrate rigidity）（图 2-15）。去大脑僵直发生的原因主要是：切断了大脑皮层运动区和尾状核部位与脑干网状结构抑制区的联系，使抑制区活动明显减弱,而使易化区的活动相对加强,导致伸肌肌紧张过度增强。

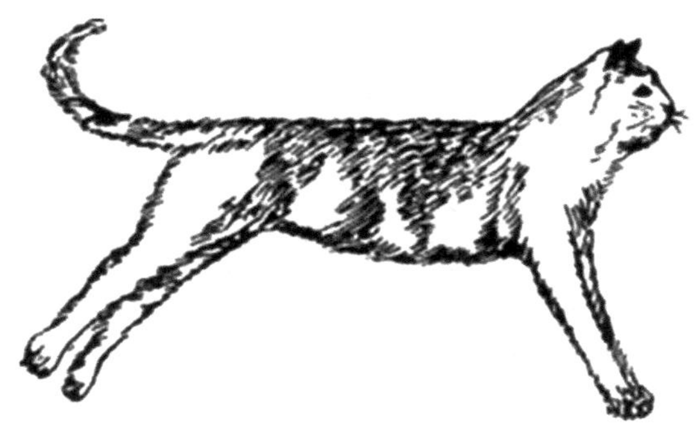

图 2-15　猫去大脑僵直

临床上,也可出现与动物去大脑僵直相类似的现象。例如,蝶鞍上囊肿导致皮层与皮层下失去联系时,患者出现下肢明显的伸肌僵直,而上肢呈现半屈状态,称为去皮层僵直。在肿瘤压迫中脑的患者可出现典型的去大脑僵直现象,表现为头后仰、上下肢僵硬伸直、臂内旋、手指屈曲(图 2-16)。当患者出现类似去大脑僵直现象时,往往表明病变已严重侵犯到脑干,是预后不良的信号。

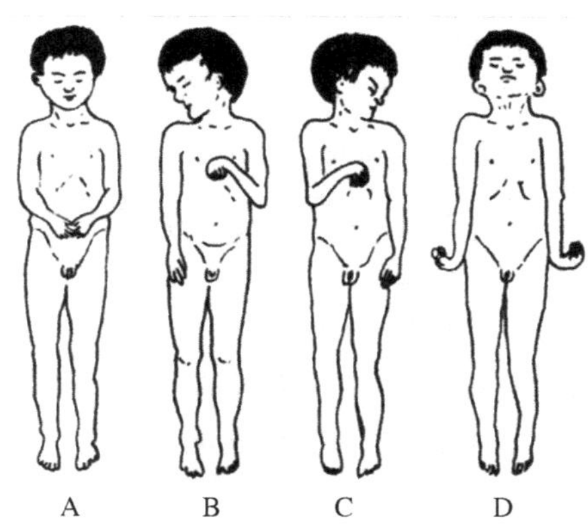

图 2-16　人类去皮层僵直及去大脑僵直

A、B、C:去皮层僵直　D:去大脑僵直

三、小脑对躯体运动的调节

小脑是皮层下与大脑皮层构成回路的重要脑区,它不仅与大脑皮层形成神经回路,还与脑干及脊髓有大量纤维联系。因此,小脑除参与运动的设计和程序编制外,还参与运动的执行,其功能主要是调节躯体运动,对维持身体平衡、调节肌紧张、形成与协调随意运动等有重要作用。根据与小脑的传入、传出纤维联系,小脑可分为前庭小脑、脊髓小脑和皮层小脑三个主要功能部分(图 2-17)。

(一)前庭小脑

前庭小脑主要由绒球小结叶构成,是小脑进化中最先出现的部分,又称原始小脑或古小

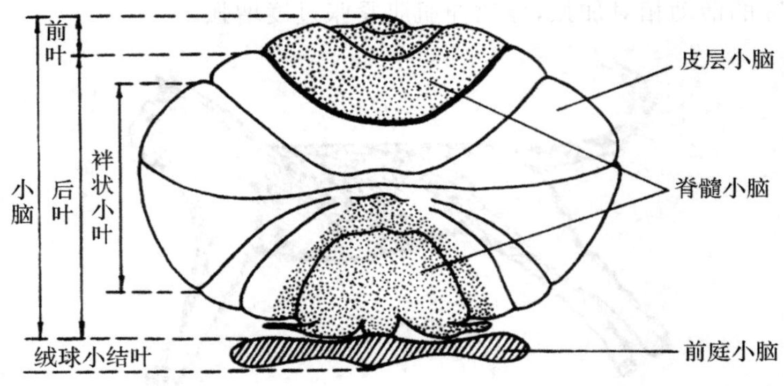

图 2-17　人类小脑分区

脑。前庭小脑与前庭器官及前庭核关系密切，主要功能为参与维持身体平衡。前庭小脑参与平衡调节的反射途径为：前庭器官→前庭核→前庭小脑束→绒球小结叶→前庭核→前庭脊髓束→脊髓前角运动神经元→骨骼肌。

实验中切除猴的绒球小结叶后可导致动物不能站立，或只能倚墙站立，步履蹒跚和容易跌倒，但随意运动的协调基本不受影响。实验证明前庭小脑与维持平衡有关，而对随意运动的协调影响不大。第四脑室附近患有肿瘤的人，因肿瘤压迫绒球小结叶，患者站立不稳、平衡失调，但其肌肉随意运动仍能协调。

（二）脊髓小脑

脊髓小脑包括小脑前叶和后叶的中间带区，又称旧小脑。这部分小脑主要接受来自肌肉、肌腱、关节等处的本体感受器的冲动。同时，脊髓小脑还接受视觉和听觉传入信息。

脊髓小脑的主要功能为调节肌紧张，包括易化和抑制的双重作用。脊髓小脑对肌紧张的调节作用主要通过脑干网状结构易化区和抑制区来实现。小脑前叶两侧部和后叶的中间部增强易化区活动，而小脑前叶蚓部可增强抑制区的活动。在进化过程中，脊髓小脑抑制肌紧张的作用在逐渐减弱，而易化肌紧张的作用在逐渐加强。在人类，脊髓小脑损伤后，主要表现为肌张力减退、四肢乏力。

后叶中间带还接受脑桥纤维的投射，且与大脑皮层运动区之间有环路联系，因此在执行大脑皮层发动的随意运动方面有重要作用。当切除或损伤这部分小脑后，随意动作的力量、方向及限度将受到影响，同时肌张力减退，表现为四肢乏力。脊髓小脑受损患者不能完成精巧动作，在执行随意动作时肌肉抖动而把握不住方向，称为意向性震颤。患者行走摇晃呈蹒跚状，动作越迅速则协调障碍越明显，但静止时肌肉无异常运动；患者不能进行拮抗肌快复轮替动作（如上肢不断交替进行内旋与外旋）。可见，后叶中间带在运动进行过程中对协调肌肉活动起重要作用。小脑损伤后出现的这种随意动作协调障碍称为小脑性共济失调(cerebellar ataxia)。

（三）皮层小脑

皮层小脑指后叶的外侧部，又称新小脑，它不接受外周感觉的传入信息，仅接受由大脑皮层广大区域（感觉区、运动区、联络区）的信息输入，同时发出信息向大脑皮层运动区投射。皮层小脑的主要功能是参与随意运动的设计和程序的编制。

大脑皮层的感觉区、运动区和联络区等广大区域的下传纤维均经脑桥核换元后，投射到对侧的小脑后叶外侧部。小脑后叶外侧部发出的纤维经齿状核换元后，又经丘脑外侧腹核换元，再投射到大脑皮层运动区。

精巧运动是通过不断的学习熟练起来的，如手指从简单的抓握动作到复杂的打字、弹琴等都需要不断的学习。一开始，大脑皮层通过锥体束发出的运动不是协调的，各肌肉的活动在力量、时间、限度、顺序等方面存在着偏差。经过不断的学习和练习，大脑皮层与小脑之间反复联系，校正误差，逐步形成指令程序。有人认为这样的程序储存在皮层小脑，当大脑皮层要发动精巧运动时，先发出指令通过下行通路激活小脑中的相应程序，经小脑的传出纤维到达大脑皮层运动区，再通过锥体束开启运动。当程序完善后，运动可以非常协调、迅速，几乎可以不假思索。

四、基底神经节对躯体运动的调节

基底神经节在解剖学上又称基底核，指包埋在大脑白质中的灰质团块，包括尾状核、豆状核（壳和苍白球）和杏仁体等。尾状核与豆状核合称纹状体，其中苍白球在进化上较古老，称为旧纹状体，而尾状核和豆状核的壳在进化上较新，称新纹状体。由于丘脑底核、中脑的黑质和红核在结构和功能上与纹状体联系密切，所以常在一起讨论。苍白球是上述核团间纤维联系的中心，尾状核、壳、丘脑底核、黑质等核团均发出纤维投射到苍白球，苍白球也发出纤维与丘脑底核、黑质相联系。杏仁体主要参与调节内脏活动和情绪等，属于边缘系统。

众多动物实验证实：基底神经节具有重要的躯体运动调节功能，与随意运动的产生和稳定、肌紧张的调节、本体感受器传入冲动信息的处理等有关系。但目前仍未阐明基底神经节各部分究竟如何调节躯体运动。

在人类，基底神经节病变可产生两类运动功能障碍疾病，一类为肌紧张过强而随意运动过少，如帕金森病（Parkinson disease）；另一类为肌紧张减退，运动过多，如亨廷顿病（Huntington disease）和手足徐动症（athetosis）等。

帕金森病，又称震颤麻痹。该病的主要表现为全身肌紧张增高、肌肉强直、随意运动减少、动作十分缓慢、面部表情呆板，常伴有静止性震颤，尤其以手部多见，其次是下肢与头部。震颤的节律为每秒 4～6 次，静止时出现，情绪激动时增加，进行随意运动时减少，入睡后停止。

帕金森病的形成机制比较复杂，目前尚未完全明了。临床观察及一些动物实验研究结果表明帕金森病病变部位主要是中脑黑质。中脑黑质是中枢多巴胺神经元集中的部位，黑质病变使多巴胺能神经元受损，其对纹状体胆碱能神经元的抑制减弱，从而导致后者功能过强。若应用多巴胺的前体药物左旋多巴治疗，脑内多巴胺含量增加，症状可以得到缓解。另外，M 受体阻断剂苯海索和东莨菪碱也用于治疗震颤麻痹。

亨廷顿病又称舞蹈病（chorea），是一种神经变性的遗传性疾病，主要表现为头面部和上肢会出现不自主的、无目的的舞蹈样动作，并伴有肌张力降低等。病理学研究表明，该病病因是纹状体病变，由于新纹状体严重萎缩，其中的胆碱能神经元和 γ-氨基丁酸能神经元功能减退，使其抑制苍白球外侧部的作用减弱，进而使苍白球外侧部抑制丘脑底核的活动增强。利血平可以消耗多巴胺类递质，使其对纹状体的抑制作用减弱，从而使黑质-纹状体两大递质系统维持新的平衡,可用于缓解该病症状。

五、大脑皮层对躯体运动的调节

大脑皮层是调节躯体运动的最高级中枢。大脑皮层发出的运动信息经下行通路传递,最终与脊髓灰质前角运动神经元及脑干运动核的神经元联系,支配骨骼肌运动。

(一)大脑皮层的运动区

人类大脑皮层的主要运动区在中央前回,其对躯体运动的控制有以下三个特征(图 2-18)。

1. 交叉支配 一侧大脑皮层运动区支配对侧躯体的运动;但头面部的肌肉运动,除面神经支配的下部表情肌和舌下神经支配的舌肌主要接受对侧半球运动区控制外,多数骨骼肌,如咀嚼肌、喉肌及眼裂以上表情肌等均受双侧皮层运动区控制。因此,当一侧内囊损伤后,头面部多数肌肉活动仍基本正常,只是对侧下部表情肌和舌肌瘫痪。

2. 倒置分布 与体表感觉区相似,运动区对骨骼肌的支配在空间安排上总体呈倒置分布,但头面部代表区内部的安排仍是正立的。

3. 精细分野 代表区的大小与运动精细程度成正比,如手、头面部、舌等运动灵活精巧的部位,在皮层运动区中的代表区较大,而躯干等在皮层运动区中代表区较小。

除中央前回以外,在大脑半球内侧面还有运动辅助区,刺激该区可引起双侧肢体运动和发声等,额叶和枕叶皮层的某些部位也与躯体运动有关。

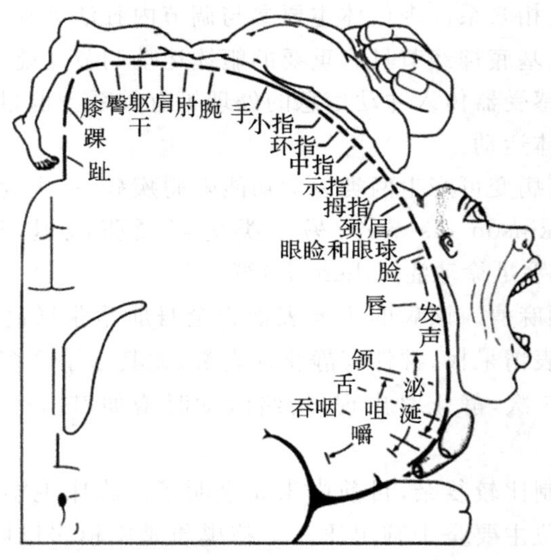

图 2-18 大脑皮层运动区

(二)运动传导通路

大脑皮层主要通过皮质脊髓束和皮质脑干束控制肌肉活动。由大脑皮层发出经内囊到达脑干内各脑神经运动核的传导束,称为皮质脑干束,支配头面部运动;由大脑皮层发出,经内囊、中脑、脑桥、延髓锥体下行到达脊髓灰质前角运动神经元的传导束,称为皮质脊髓束。皮质脊髓束中约 80% 的纤维在延髓锥体处跨过中线交叉到对侧,形成锥体交叉,交叉后的纤维在脊髓外侧索下行而形成皮质脊髓侧束。其余约有 20% 的纤维不跨越中线而在同侧脊髓的前索下行形成皮质脊髓前束。皮质脊髓侧束支配四肢远端的肌肉，与精细、技巧性运动有关，而皮质脊髓前束则主要控制躯干及四肢近端的肌肉，与姿势的维持和粗大运动有关。在人和灵长类动物中，皮质脊髓束和皮质脑干束受损后会导致明显的运动缺陷。如在灵长类动物实验中，选择性地破坏皮质脊髓侧束后，动物立即丧失用两手指夹起细小物品的精细运动控制能力，但腕以上部位运动能力基本不受影响，动物仍能站立及行走；当损伤皮质脊髓前束后，因近端肌肉失去神经控制，躯体平衡的维持、行走和攀登等均受影响。这种因运动传导通路损伤而造成的运动能力减弱，称不完全性麻痹。此外，人类在皮质脊髓侧束损伤后会出现巴宾斯基征阳性体征，即用钝器划足跖外缘，出现大足趾背屈，其他四趾呈扇形外展的现象，该现象最早由法国神经学家巴宾斯基描述而得名。在平时，脊髓受高位中枢控制，这一特殊屈肌反射被抑制不表现出来，但 4～6 个月新生儿因皮质脊髓束发育尚未成熟，可出现此现象。另外，成人在深睡或麻醉的情况下，也可出现巴宾斯基征阳性体征。临床上通过检查此体征来判断皮质脊髓侧束是否受损。

运动传导通路受损后，临床上常出现柔软性麻痹（软瘫）和痉挛性麻痹（硬瘫）两种表现。脊髓和脑运动神经元损伤，如脊髓灰质炎，患者的随意运动丧失，牵张反射减弱或消失，肌肉松弛并逐渐萎缩，临床上称软瘫。脑内控制肌紧张的高位中枢损伤，如内囊出血引起的脑卒中，随意运动丧失，牵张反射亢进，临床上称硬瘫。

三偏综合征

三偏综合征是指偏瘫、偏身感觉障碍、偏盲同时出现的一组症状，是内囊部位病变的主要体征，多见于出血性脑卒中。

偏瘫是指患者病变对侧半身随意运动障碍及对侧眼裂以下表情肌、舌肌瘫痪；偏身感觉障碍是指患者病变对侧半身的痛觉、温度觉、轻触觉和本体感觉障碍；偏盲是指病变对侧半视野偏盲。

来源：《人体机能学基础与应用》，陈慧玲

第五节　神经系统对内脏活动的调节

DAORU QINGJING

导入情景

情景描述：

张同学，女，20 岁，期末复习迎考时体重由原来的 55kg 降到 45kg，食欲差。考完试寒假回家后食欲佳，寒假过后体重又恢复到 55kg。

请问：

1. 该同学迎接考试期间食欲差、体重下降主要是受何种神经系统的影响？

2. 该神经系统的主要功能有哪些？

由于多数内脏活动不引起主观感觉，同时内脏运动一般不受意识支配，所以调节内脏活动的神经系统称自主神经系统(autonomic nervous system)(图 2-19)。自主神经系统包括与调节内脏活动相关的传入神经、中枢和传出神经，而通常所说的自主神经往往指支配内脏器官的传出神经，不包括传入神经。

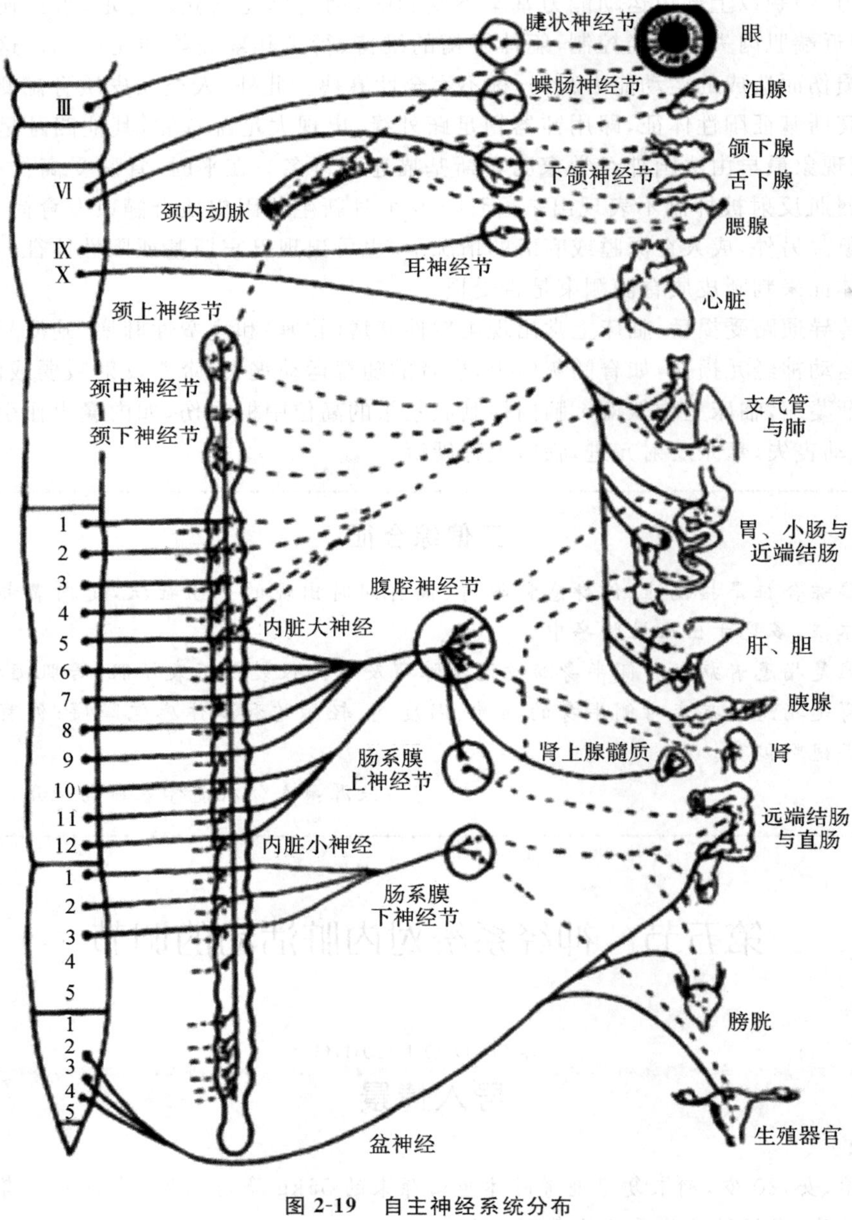

图 2-19　自主神经系统分布

——节前纤维；……节后纤维

一、自主神经系统的结构和功能特征

(一)自主神经系统的结构特征

内脏感受器的传入冲动到达中枢后，经过整合，其传出活动经自主神经到达效应器。自主神经包括交感神经和副交感神经两部分。

除支配肾上腺髓质的交感神经外，中枢发出的自主神经并不直接到达效应器，而是先在自主神经节内更换神经元后，再到达所支配的效应器。因此，自主神经纤维分节前纤维和节后纤维。由中枢发出的纤维称节前纤维，进入自主神经节交换神经元；由神经节发出的纤维称节后纤维，直接支配效应器，或经壁内神经丛调节效应器的活动。

支配肾上腺髓质的交感神经从脊髓中间外侧柱发出后，经交感链，不交换神经元，直接经内脏神经到达两侧肾上腺髓质，其末梢释放的递质是乙酰胆碱，作用于髓质嗜铬细胞上的N受体，引起肾上腺素和去甲肾上腺素的释放。

交感神经和副交感神经在形态学上有不同的特征：一根交感节前纤维往往和多个节后神经元发生突触联系，而副交感神经则与较少节后神经元发生突触联系。例如，猫颈上神经节内的交感节前与节后纤维之比为1∶(11～17)，而睫状神经节内的副交感节前与节后纤维之比为1∶2。因此刺激交感神经的节前纤维，反应比较弥散；刺激副交感神经的节前纤维，反应比较局限。交感神经离效应器较远，节前纤维短而节后纤维长；副交感神经节离效应器较近，有的神经节就在效应器官壁内，节前纤维长而节后纤维短。

交感神经的分布比副交感神经广泛，几乎所有的内脏器官都接受交感神经的支配，但某些器官却没有副交感神经的支配，如竖毛肌、汗腺、肾上腺髓质、大多数皮肤和肌肉的血管等都只接受交感神经的支配。

自主神经节前神经元细胞体所在位置称为自主神经的低级中枢。交感神经的低级中枢位于脊髓胸1—腰3段(T_1—L_3)的灰质侧角；而副交感神经的低级中枢位于脑干的运动副核和脊髓骶段(S_2—S_4)的中间带外侧核。

(二)自主神经系统的功能特征

自主神经系统的主要功能如表2-4所示，其具有以下特征：

1. 大部分内脏器官受交感神经和副交感神经的双重支配，且支配同一器官的交感和副交感神经的作用往往相互拮抗。例如，交感神经兴奋心肌活动加强而副交感神经兴奋心肌活动抑制，交感神经兴奋抑制消化活动而副交感神经兴奋促进消化活动等。但也有例外，如交感神经和副交感神经都促进唾液腺的分泌，只是前者引起唾液腺分泌黏稠唾液，后者使唾液腺分泌大量稀薄唾液。

2. 自主神经对效应器的支配，具有持久的紧张性作用。例如，在动物实验中，切断支配心脏的迷走神经则心率增加，而切断支配心脏的交感神经则心率减慢。这说明交感神经和副交感神经均具有紧张性冲动传出，能持续调节所支配器官的活动。自主神经的紧张性作用源于自主神经中枢的紧张性活动，原因是多方面的，其中有反射性和体液性原因。例如，来自颈动脉窦和主动脉弓的压力和化学感受器的传入冲动，都可影响自主神经的紧张性活动。

3. 自主神经对效应器的作用与效应器本身的功能状态有关。例如，刺激交感神经可使未孕子宫的平滑肌舒张，但却使有孕子宫的平滑肌收缩，这可能与无孕子宫平滑肌与有孕子宫平滑肌的受体表达差异有关。又如，胃幽门如果原来处于收缩状态，刺激迷走神经可使其舒张；如果原来处于舒张状态，刺激迷走神经则使其收缩。

表 2-4　自主神经系统的主要功能

	交感神经	副交感神经
循环系统	心率加快、心肌收缩力加强 腹腔内脏、皮肤等血管收缩 骨骼肌血管收缩（肾上腺素能）或舒张（胆碱能）	心率减慢、心肌收缩力减弱 少数血管舒张，如外生殖器血管
呼吸系统	支气管平滑肌舒张	支气管平滑肌收缩 促进呼吸道黏膜腺体分泌
消化系统	促使胃、肠、胆囊平滑肌舒张，括约肌收缩 促使唾液腺分泌黏稠的唾液	促进胃、肠、胆囊平滑肌收缩，促使括约肌舒张 促进唾液分泌稀薄唾液 促使胃液、胰液、胆汁的分泌增多
泌尿生殖系统	促进膀胱逼尿肌舒张，尿道内括约肌收缩，抑制排尿 引起未孕子宫平滑肌舒张，已孕子宫平滑肌则收缩	促进膀胱逼尿肌收缩，尿道括约肌舒张，促进排尿
眼	促进瞳孔开大肌收缩，瞳孔开大	促使瞳孔括约肌收缩，瞳孔缩小 促使睫状肌收缩 促进泪腺分泌
皮肤	汗腺分泌，竖毛肌收缩	
内分泌腺和新陈代谢	促进肾上腺髓质分泌激素 促进肝糖原分解	促进胰岛素分泌

(三)自主神经系统活动的生理意义

交感神经系统的活动一般比较广泛，常作为一个整体参与反应，其主要意义在于促使机体适应内外环境的急剧变化。在内、外环境急剧变化时，交感神经系统的整体活动增强。如在紧张、恐惧、剧烈运动、窒息、失血或寒冷等情况下，交感神经系统活动增强，同时伴有引起心率加快、心肌收缩力增强、血压升高；皮肤与腹腔内脏血管收缩、体内血液贮存库排出血液以增加循环血量；呼吸加速、支气管扩张、通气量明显增加；肝糖原分解加速、血糖浓度升高，肾上腺素分泌增加，从而动员各器官的潜在力量以适应环境的急剧变化，这种反应称为应急反应(emergency reaction)。

副交感神经系统的活动比较局限，当机体处于安静状态时，副交感神经系统的活动相对较强。副交感神经系统活动的意义主要在于促进消化吸收、积蓄能量以及加强排泄和生殖功能等方面，从而使机体得到休整、恢复。

二、各级中枢对内脏活动的调节

(一)脊髓

脊髓是内脏反射活动的初级中枢。一方面，交感神经和部分副交感神经的低级中枢位于脊髓。同时，一些基本的内脏反射在脊髓水平可以独立完成，如血管张力反射、发汗反射、排尿反射、排便反射及勃起反射等。但上述内脏反射是初级的，不能很好地适应生理功能的需要。如脊髓离断的患者，由平卧位转成直立位时会因心输出量减少而感到头晕，这是因为患者脊髓以上的心血管中枢已不能控制脊髓中交感神经元的活动，外周的血管阻力和心脏活动不能及时发生相应的改变；又如脊髓离断的患者排尿反射和排便反射虽能进行，但患者不能通过意识控制排尿，因而会发生大、小便失禁且排尿不完全的情况。

(二)低位脑干

低位脑干是基本生命中枢的所在部位。在延髓网状结构内存在许多与内脏活动功能有关的中枢，如心血管活动的基本中枢、自主呼吸运动节律的基本中枢、吞咽反射中枢和呕吐中枢等。延髓一旦受到压迫或损伤，会导致心跳和呼吸停止，造成死亡。因此，延髓又被看作“生命中枢”。脑桥中有呼吸运动调整中枢和角膜反射中枢，中脑是瞳孔对光反射的中枢部位。吞咽反射、角膜反射、瞳孔对光反射在临床上可用于判断生命状况。

(三)下丘脑

下丘脑是调节内脏活动的较高级中枢。在内脏活动调节中下丘脑起着重要的作用。下丘脑的主要生理功能如下：

1. 调节摄食行为　在动物实验中可看到，破坏下丘脑外侧区动物将拒食，而电刺激该区域则可引起动物多食，因此，该区域存在摄食中枢。如破坏下丘脑腹内侧核，动物食量将增大，逐渐肥胖，电刺激该区域，动物摄食将减少，因此该区域还存在饱中枢。一般情况下，摄食中枢与饱中枢之间具有交互抑制关系。

2. 调节水平衡　水平衡的调节是通过控制摄水和排水两方面来实现的。在动物实验中可看到，动物下丘脑外侧区摄食中枢的后方被破坏后，动物饮水明显减少，该部位称为饮水中枢。下丘脑前部存在渗透压感受器，可感受血浆渗透压的变化，通过调节抗利尿激素的分泌来调节肾脏对水的排出。

3. 调节体温　间脑水平以上被切除的哺乳动物，其体温能基本保持稳定，而下丘脑以下横断脑干的动物，体温则不能维持稳定。损毁下丘脑的视前区-下丘脑前部(preoptic-anterior hypothalamus，PO/AH)，体温调节功能减弱甚至消失。因此，下丘脑被认为是体温调节的基本中枢，在维持体温的相对稳定中起十分重要的作用。一般认为下丘脑的 PO/AH 是基本体温调节中枢。

4. 调节内分泌功能　下丘脑促垂体区能合成多种调节腺垂体活动的多肽，总称下丘脑调节肽。这些调节性多肽，经垂体门脉系统运送至腺垂体，调节腺垂体激素的分泌。

5. 调节情绪和本能行为　下丘脑可调节情绪活动，并参与情绪的生理反应。下丘脑在基本的本能行为如摄食行为、饮水行为和性行为的控制中起重要作用。

6. 调节生物节律　生物节律(biorhythm)是指生物体内各种生理活动按一定时间顺序发生周期性、节律性的变化。周期小于一天的，如心动周期、呼吸周期等属于高频节律；以日为周期的，如体温波动、促肾上腺皮质激素分泌波动等属于中频节律；以月为周期的，如月经周期现象等属于低频节律。生物节律是生物在长期的进化及适应的过程中形成的，其中日节律是重要的生物节律。据研究，控制日节律的关键部位可能在下丘脑的视上核，视上核通过视网膜-视交叉上核束与视觉感受装置发生联系，外界环境的昼夜光照变化可通过影响视上核的活动，从而使体内日周期节律与外环境的昼夜节律同步起来。

(四)大脑皮层

大脑皮层是调节内脏活动的高级中枢，与内脏活动关系密切的大脑皮层主要在边缘叶，另外，新皮层的一些区域也参与对内脏活动的调节。

第六节　脑的高级功能与脑电图

人的大脑除能产生感觉、支配躯体运动和调节内脏活动外，还有一些更复杂的高级活动，如能形成复杂的条件反射、学习、记忆、语言、思维和意识的形成、睡眠与觉醒等，这些高级活动主要和大脑新皮层有关。大脑活动时也有生物电变化，可用于研究皮层功能活动和临床检查。

一、条件反射

(一)经典条件反射

俄国生理学家巴甫洛夫通过研究狗唾液的分泌与接受刺激之间的关系，从而提出条件反射学说。狗进食引起唾液分泌，这是一个本能的反射。引起反射的刺激是进食，此为非条件刺激。给狗铃声刺激不会引起唾液分泌，因铃声为无关刺激。但是，如果每次喂食前先给予铃声刺激，一段时间后，只有铃声刺激却不喂食时，狗也会分泌唾液。此时的铃声刺激为条件刺激，由条件刺激引起的反射称为条件反射(conditional reflex)。条件反射形成的前提是无关刺激与非条件刺激在时间上的反复结合，这个过程称为强化。理论上，只要是能被动物感知的刺激，经过强化都可建立条件反射。

(二)操作式条件反射

建立操作式条件反射的过程比较复杂，要求动物能完成一定的操作才能建立。例如，先训练猴子用手压杠杆来获取食物，然后用灯光等信号刺激强化猴子建立条件反射，经强化后猴子在这些信号出现时就会去压杠杆以获取食物，这种条件反射称为操作式条件反射。

条件反射与非条件反射有着本质的区别。非条件反射是先天建立、与生俱来的，而条件反射是后天建立、通过学习形成的；非条件反射是比较稳定的，而条件反射是可建立、可消退、还可分化和泛化的；非条件反射的数量是有限的，而条件反射则可以不断建立，是无限的。

条件反射可根据各种不同的环境变化刺激得以建立，可以理解为是人类或动物通过学习对先天能力的扩增。因此，条件反射可使动物的活动具有更强的预见性和更广泛的适应性。

条件反射都是由刺激信号建立的，对信号起反应的大脑皮质功能系统称为信号系统。信号通常分为两类，即第一信号和第二信号。第一信号指光、声、嗅、味、触等客观现实的具体信号，这些信号本身的某些理化性质可作为刺激被人类或动物感受，并可用来建立条件反射。相对于第一信号，人们将语言、文字等客观事物的抽象信号称为第二信号。人类和动物都有对第一信号起反应的大脑皮质功能系统，即第一信号系统(first signal system)是人和动物共有的;而第二信号系统(second signal system)为人类所独有,这是人类大脑皮质功能与动物的主要区别。以第二信号建立的条件反射可以进一步提高人类的适应能力。

二、语言中枢和优势半球

(一)语言中枢

语言通常分听、说、读、写四种技能,这些技能在大脑皮层有着不同的代表区。临床上,大脑皮层不同区域的损伤,可引起不同语言活动功能障碍。如中央前回底部前方的 Broca 三角区(图 2-20 中 S 区)受损,患者可以看懂文字,能听懂别人的谈话,发声功能并不丧失但不会说话,此称运动性失语症,Broca 三角区则是运动语言中枢所在;如额中回后部接近中央前回手部代表区(图 2-20 中 W 区)损伤,患者可以听懂别人说话,看懂文字,也会说话,手的功能也正常,但却不会写字,此称为失写症,大脑皮质相关区域称为书写语言中枢;若颞上回后部(图 2-20 中 H 区)损伤,患者能讲话及书写,能看懂文字,听力正常但听不懂别人说话的含义,此称感觉性失语症,该语言中枢称为感觉语言中枢;若角回(图 2-20 中 V 区)受损,患者视觉和其他语言功能(包括书写、说话和听懂别人谈话等)正常,但看不懂文字的含义,此症状称失读症;另外还有一些大脑皮层局部区域损伤导致其他语言功能障碍的临床报道。可见,语言活动的功能完整与大脑皮层多个区域的活动有关,各区域之间功能密切相关,严重失语症可同时出现上述四种语言活动功能的障碍。

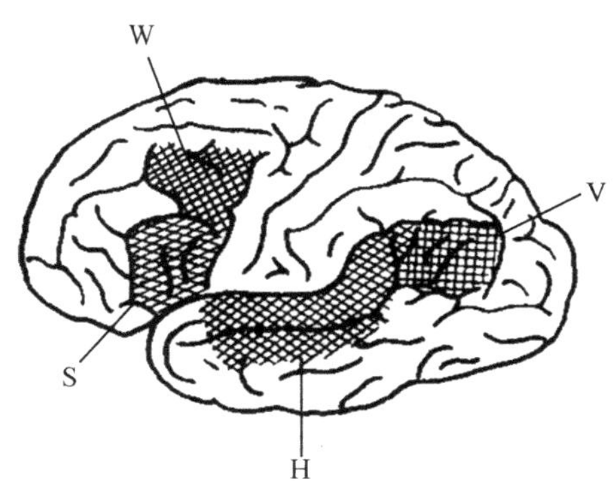

图 2-20　人类大脑皮层语言功能的区域

(二)优势半球

主要使用右手的成年人,当大脑左半球受损时,会产生上述各种语言功能障碍,但当右侧大脑皮层的损伤时,较少出现上述各种语言功能障碍。这说明和语言有关的中枢主要集中在左侧大脑皮层,称为大脑皮层语言功能的左优势半球。此现象有一定遗传因素,但主要是在后天生活实践中逐步形成的,与多数成年人习惯使用右手有密切关系。大脑半球语言功能一侧优势一般在 10～12 岁时就逐步建立。在成人之前,左侧大脑半球受损害后,还可能在右侧皮层建立语言活动中枢。但成年之后,左侧语言优势已经形成,如左侧大脑半球损伤,很难再在右侧大脑皮层建立语言活动中枢。部分习惯使用左手及左右手混用的人,它们的语言优势半球可位于右半球。也有人双侧大脑皮层都存在语言中枢。

大脑皮层语言中枢一侧优势的现象,说明人类两侧大脑半球的功能是不对等的。一般情况下，左侧半球在语言功能上占优势，右侧半球在非语词性的认识功能上占优势，如对空间的辨认、深度知觉、触觉认识、音乐欣赏等。不过这种一侧优势也是相对的，左侧半球也有一定的非语词性认识功能，右侧半球也有一定简单的语词功能。

三、觉醒与睡眠

觉醒和睡眠是机体对立而又统一的两种不同功能状态。在觉醒状态下，人体能进行学习、工作、劳动和其他活动；通过睡眠，可以使人体的精力和体力得到恢复。因此，稳定的睡眠-觉醒节律是维持机体内环境稳态，保证机体正常生理功能的基础。

（一）觉醒状态

觉醒状态下的行为与脑电变化在某些特殊情况下可能不一致，因此，觉醒状态可分为脑电觉醒和行为觉醒。在行为觉醒状态时，人或动物出现觉醒时的各种行为表现；脑电觉醒状态表现为人或动物的脑电图出现去同步化快波。研究表明，这两种觉醒状态产生的机制可能不同。行为觉醒状态的维持可能与中脑黑质多巴胺递质系统的功能有关。而脑电觉醒的维持与蓝斑上部的去甲肾上腺素递质系统及脑干网状结构上行激动系统（乙酰胆碱递质系统）的作用有关。

（二）睡眠状态

睡眠是一种重要的生命现象。根据睡眠过程中眼动电图、肌电图及脑电图的变化，睡眠可分为快速眼球运动睡眠（rapid eye movement sleep，REM）和非快速眼球运动睡眠（non-rapid eye movement sleep，NREM）。前者的脑电图呈现高波幅的慢波，因此又称慢波睡眠（slow wave sleep，SWS），后者的脑电波表现为低波幅的快波，因此，又称快波睡眠（fast wave sleep，FWS）或异相睡眠。

在慢波睡眠期间，脑电图呈现同步化的慢波，主要生理表现为：嗅、视、听、触等感觉功能、骨骼肌反射功能、循环和呼吸、交感神经系统等活动随着睡眠的加深而降低。此时，腺垂体生长素分泌明显增多。因此，一般认为慢波睡眠有利于体力的恢复和促进生长。

在快波睡眠期间，脑电图呈现去同步化的快波，主要生理表现为：各种感觉功能进一步减退，以至唤醒阈提高；骨骼肌反射活动和肌紧张活动进一步减弱，肌肉几乎完全松弛。此外，快波睡眠期间还会有间断、阵发性地表现，如眼球出现快速运动、部分肢体抽动、血压升高、心率加快和呼吸加深而不规则等，这可能与某些疾病易于在夜间发作有关，如心绞痛、哮喘、阻塞性肺气肿缺氧的发作等。从动物脑灌流实验观察到，快波睡眠期间脑内蛋白质合成加快，脑的耗氧量和血流量增多。因此，快波睡眠与幼儿神经系统的成熟及新突触联系的建立有密切关系，能促进学习、记忆和精力恢复。在快波睡眠时，将受试者唤醒，74％～95％的人报告说正在做梦，而在慢波睡眠期间此比例不足10％，所以，做梦也是快波睡眠的一个特征。

在完整的睡眠过程中，以上两种睡眠时相交替出现。入睡后，先进入慢波睡眠，持续80～120min后，转入快波睡眠，持续20～30min后，又转入慢波睡眠。整个睡眠过程中有4～5次交替。两种时相的睡眠状态均可直接转为觉醒状态。

对于恢复体力和精力而言，高质量的睡眠至少有两个要素：一是合理的时间，一般情况下，成人每天睡眠需7～9h，老人略少，儿童需要更多的睡眠时间，为10～12h，新生儿需要

18～20h；二是睡眠状态的质量，特别是睡眠过程的完整。

四、脑电图

将电极置于头皮一定部位可记录到一些有规律的电位变化，用脑电图仪记录的这些电位变化图形称为脑电图（electroencephalogram，EEG）。脑电图是由大脑皮层神经细胞的生物电活动产生的。如将电极直接置于大脑皮层的表面，记录到的图形则称为皮层电图。

无特殊外界刺激的情况下，大脑皮层自发产生的节律性的电位变化，称为自发脑电活动。此时记录的脑电图称为自发脑电图。当外加某种刺激，在皮层某一局限区域引导出的，与刺激在时间上相关的电位变化称为皮层诱发电位，常见的有体感诱发电位、听觉诱发电位、视觉诱发电位等。

人类的自发脑电图波形不规则，根据频率与振幅的不同，可将正常脑电图分为α、β、θ、δ四种基本波形（图2-21）。

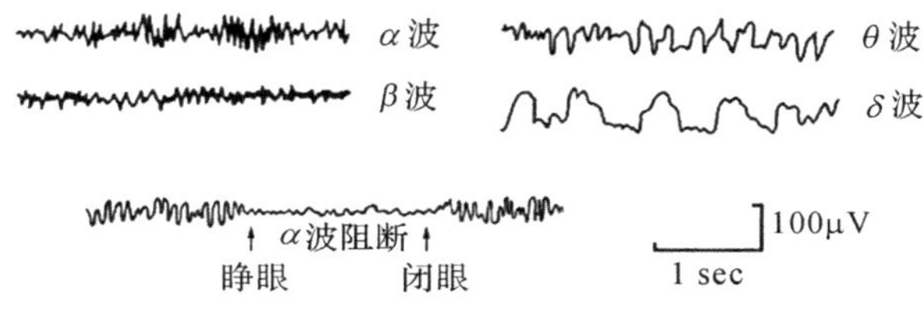

图2-21　正常人脑电图的几种基本波形

1. α波　频率为每秒8～13次，波幅为20～100μV。成人处在安静、清醒且闭眼的情况下，脑电图主要出现α波。当睁开眼睛或受到其他刺激时，α波立即消失，被频率较快、波幅较低的β波代替，这一现象称为α波阻断。当再次安静闭眼时，α波又重新出现。

2. β波　频率最快，为每秒14～30次，波幅最小，为5～20μV。当受试者睁眼视物或受到其他刺激时，出现β波。一般认为β波是大脑皮层处于紧张活动状态的标志。

3. θ波　频率为每秒4～7次，波幅为100～150μV，成人一般在困倦时出现此波。

4. δ波　频率最慢，为每秒0.5～3次，波幅最大，为20～200μV。成人只有在极度疲劳、睡眠和大脑器质性病变等情况下才可记录到此波。但婴儿常可见到此波。

低频率、高振幅的脑电波称为同步化脑电波，一般认为此波的出现表示大脑皮层处于抑制状态；当脑电波转化为低振幅、高频率时，称为去同步化，表示大脑皮层兴奋性增强。

癫痫、脑炎、脑肿瘤等疾病时，脑电波会出现明显异常，因此脑电图检查对脑部疾病有一定的诊断价值。

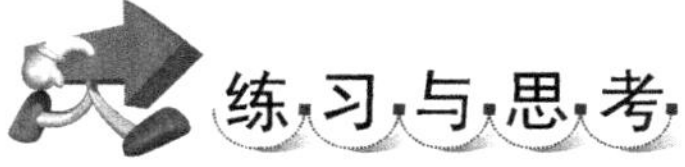

（一）选择题

A1型题

1. 神经系统实现其调节功能的基本方式是　（　　）

　A. 兴奋与抑制　　B. 正反馈与负反馈

　C. 躯体反射与内脏反射　　D. 条件反射与非条件反射

E. 突触后抑制与突触前抑制

2. 神经细胞兴奋时，首先产生扩布性动作电位的部位是 ( )

A. 胞体 B. 树突 C. 轴突始段 D. 轴突 E. 神经末梢

3. 神经纤维传导兴奋的特征不包括 ( )

A. 双向性 B. 相对不疲劳性 C. 绝缘性

D. 对内环境变化敏感 E. 生理完整性

4. 脊髓灰质炎患者出现肢体肌肉萎缩的主要原因是 ( )

A. 失去了神经冲动的影响 B. 因肌肉瘫痪使供血减少所致

C. 肌肉受到病毒的侵害 D. 失去了运动神经的营养作用

E. 肌肉失去了运动功能所致

5. 关于突触传递的叙述，正确的是 ( )

A. 双向传递 B. 不易疲劳 C. 突触延搁

D. 不能总和 E. 不易受内环境变化的影响

6. 动作电位到达突触前膜后引起递质释放相关的离子移动为 ( )

A. Ca^{2+}外流 B. Na^{+}外流 C. K^{+}内流 D. Ca^{2+}内流 E. Cl^{-}内流

7. 兴奋性突触后电位的产生，是由于突触后膜提高了对下列哪组离子的通透性 ( )

A. Na^{+}，K^{+}，Cl^{-}，尤其是对K^{+} B. Ca^{2+}，K^{+}，Cl^{-}，尤其是对Ca^{2+}

C. Na^{+}，K^{+}，尤其是对Na^{+} D. K^{+}，Cl^{-}，尤其是对Cl^{-}

E. K^{+}，Ca^{+}，Na^{+}，尤其是对Ca^{2+}

8. 抑制性突触后电位的产生，是由于突触后膜提高了对下列哪组离子的通透性 ( )

A. Na^{+}，K^{+}，Cl^{-}，尤其是对K^{+} B. Ca^{2+}，K^{+}，Cl^{-}，尤其是对Ca^{2+}

C. Na^{+}，K^{+}，尤其是对Na^{+} D. K^{+}，Cl^{-}，尤其是对Cl^{-}

E. K^{+}，Ca^{+}，Na^{+}，尤其是对Ca^{2+}

9. 在突触传递过程中，兴奋性递质作用于突触后膜所引起的突触后膜的电位变化是 ( )

A. 极化 B. 去极化 C. 超极化 D. 反极化 E. 正后电位

10. 突触传递容易发生疲劳的主要原因是 ( )

A. 突触前神经纤维传导兴奋的功能衰竭 B. 神经末梢膜外Ca^{2+}内流逐渐减少

C. 突触前神经元的递质储存量有限 D. 突触后膜的受体逐渐适应

E. 突触后神经元的功能衰竭

11. 躯体感觉向大脑皮质投射的中继站位于 ( )

A. 延髓 B. 脑桥 C. 中脑 D. 丘脑 E. 下丘脑

12. 丘脑特异性投射系统 ( )

A. 起自髓板内核群 B. 投射至大脑皮层的广大区域

C. 与大脑皮层各层细胞形成联系 D. 引起特定感觉或激发大脑皮层发出传出冲动

E. 改变大脑皮层细胞的兴奋状态

13. 巴比妥类药物催眠的机制是抑制了 ( )

A. 特异性感觉投射系统 B. 脑干网状结构上行激动系统

C. 锥体系　　D. 锥体外系　　E. 边缘系统

14. 关于丘脑非特异性感觉投射系统的描述正确的是　（　）
A. 由丘脑的髓板内核群弥散地向大脑皮层投射
B. 引起特定的感觉
C. 能激发大脑皮层发出传出神经冲动
D. 受破坏时，动物出现角弓反张
E. 受到刺激时，动物将进入昏睡状态

15. 关于丘脑特异性感觉投射系统的描述错误的是　（　）
A. 有专门的传导通路　　B. 投射到大脑皮层的特定感觉区
C. 有点对点的投射关系　　D. 引起特定感觉
E. 切断某种特异感觉的外周传导通路后的动物将出现昏睡

16. 特异感觉投射系统与非特异感觉投射系统的关系是　（　）
A. 各自有专门的外周信息传入通路
B. 特异感觉投射系统的活动与非特异感觉投射系统的活动无关
C. 特异感觉投射系统的信息来自非特异感觉投射系统
D. 非特异感觉投射系统改变大脑皮层的兴奋状态后，影响特异感觉投射系统的功能
E. 以上都是

17. 运动单位是指　（　）
A. 一个运动神经元　　B. 一组具有相同功能的运动神经元群
C. 一组可产生某一动作的肌肉群　　D. 一束肌纤维
E. 由一个运动神经元及所支配的全部肌纤维所组成的功能单位

18. 叩击肌腱引起相连的同一块肌肉收缩，属于　（　）
A. 肌紧张　　B. 腱反射　　C. 屈肌反射　　D. 对侧伸肌反射　　E. 多突触反射

19. 维持躯体姿势的最基本的反射是　（　）
A. 屈肌反射　　B. 对侧伸肌反射　　C. 腱反射　　D. 肌紧张反射　　E. 翻正反射

20. 缓慢、持续牵拉肌腱时引起的牵张反射属于　（　）
A. 状态反射　　B. 交叉伸肌反射　　C. 颈紧张反射
D. 肌紧张反射　　E. 迷路紧张反射

21. 在中脑上、下丘之间切断脑干后，动物出现去大脑僵直的主要原因是　（　）
A. 脑干网状结构抑制区的作用过强　　B. 脑干网状结构易化区的作用过强
C. 大脑皮层运动区对肌紧张的调节作用过强　D. 纹状体对肌紧张的调节作用过强
E. 小脑前叶蚓部对肌紧张的调节作用过强

22. 脊休克的产生主要是由于离断的脊髓突然失去了　（　）
A. 大脑皮层对脊髓的抑制作用　　B. 基底神经节对脊髓的易化作用
C. 小脑对脊髓的抑制作用　　D. 脑干网状结构对脊髓的易化作用
E. 高位中枢对脊髓中反射中枢的调节作用

23. 关于脊髓休克的下列论述错误的是　（　）
A. 脊髓突然被横断后，断面以下的脊髓反射活动即暂时丧失

B. 断面以下的脊髓反射、感觉和随意运动可逐渐恢复
C. 动物进化程度越高，其恢复速度越慢
D. 脊髓休克的产生，是由于突然失去了高位中枢的调节作用
E. 反射恢复后，第二次横断脊髓，不再导致休克

24. 震颤麻痹的主要症状有 （　　）
A. 感觉迟钝　B. 肌张力降低　C. 意向性震颤
D. 运动共济失调　E. 静止性震颤

25. 震颤麻痹的发生机理是 （　　）
A. 小脑受损　B. 黑质病变　C. 多巴胺合成过多
D. 纹状体受损　E. 皮层运动区受损

26. 震颤麻痹的病变部位位于 （　　）
A. 小脑　B. 新纹状体　C. 黑质　D. 大脑皮层　E. 下丘脑

27. 治疗震颤麻痹的首选药物是 （　　）
A. 左旋多巴　B. 毒扁豆碱　C. 利血平　D. 乙酰胆碱　E. 肾上腺素

28. 舞蹈病的病变部位位于 （　　）
A. 小脑　B. 新纹状体　C. 黑质　D. 红核　E. 下丘脑

29. 以下哪项不是小脑受损后的症状 （　　）
A. 静止性震颤　B. 意向性震颤　C. 动作协调障碍
D. 肌张力减退　E. 不能完成精巧动作

30. 以下哪项不是小脑的功能 （　　）
A. 控制身体的平衡　B. 调节肌紧张　C. 参与运动程序的编制
D. 发动随意运动　E. 协调随意运动

31. 植物神经不分布于 （　　）
A. 骨骼肌　B. 心肌　C. 平滑肌
D. 腺体　E. 以上答案都不对

32. 交感、副交感节前纤维释放的递质作用的受体是 （　　）
A. α　B. β_1　C. β_2　D. M　E. N_1

33. 以下属于胆碱能受体的是 （　　）
A. M、N 和 α　B. M、N 和 β　C. M、N_1 和 N_2　D. M、α 和 β　E. M、β_1 和 β_2

34. 胆碱能 M 型受体存在于 （　　）
A. 胆碱能植物神经节后纤维支配的效应器细胞膜上
B. 神经-肌肉接头后膜上
C. 植物神经节神经元上
D. 受交感节后纤维支配的虹膜辐射状肌上
E. 受交感节前纤维支配的肾上腺髓质嗜铬细胞上

35. 可被阿托品阻断的受体是 （　　）
A. α 受体　B. β 受体　C. N 型受体
D. M 型受体　E. N 型和 M 型受体

36. 交感神经节后纤维的递质是 (　　)
A. 去甲肾上腺素　B. 多巴胺　C. 5-羟色胺
D. 乙酰胆碱　E. 去甲肾上腺素或乙酰胆碱

37. 治疗有哮喘病史的心率过速患者应阻断的受体为 (　　)
A. α_1　B. α_2　C. β_1　D. β_2　E. β_3

38. 可被阿托品阻断的受体是 (　　)
A. α 受体　B. β 受体　C. N 型受体
D. M 型受体　E. N 型和 M 型受体

39. 关于儿茶酚胺与 α 受体结合后产生的效应，下列错误的是 (　　)
A. 扩瞳肌收缩　B. 竖毛肌收缩　C. 血管收缩
D. 小肠平滑肌收缩　E. 有孕子宫收缩

40. 下列属于副交感神经作用的是 (　　)
A. 瞳孔扩大　B. 糖原分解增加　C. 逼尿肌收缩
D. 骨骼肌血管舒张　E. 消化道括约肌收缩

41. 属于副交感神经对代谢影响的是 (　　)
A. 促进甲状旁腺素分泌　B. 促进胰高血糖素分泌　C. 促进糖原分解
D. 促进胰岛素分泌　E. 促进甲状腺激素的释放

42. 下列不属于交感神经兴奋作用的是 (　　)
A. 心跳加快，瞳孔开大　B. 腹腔内脏血管收缩　C. 支气管平滑肌舒张
D. 胃肠平滑肌收缩　E. 肾上腺髓质分泌肾上腺素

43. 人的基本生命中枢位于 (　　)
A. 延髓　B. 脑桥　C. 下丘脑　D. 丘脑　E. 大脑皮层

44. 角膜反射的中枢位于 (　　)
A. 延髓　B. 脑桥　C. 中脑　D. 背侧丘脑　E. 下丘脑

45. 下丘脑在内脏调节中的作用不包括 (　　)
A. 摄食　B. 水平衡　C. 生物节律　D. 内分泌　E. 排便反射

46. 内脏痛的主要特点是 (　　)
A. 刺痛　B. 慢痛　C. 定位不精确　D. 必有牵涉痛　E. 对牵拉不敏感

47. 牵涉痛是指 (　　)
A. 内脏疾病引起相邻脏器的疼痛
B. 手术牵拉脏器引起的疼痛
C. 神经疼痛向体表投射
D. 按压体表引起部分内脏疼痛
E. 内脏疾病引起体表某一部位的疼痛或痛觉过敏

48. 副交感神经兴奋引起的效应属于 (　　)
A. M 样作用　B. N 样作用　C. α 受体激动效应
D. β_1 受体激动效应　E. β_2 受体激动效应

49. 谈论梅子时引起唾液分泌是 （ ）

A. 交感神经兴奋所致　B. 副交感神经兴奋所致　C. 第一信号系统的活动
D. 第二信号系统的活动　E. 非条件反射

50. 异相睡眠的生物学意义是 （ ）

A. 促进生长和体力恢复　B. 促进细胞增殖和成熟
C. 促进记忆和幼儿神经系统成熟　D. 促进食欲和消化
E. 促进脑电图的同步化

51. 在突触传递过程中，引起递质释放的关键因素是 （ ）

A. 兴奋传到神经末梢　B. 突触前膜发生去极化
C. Ca^{2+}进入突触前末梢　D. 前膜内轴浆黏度的高低
E. 前膜内侧负电位的大小

52. 下列哪项反射活动中存在着正反馈 （ ）

A. 腱反射　B. 排尿反射　C. 减压反射
D. 肺牵张反射　E. 对侧伸肌反射

53. 支配汗腺的交感神经末梢释放的递质是 （ ）

A. 肾上腺素　B. 去甲肾上腺素　C. 乙酰胆碱
D. 多巴胺　E. 5-羟色胺

54. 人类小脑受损后可出现一些症状，但不会出现的是 （ ）

A. 运动共济失调　B. 肌张力减弱　C. 平衡失调
D. 位置性眼震颤　E. 静止性震颤

55. 成人安静、闭眼、清醒时的主要脑电波是 （ ）

A. α波　B. β波　C. δ波　D. θ波　E. λ波

56. 下列刺激中哪项不易引起内脏痛 （ ）

A. 切割　B. 牵拉　C. 缺血　D. 痉挛　E. 炎症

57. 以下哪一项不是异相睡眠的特征 （ ）

A. 唤醒阈提高　B. 生长激素分泌明显增强
C. 脑电波呈去同步化快波　D. 眼球出现快速运动
E. 促进精力的恢复

58. 受交感神经和副交感神经双重支配的是 （ ）

A. 睫状肌　B. 竖毛肌　C. 肾上腺髓质　D. 多数汗腺　E. 皮肤和肌肉血管

59. 胆碱能 M 受体活化产生的效应是 （ ）

A. 心脏活动兴奋　B. 支气管平滑肌收缩　C. 胃肠平滑肌舒张
D. 膀胱逼尿肌舒张　E. 骨骼肌血管收缩

60. 下列哪项不属于胆碱能神经纤维 （ ）

A. 所有自主神经节前纤维　B. 大多数副交感节后纤维
C. 大多数交感神经节后纤维　D. 支配小汗腺的交感节后纤维
E. 骨骼肌的运动神经纤维

61. 人类基底神经节调节功能障碍，主要表现形式不包括　（　　）
A. 随意运动完全丧失　B. 肌肉强直　C. 肌张力障碍
D. 静止性震颤　E. 不自主的舞蹈样运动

62. 神经元之间除了经典突触联系外还存在电突触，其结构基础是　（　　）
A. 缝隙连接　B. 曲张体　C. 混合性突触　D. 交互性突触　E. 串联性突触

63. 下列哪项不属于小脑的功能　（　　）
A. 调节内脏活动　B. 维持身体平衡　C. 维持姿势
D. 协调随意运动　E. 调节肌紧张

64. 反射时的长短主要取决于　（　　）
A. 刺激的性质　B. 刺激的强度　C. 感受器的敏感度
D. 神经的传导速度　E. 反射中枢突触的多少

65. 有关腱反射的叙述，错误的是　（　　）
A. 单突触反射　B. 感受器为肌梭　C. 快肌纤维同步收缩
D. 快速牵拉肌腱时引起　E. 维持姿势的基本反射

66. 脊髓前角 α 运动神经元传出冲动增加使　（　　）
A. 梭内肌收缩　B. 梭外肌收缩　C. 腱器官传入冲动减少
D. 肌梭传入冲动增加　E. 梭内肌与梭外肌都收缩

67. 下列哪项不是肾上腺素能 α 受体活化产生的效应　（　　）
A. 小肠平滑肌舒张　B. 血管平滑肌收缩　C. 有孕子宫平滑肌收缩
D. 虹膜辐射状肌收缩　E. 支气管平滑肌舒张

68. 在中脑上、下丘之间切断脑干的动物将出现　（　　）
A. 两侧肢体麻痹　B. 伸肌紧张亢进状态　C. 屈肌紧张减弱
D. 腱反射加强　E. 脊休克

69. 脊髓是内脏反射活动的初级中枢，但不参与完成的反射是　（　　）
A. 发汗反射　B. 肺扩张反射　C. 排尿反射　D. 排便反射　E. 勃起反射

70. 丘脑的特异投射系统的主要作用是　（　　）
A. 协调肌紧张　B. 维持觉醒　C. 调节内脏功能
D. 引起特定感觉　E. 引起牵涉痛

71. 感觉的非特异性投射系统　（　　）
A. 经三级神经元接替后弥散地投向大脑皮层
B. 引起各种模糊的皮肤、内脏及视、听感觉
C. 受到破坏时，动物进入持久的昏睡状态
D. 受到刺激时，动物脑电图呈同步化慢波
E. 不易受药物作用的影响而改变其功能状态

72. 交感神经兴奋可引起　（　　）
A. 瞳孔缩小　B. 逼尿肌收缩　C. 肠蠕动增强
D. 心率加快　E. 支气管平滑肌收缩

73. 若中央前回底部前方的 Broca 三角区受损，可导致 (　　)
A. 运动性失语症　B. 失写症　C. 感觉性失语症
D. 失读症　E. 以上都不是

74. 能初步完成循环、呼吸等基本生命现象反射调节的部位是 (　　)
A. 脊髓　B. 延髓　C. 脑桥　D. 中脑　E. 丘脑

75. 关于非条件反射的叙述错误的是 (　　)
A. 生来就有　B. 数量有限　C. 比较固定
D. 它的建立必须有大脑皮层的参与　E. 对于个体生存和种系生存具有重要意义

76. 关于反射弧的叙述错误的是 (　　)
A. 反射活动的结构基础　B. 包括五个组成部分　C. 反射中枢均在大脑皮层
D. 反射弧任何一个环节中断，反射将不能进行
E. 在整体情况下发生反射活动时，中枢进行整合活动

77. 小脑绒球小结叶的主要功能是 (　　)
A. 调节肌紧张　B. 调节眼球运动　C. 运动协调
D. 保持身体平衡　E. 信息贮备

A2 型题

78. 某人在意外事故中脊髓受到损伤，丧失横断面以下的一切躯体与内脏反射活动。但数周后屈肌反射、腱反射等比较简单的反射开始逐渐恢复，这表明该患者在受伤当时出现了 (　　)
A. 脑震荡　B. 脑水肿　C. 脊休克　D. 脊髓水肿　E. 疼痛性休克

79. 某患者因与人争吵后服用敌敌畏，引起有机磷中毒，被给予大量阿托品治疗，阿托品对有机磷中毒的下列哪种症状无效 (　　)
A. 大汗　B. 肠痉挛　C. 心率减慢　D. 肌束颤动　E. 瞳孔缩小

80. 某患者脊髓腰段横断外伤后出现尿失禁，其机制是 (　　)
A. 脊髓初段排尿中枢损伤　B. 初级排尿中枢与大脑皮层失去联系
C. 排尿反射传入神经受损　D. 排尿反射传出神经受损
E. 膀胱平滑肌功能障碍

A3/A4 型题

(81—82 题共用题干)

某老年患者，全身肌紧张增高、随意运动减少、动作缓慢、面部表情呆板，临床诊断为震颤麻痹。

81. 该患者病变部位位于 (　　)
A. 黑质　B. 红核　C. 小脑　D. 纹状体　E. 苍白球

82. 治疗该病的首选药物是 (　　)
A. 左旋多巴　B. 毒扁豆碱　C. 利血平　D. 乙酰胆碱　E. 肾上腺素

(二)填空题

83. 神经系统通常可分为________和________两大部分。

84. 神经纤维传导兴奋的特征是________、________、________和________。

85. 神经纤维对其支配的组织有________和________两方面作用。

86. 经典的化学性突触由________、________和________三部分组成。

87. 中枢抑制可分为________和________两种类型。

88. 突触后抑制是由________神经元引起的一种抑制，其突触后电位为________。

89. 乙酰胆碱失活的主要途径是被________水解。

90. 胆碱能受体有________和________两型，阿托品是________型受体的阻断剂。

91. 肾上腺能受体有________和________两型。

92. 当环境急剧变化时________神经系统的活动明显加强，同时________分泌也增加。

93. 吞咽反射中枢位于________；角膜反射中枢位于________；瞳孔对光反射中枢位于________。________有“生命中枢”之称。

94. 丘脑核群大致可分为三大类：________、________和________。

95. 丘脑的上行感觉投射系统可分为________和________。

96. 巴比妥类药物的催眠作用，主要是由于其阻断________系统兴奋传递所致。

97. 牵张反射有________和________两种类型。

98. 肌梭与肌纤维________排列；腱器官在肌腱中与肌纤维________排列。

99. 叩击某一肌腱可引起________反射，它是一种单突触反射，其感受器是________。

100. 支配梭外肌的神经纤维是________，支配梭内肌的神经纤维是________。

101. 一个脊髓 α-神经元或脑干神经元及其所支配的全部肌纤维所组成的功能单位，称为________。

102. 小脑半球受损后可发生________震颤；基底神经节受损后可发生________震颤。

103. 根据小脑的传入、传出纤维联系，可将小脑分为________、________和________。

104. 软瘫是指随意运动丧失并伴有________的表现；而硬瘫是指________并伴有________的表现。

105. 形成条件反射的基本条件是________与________在时间上的结合，这一过程称为________。

106. 慢波睡眠有利于________恢复；异相睡眠对促进________恢复是有利的。

107. 做梦是________期间的特征之一，并且常有某些疾病的发作。

(三)名词解释

108. 突触

109. EPSP

110. IPSP

111. 神经递质

112. 胆碱能纤维

113. 肾上腺素能受体

114. 运动单位

115. 骨骼肌牵张反射

116. 牵涉痛

117. 非特异性感觉投射系统

118. 脊休克
119. 去大脑僵直
120. 第一信号系统
121. 第二信号系统
122. 异相睡眠

(四)简答题

123. 简述突触传递的过程。
124. 骨骼肌牵张反射有哪两种类型？各有何生理或临床意义？
125. 乙酰胆碱受体可分为哪几种类型？各有何主要生理作用？
126. 肾上腺素受体可分为哪几种类型？各有何主要生理作用？
127. 简述植物神经的生理意义。
128. 简述下丘脑的主要功能。
129. 什么是特异性和非特异性感觉投射系统？它们在结构和功能上各有何特点？
130. 内脏痛有何特征？
131. 简述脊休克的主要表现和特点。
132. 什么是去大脑僵直？简述其产生机制。
133. 简述睡眠的时相及睡眠时身体生理功能的变化。

(五)病例分析

134. 男性患者，33 岁，4h 前自感头晕、头痛、恶心、呕吐，后出现烦躁不安、腹痛、流涎、多汗、呼吸困难、抽搐，急诊入院。家属介绍当天曾在塑料大棚内喷洒有机磷农药。

体格检查：T36.7℃，P58 次/min，R20 次/min，BP160/90mmHg。双侧瞳孔呈针尖样，对光反射减弱。

诊断：急性有机磷农药中毒。

请思考：患者为何出现腹痛、流涎、多汗、呼吸困难、抽搐等症状？

（龙香娥　贺耀德）

第三章　神经系统病理

第一节　流行性脑脊髓膜炎

学习目标

1. 掌握流行性脑脊髓膜炎的概念及病理变化。
2. 熟悉流行性脑脊髓膜炎的病因及身体状况。

DAORU QINGJING

导入情景

情景描述：

男性患儿，4岁，反复发热伴呕吐4天。8天前无明显原因发热达39℃，伴轻咳，曾呕吐数次，呈喷射性，曾验血WBC $23\times10^9/L$，中性粒细胞81%，收住入院。急性病容，精神萎靡，张力稍高，眼神欠灵活，胸壁皮肤少量出血点，颈项有抵抗，克氏征(＋)，巴氏征(－)。

若你是当班护士，请问：

1. 患者可能发生了什么情况？
2. 如何护理？

流行性脑脊髓膜炎(epidemic cerebrospinal meningitis)，简称流脑。是由脑膜炎双球菌引起脑脊髓膜的急性化脓性炎症。本病好发于儿童及青少年。发病后患者有发热、头痛、呕吐、皮肤出血点(瘀点)、脑膜刺激症状等，本病常在冬春季节发病。

【病因】

引起流行性脑脊髓膜炎的病因主要是脑膜炎双球菌，此细菌常存在于患者和带菌者的鼻咽部，借飞沫经呼吸道传染。病菌进入呼吸道大多数只引起局限性的上呼吸道炎症，只有少数2%～3%抵抗力低下的患者，病菌才由鼻咽部黏膜入血引起败血症，并经血液循环到达脑脊髓膜引起脑脊髓膜化脓性炎。

【病理变化】

病菌进入呼吸道引起上呼吸道炎症性病变，称上呼吸道感染期，出现咽喉部红肿、疼痛、轻度咳嗽。1～2 天后少数患者出现败血症，称败血症期，患者可有高热、头痛、呕吐，皮肤、黏膜出血点(瘀点)等症状。极少数抵抗力低下的患者，病菌经血液循环到达脑脊髓膜引起化脓性炎，称脑膜炎期。

脑膜炎期病变主要累及脑脊髓膜，以大脑额叶、顶叶最明显。其表现为脑脊髓膜显著充血，蛛网膜下腔见脓性渗出物积聚，脑沟、脑回因脓性渗出物覆盖而模糊不清(图 3-1)。由于炎性渗出物的阻塞，可导致脑脊液循环发生障碍，引起不同程度的脑室扩张。镜下蛛网膜下腔增宽，其中大量中性粒细胞及纤维蛋白渗出和少量单核细胞、淋巴细胞浸润。脑实质很少受累。

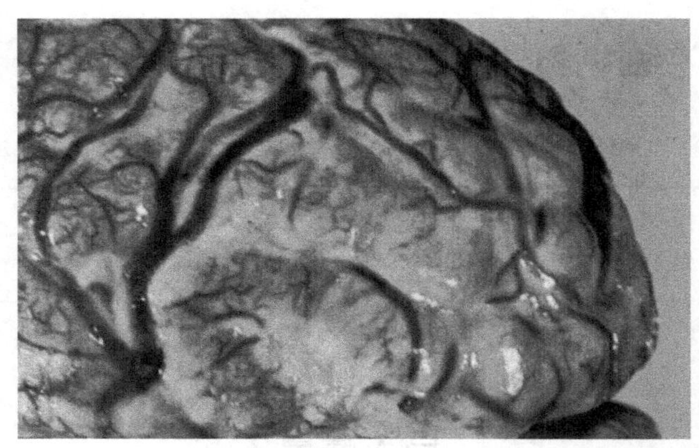

图 3-1 化脓性脑膜炎

【身体状况】

患者除有一般的感染症状如发热、头痛、呕吐、全身不适和血液白细胞增多外，常有下列神经系统的症状：

1. 颅内压增高 由于脑膜血管充血、蛛网膜下腔渗出物堆积、脓性渗出物阻塞蛛网膜颗粒均可引起颅内高压，表现为头痛、喷射状呕吐、小儿前囟饱满。

2. 脑膜刺激征 炎症累及脊髓神经根周围的蛛网膜、软脑膜及软脊膜时，致使神经根在通过椎间孔处受压，脊神经受压而引起疼痛，机体因保护性痉挛而出现颈项强直，屈髋伸膝征(Kerning 征)阳性，严重时出现角弓反张。

3. 脑脊液改变 脑脊液压力升高，浑浊不清，含有大量中性粒细胞，生化检查蛋白增多，糖和氯化物减少，经涂片和培养检查可找到病原体。

极少数病例(主要是儿童)起病急骤，病情危重，称暴发性流脑。主要表现为败血症性休克，脑膜的炎症病变较轻。短时期内出现皮肤、黏膜广泛性出血点和瘀斑以及周围循环衰竭等严重的身体状况，称沃-弗综合征(Waterhouse-Friderichsen syndrome)，是因严重感染致双侧肾上腺广泛出血，急性肾上腺功能衰竭的临床综合征。由于脑膜炎双球菌引起严重的败血症，大量内毒素释放到血液中引起中毒性休克及弥散性血管内凝血，两者相互影响，使病情不断恶化进展，后果严重，常常危及生命。

流行性脑脊髓膜炎患者通过有效的治疗，大多数患者可痊愈。如治疗不当，病变可转为慢性，并可发生脑积水、脑膜粘连、颅神经受损麻痹（如耳聋、视力障碍、斜视和面神经瘫痪等）等后遗症。

第二节　流行性乙型脑炎

学习目标

1. 掌握流行性乙型脑炎的概念及病理变化。
2. 熟悉流行性乙型脑炎的病因及身体状况。

流行性乙型脑炎（epidemic encephalitis type B），简称乙脑。由乙型脑炎病毒引起的以脑实质变性坏死为主要病变的急性传染病，多在夏秋季流行，好发于10岁以下儿童。本病起病急、病情重，死亡率高。临床主要表现为高热、抽搐、嗜睡、昏迷等症状。

【病因】

乙型脑炎病毒为嗜神经性RNA病毒，传染源为乙脑患者和中间宿主如家畜、家禽等，传播媒介为蚊（我国主要为三节吻库蚊）。带病毒的蚊叮咬人时，病毒可侵入人体，入血后引起短暂病毒血症。对于免疫功能低下、血脑屏障功能不健全者，病毒可侵入脑组织致病。

【病理变化】

病变主要累及脑、脊髓实质，分布广泛。以大脑皮质、基底核、视丘较为严重；其次为小脑皮质、延髓及脑桥，脊髓病变最轻，往往仅限于颈段脊髓；脑脊髓膜病变较轻。其表现为脑膜充血、水肿，脑回宽，脑沟窄，切面在皮质深层、基底核、视丘等部分可见粟粒或针尖大小的半透明软化灶。软化灶境界清楚，弥漫分布或聚集成群。镜下有以下病变特点：

1. 脑血管反应，形成血管周围淋巴细胞套　脑实质内血管扩张充血、血管周围间隙增宽，以淋巴细胞为主的炎细胞浸润，形成血管套分布（图3-2）。

2. 神经细胞变性、坏死，出现噬神经细胞现象　由于病毒在神经细胞内生长繁殖，使神经细胞变性、坏死，表现为细胞肿胀、尼氏体消失，细胞核固缩、溶解消失。变性、坏死的神经细胞周围由少突胶质细胞围绕，称神经细胞卫星现象；小胶质细胞和中性白细胞浸入坏死的神经细胞内吞噬神经元，称噬神经细胞现象（图3-3）。

3. 灶性神经组织坏死、液化，形成软化灶　镜下见疏松的筛网状坏死灶，对本病有一定诊断意义。病灶呈圆形或卵圆形，边界清楚，分布广泛，多见于大脑皮层的灰、白质交界处，也可见于丘脑和中脑（图3-4）。

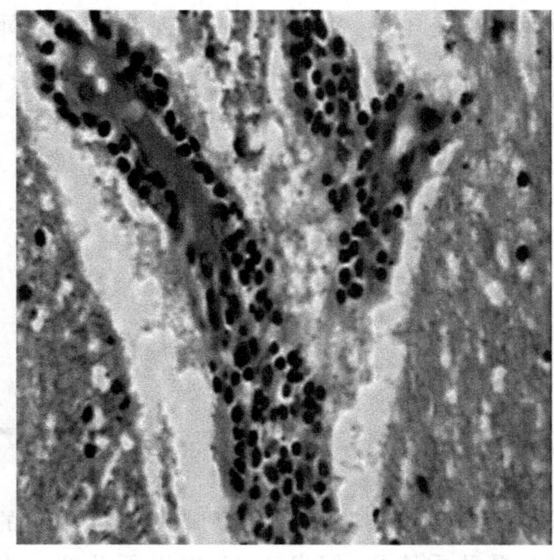
图 3-2　血管周围淋巴细胞套

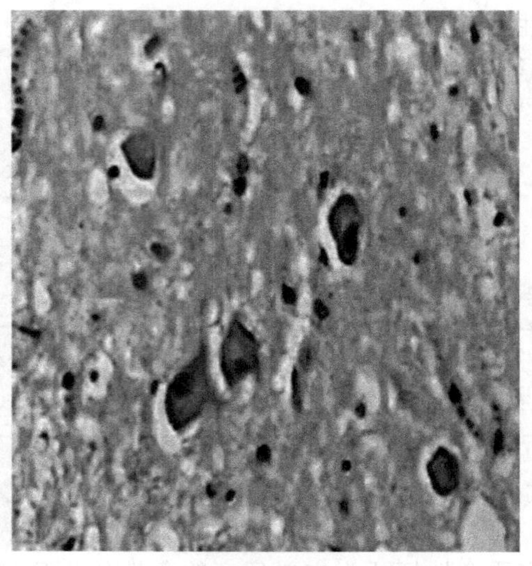
图 3-3　噬神经细胞现象

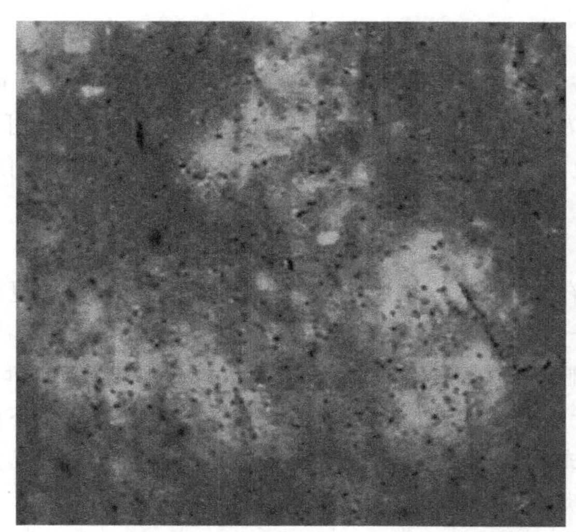
图 3-4　筛网状坏死灶

4. 胶质细胞增生，形成胶质细胞结节　神经细胞坏死后，小胶质细胞增生，形成胶质结节。常位于小血管旁和坏死的神经细胞周围。

【身体状况】

由于神经细胞广泛病变坏死，患者典型症状为嗜睡、抽搐和昏迷；同时脑血管扩张充血、血流淤滞、内皮细胞受损，血管通透性升高而引起脑水肿。颅内压增高出现头痛、呕吐，严重者可引起脑疝。脑疝时延髓受压致心跳、呼吸骤停而致死。临床上还可出现轻度脑膜刺激症状和脑脊液中淋巴细胞增多的现象。大多数患者经过治疗，能渡过急性期而痊愈，病变较重者，可出现痴呆、肢体瘫痪及颅神经麻痹。上述症状经数月之后多能恢复正常，少数病例不能完全恢复而留下后遗症。流脑与乙脑的区别如下(表 3-1)。

表 3-1　流脑与乙脑的区别

<table>
<tr><th colspan="2">区别点</th><th>流行性脑脊髓膜炎</th><th>流行性乙型脑炎</th></tr>
<tr><td colspan="2">病原体</td><td>脑膜炎双球菌</td><td>乙型脑炎病毒</td></tr>
<tr><td colspan="2">传染源</td><td>患者或带菌者</td><td>患者或患病的家畜、家禽</td></tr>
<tr><td colspan="2">传播途径</td><td>飞沫传播</td><td>蚊虫媒介</td></tr>
<tr><td rowspan="3">病理变化</td><td>部位</td><td>脑脊髓膜(以大脑额叶、顶叶最明显)</td><td>脑实质(以大脑皮质、基底核、间脑、中脑最为严重)</td></tr>
<tr><td>性质</td><td>化脓性炎</td><td>变质性炎</td></tr>
<tr><td>特点</td><td>蛛网膜下腔充满脓性渗出物,内有大量中性粒细胞,少数淋巴细胞和巨噬细胞</td><td>1. 神经细胞变性、坏死,出现神经细胞卫星现象和噬神经细胞现象
2. 神经组织坏死,软化灶形成
3. 血管周围淋巴细胞浸润,形成围管状浸润
4. 胶质细胞增生,形成胶质细胞结节</td></tr>
<tr><td colspan="2">身体状况</td><td>脑膜刺激症状、颅内压增高、败血症症状</td><td>嗜睡、抽搐和昏迷、高热、惊厥、呼吸衰竭</td></tr>
<tr><td colspan="2">脑脊液变化</td><td>压力高,浑浊,有大量中性白细胞,蛋白增多,糖和氯化物减少,培养可见病原体</td><td>变化较轻,轻度压力升高,有淋巴细胞增多</td></tr>
</table>

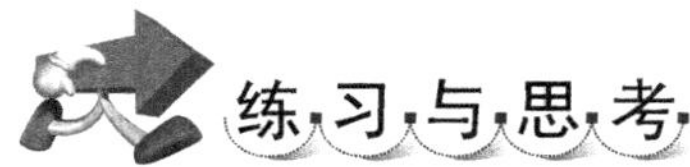

(一)选择题

A1 型题

1. 流行性脑脊髓膜炎患者的脑脊液内主要的细胞是　(　　)

A. 淋巴细胞　B. 单核细胞　C. 浆细胞　D. 中性白细胞　E. 嗜酸性白细胞

A2 型题

2. 流行性脑脊髓膜炎是由脑膜炎双球菌引起脑脊髓膜的急性炎症,好发于儿童及青少年,常在冬春季节发病,其病变性质为　(　　)

A. 出血性炎　B. 化脓性炎　C. 变质性炎　D. 增生性炎　E. 纤维素性炎

3. 有一位患儿,临床表现为发热、头痛 、嗜睡、脸色苍白,临床检查颈项强直不明显,脑脊液检查:压力轻度升高,脑脊液中淋巴细胞增多,最可能的诊断为　(　　)

A. 钩端螺旋体病　B. 中毒性细菌性痢疾　C. 伤寒

D. 流行性脑脊髓膜炎　E. 流行性乙型脑炎

(二)填空题

4. 流行性脑脊髓膜炎患者易出现脑膜刺激征,表现为________、________。

(张岳灿　万　勇)

第四章　神经系统药理

第一节　传出神经系统药物的概述

学习目标

1. 掌握传出神经药的作用方式和分类。
2. 熟悉传出神经系统的受体分布及效应。
3. 了解传出神经按递质分类及突触的化学传递。

传出神经系统主要由内脏运动神经(自主神经系统)和躯体运动神经组成,前者亦称植物神经系统,包括交感神经和副交感神经。作用于传出神经系统的药物主要通过影响递质或受体而发挥作用,其药理作用分别与相应的传出神经功能相似或相反。传出神经系统药物按作用方式和对受体的选择性分为拟胆碱药、抗胆碱药、拟肾上腺素药和抗肾上腺素药四大类。

一、传出神经系统的分类

(一)按解剖学分类

传出神经是传递来自中枢的神经冲动,以支配效应器官活动的神经,包括内脏运动神经(自主神经系统)和躯体运动神经。前者主要支配心脏、平滑肌和腺体,后者主要支配骨骼肌(图 4-1)。

1. 自主神经　自主神经包括交感神经和副交感神经。这些神经由中枢发出后均在神经节内更换神经元,然后才到达支配的效应器。因此,自主神经有节前纤维和节后纤维之分。

2. 运动神经　运动神经自中枢发出后,不更换神经元,直接到达所支配的骨骼肌,因此,无节前纤维和节后纤维之分。

(二)按神经末梢释放的递质分类

传出神经系统释放的主要神经递质为乙酰胆碱(acetylcholine,ACH)和去甲肾上腺素(noradrenaline,NA)。根据所释放递质的不同,传出神经主要分为两类。

1. 胆碱能神经　兴奋时神经末梢释放 ACH,包括:①交感和副交感神经节前纤维;②副交感神经节后纤维;③躯体运动神经;④极少数交感神经节后纤维(支配汗腺和骨骼肌血管);⑤支配肾上腺髓质的交感神经纤维。

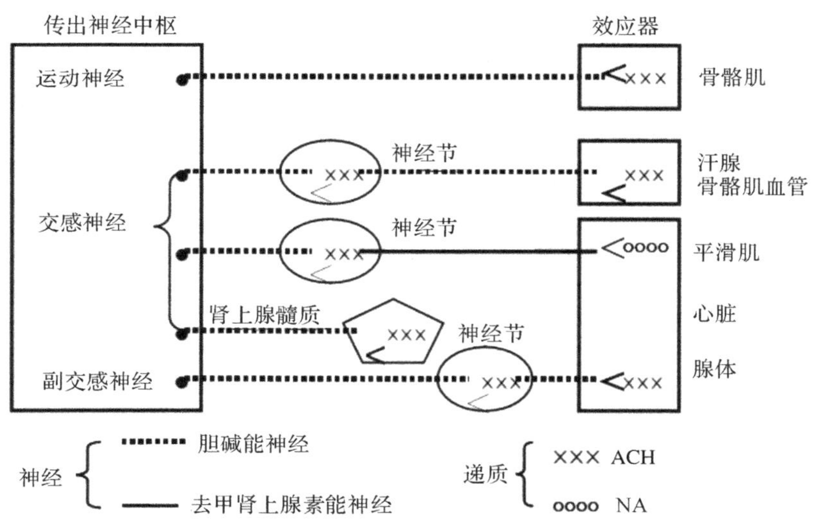

图 4-1 传出神经分类

2. 去甲肾上腺素能神经 兴奋时神经末梢释放 NA，主要为绝大多数交感神经的节后纤维。

此外，肾血管和肠系膜等效应器官上还存在多巴胺能神经，释放递质多巴胺（dopamine，DA）。

（三）传出神经系统的递质

1. ACH ACH 是胆碱能神经递质，胆碱和乙酰辅酶 A 在胆碱乙酰化酶的作用下合成 ACH。合成的 ACH 进入囊泡并与 ATP 和囊泡蛋白共同贮存于囊泡内。当神经冲动到达时，ACH 以胞裂外排的方式释放到突触间隙，与突触后膜或突触前膜上相应的受体结合产生效应。释放出的 ACH 在数毫秒内被突触间隙中的胆碱酯酶（ACHE）水解成胆碱和乙酸。部分水解产生的胆碱被突触前膜再摄取供再合成用。

2. NA NA 是去甲肾上腺素能神经的递质，在去甲肾上腺素能神经末梢内，酪氨酸在酪氨酸羟化酶的作用下生成多巴，后者在多巴脱羧酶的作用下生成 DA，DA 进入囊泡，在多巴胺 β-羟化酶的作用下生成 NA。酪氨酸羟化酶是 NA 合成过程的限速酶，当胞浆中 DA 和游离的 NA 增加时，对该酶有负反馈抑制作用。合成的 NA 与 ATP 和嗜铬蛋白结合成贮存型，贮存于囊泡内。当神经冲动到达时，以胞裂外排的方式将 NA 释放入突触间隙。释放到突触间隙的 NA 5%～95%是通过膜上的胺泵被突触前膜再摄取，大部分重新贮存于囊泡内，以供再次释放用。神经末梢内部分未进入囊泡的 NA 可被单胺氧化酶（MAO）破坏；神经末梢外其他组织的 NA，被儿茶酚胺氧位甲基转移酶（COMT）和 MAO 破坏。

二、传出神经系统的受体和效应

（一）传出神经系统的受体

传出神经系统的受体是位于细胞膜上的特殊蛋白质，它能选择性地与相应的配体（递质或药物）结合，产生特定的生理效应。其根据与之选择性结合的递质不同可分为胆碱受体和肾上腺素受体。

1. 胆碱受体 能选择性与ACH结合的受体称胆碱受体，可分为如下两类：(1)毒蕈碱型胆碱受体：能选择性地与毒蕈碱结合并被激动的胆碱受体。其分布于节后胆碱能纤维所支配的效应器细胞膜上。按药理学分型，M受体可分为M_1、M_2、M_3 3种亚型。M_1受体主要分布于神经节、胃腺细胞及中枢神经；M_2受体主要分布于心脏和突触前膜；M_3受体主要分布于平滑肌和腺体。(2)烟碱型胆碱受体：能选择性地与烟碱结合并被激动的胆碱受体。N受体又分为N_1和N_2受体。N_1受体分布于植物神经节和肾上腺髓质细胞膜上；N_2受体分布于骨骼肌细胞膜上。

2. 肾上腺素受体 能选择性地与NA或肾上腺素结合的受体称肾上腺素受体。肾上腺素受体可分为α和β受体：(1)α受体：主要分为α_1受体和α_2受体两个亚型。哌唑嗪能选择性地阻断α_1受体；育亨宾能选择性地阻断α_2受体。在突触后膜上主要为α_1受体，有些组织也存在α_2受体(如血管平滑肌细胞等)；突触前膜上则为α_2受体。α_1受体存在于血管、瞳孔开大肌、胃肠和膀胱括约肌、汗腺和唾液腺等部位。(2)β受体：主要分为β_1受体和β_2受体两个亚型。β_1受体主要分布于心脏及肾小球旁器细胞，β_2受体主要分布于支气管、骨骼肌、冠脉血管及睫状肌等。去甲肾上腺素能神经突触前膜上亦有β_2受体。

(二)传出神经系统的效应

传出神经递质与相应受体结合，兴奋受体，引起生理效应(表4-1)。

1. 胆碱能神经的效应 (1)M样作用：M受体兴奋时的主要表现是心脏抑制、血管扩张、内脏平滑肌收缩、腺体分泌、瞳孔缩小等；(2)N样作用：N_1受体兴奋时表现为神经节兴奋及肾上腺髓质分泌，N_2受体兴奋时表现为骨骼肌收缩。

2. 去甲肾上腺素能神经的效应 (1)β型作用：β_1受体兴奋时引起心脏兴奋、肾素分泌、脂肪分解等，β_2受体兴奋时引起骨骼肌及冠脉血管扩张、支气管平滑肌松弛、糖原分解、NA释放(突触前膜β_2受体兴奋)等；(2)α型作用：α受体兴奋时主要表现为血管收缩、瞳孔散大、膀胱括约肌收缩、抑制NA释放(突触前膜α_2受体兴奋)等。大多数器官受胆碱能神经和去甲肾上腺素能神经的双重支配，它们的作用效果是相互对立的，但在中枢神经系统的调节下又是统一的。一般来说，心脏和血管以去甲肾上腺素能神经支配为主，胃肠道和膀胱平滑肌等以胆碱能神经支配为主。当两类神经同时兴奋或抑制时，一般表现为优势支配的神经引起的效应增强或减弱。

表4-1 传出神经递质与相应受体结合引起的生理效应

效应器		胆碱能神经递质的作用		肾上腺素能神经递质的作用	
		受体	效应	受体	效应
心脏	心肌	M	收缩力减弱	β_1	收缩力加强
	窦房结	M	心率减慢	β_1	心率加快
	传导系统	M	传导减慢	β_1	传导加快

续表

效应器			胆碱能神经递质的作用		肾上腺素能神经递质的作用	
			受体	效应	受体	效应
平滑肌	血管	皮肤	M	扩张（交感神经）	α	收缩
		内脏			α	收缩
					β_2	扩张
		骨骼肌			α	收缩
					β_2	扩张
		冠状动脉			α、β_2	扩张
	支气管		M	收缩	β_2	收缩
	胃肠壁		M	收缩	β_2	收缩
	膀胱逼尿肌		M	收缩	β_2	收缩
	胃肠、膀胱括约肌		M	松弛	α	松弛
	胆囊与胆道		M	收缩	β_2	收缩
	眼	虹膜	M	瞳孔括约肌收缩	α	瞳孔开大肌收缩
		睫状肌	M	收缩（近视）	β_2	松弛（远视）
腺体	汗腺		M	分泌（交感神经）	α	手脚心分泌
	唾液腺		M	分泌	α	分泌
	胃肠及呼吸道		M	分泌		
代谢	肝糖原				α_1、β_2	分解
	肌糖原				β_2	分解
	脂肪组织				β_1	分解
植物神经节			N_1	兴奋	β_2	收缩
肾上腺髓质			N_1	分泌		
骨骼肌			N_2	收缩		

三、传出神经系统药物的作用方式和分类

(一)传出神经系统药物的作用方式

1. 直接作用于受体　许多传出神经药物直接与相应的受体结合而呈现药理作用。结合后能兴奋受体者称受体激动药。其能产生与 ACH 或 NA 相似的作用，分别称为拟胆碱药或拟肾上腺素药。结合后不兴奋受体，反而占据受体，对抗激动药作用者称受体阻断药。它能产生与 ACH 或 NA 相反的作用，分别称抗胆碱药或抗肾上腺素药。

2. 影响递质　(1)影响递质转化：毒扁豆碱能抑制胆碱酯酶，阻止 ACH 破坏，产生拟胆碱作用；而解磷定能复活胆碱酯酶，产生抗胆碱作用。(2)影响递质贮存：利血平影响囊泡的

贮存功能，使囊泡内 NA 逐渐减少以至耗竭，表现为抗肾上腺素作用。(3)影响递质释放：麻黄碱和间羟胺等可促进 NA 的释放而发挥拟肾上腺素作用；胍乙啶可抑制去甲肾上腺素能神经释放递质，表现为抗肾上腺素作用。(4)影响递质合成：如密胆碱能抑制 ACH 的生物合成。

(二)传出神经系统药物分类

传出神经系统药物可以按其作用方式和对受体的选择性分为四类(表 4-2)。熟悉药物的分类，有利于掌握每类药的药理作用。

表 4-2　传出神经系统药物分类

拟似药	拮抗药
拟胆碱药	抗胆碱药
M、N 受体激动药：卡巴胆碱	M 受体阻断药：阿托品、东莨菪碱、山莨菪碱
M 受体激动药：毛果芸香碱	N_1 受体阻断药：美加明
N 受体激动药：烟碱	N_2 受体阻断药：筒箭毒碱、琥珀胆碱
胆碱酯酶抑制药：新斯的明、毒扁豆碱	胆碱酯酶复活药：解磷定
拟肾上腺素药	抗肾上腺素药
α、β 受体激动药：肾上腺素、麻黄碱、多巴胺	α、β 受体阻断药：拉贝洛尔
α 受体激动药：去甲肾上腺素、间羟胺	α 受体阻断药：酚妥拉明
$α_1$ 受体激动药：去氧肾上腺素	$α_1$ 受体阻断药：哌唑嗪
$α_2$ 受体激动药：可乐定	$α_2$ 受体阻断药：育亨宾
β 受体激动药：异丙肾上腺素	β 受体阻断药：普萘洛尔
$β_1$ 受体激动药：多巴酚丁胺	$β_1$ 受体阻断药：美托洛尔
$β_2$ 受体激动药：沙丁胺醇	

第二节　拟胆碱药

学习目标

1. 掌握毛果芸香碱、新斯的明的药理作用及临床应用。
2. 了解毒扁豆碱、加兰他敏的作用和应用。
3. 能为青光眼、重症肌无力患者选择有效的治疗药物；能准确判断用药的合理性并执行处方；能正确指导患者相关药物的合理使用。

DAORU QINGJING

导入情景

情景描述：

患者，女，72 岁，因窦性心动过缓常服阿托品治疗。近来感觉头痛、眼痛，并有畏光、流泪现象，视力明显下降。检查：瞳孔中等散大，对光反射迟钝，眼底视网膜血管阻塞，眼压

65mmHg。诊断：急性闭角型青光眼。

请问：

1. 该患者应用何药治疗？

2. 药物点眼时应注意哪些问题？

一、胆碱受体激动药

（一）M、N 受体激动药

卡巴胆碱(carbachol)

对 M、N 胆碱受体激动作用与 ACH 相似，但其不易被 ACHE 水解，作用时间较长。对胃肠道和膀胱平滑肌的选择性高，可用于手术后腹气胀和尿潴留；对眼作用较强，可局部滴眼治疗青光眼。但因不良反应较多，阿托品对其解毒效果差，仅限局部眼科用药。禁用静注给药。

（二）M 受体激动药

毛果芸香碱(pilocarpine，匹鲁卡品)

毛果芸香碱是由巴西毛果芸香的叶中提取的一种生物碱，现已人工合成，常用其硝酸盐，极易溶于水，味微苦，本品为叔胺类化合物，其水溶液稳定。

【作用】 直接激动 M 受体，产生 M 样作用。对眼和腺体作用较强。

1. 眼 有缩瞳、降低眼内压和调节痉挛的作用（图 4-2）。

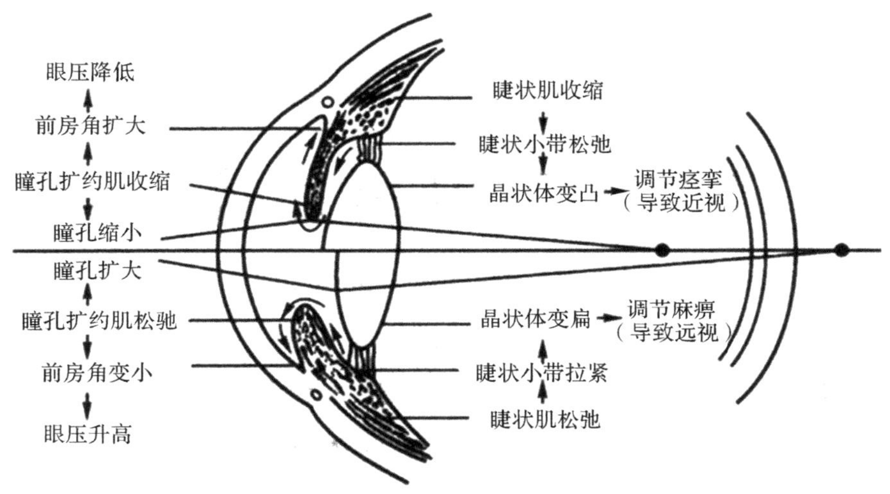

图 4-2　拟胆碱药（上）和抗胆碱药（下）对眼的作用

(1)缩瞳：激动瞳孔括约肌上的 M 受体，使瞳孔括约肌收缩，瞳孔缩小。

(2)降低眼内压：房水由睫状体上皮细胞分泌及血管渗出产生，由后房经瞳孔流入前房，再经过前房角流入巩膜静脉窦，进入静脉。毛果芸香碱使瞳孔缩小，虹膜向中心方向拉紧，虹膜根部变薄，前房角间隙扩大，有利于房水通过巩膜静脉窦进入血液循环，导致眼内压下降。另外，睫状肌收缩，使巩膜静脉窦扩大，亦有利于房水循环。

(3)调节痉挛(导致近视)：眼的调节主要取决于晶状体曲度的变化，晶状体富有弹性，受悬韧带的牵拉，而悬韧带受睫状肌的控制。毛果芸香碱激动睫状肌上的 M 受体，使睫状肌向瞳孔中心方向收缩，悬韧带松弛，晶状体变凸，屈光度增加，使远物成像于视网膜前，看远物模糊，视近物清楚，此作用称调节痉挛。

2. 其他 可使腺体分泌增加，平滑肌兴奋，对心血管作用较弱，一般不使心率减慢，血压下降 。

【应用】 (1)青光眼：因房水循环障碍导致眼内压增高，引起头痛、眼痛、视力减退等，重者可致失明。毛果芸香碱可改善房水循环，使房水回流增加，降低眼内压，从而缓解症状。对闭角型青光眼(充血性青光眼)疗效好，对开角型青光眼(单纯性青光眼)也有一定作用。常用 1%～2%溶液滴眼。(2)虹膜炎：与扩瞳药交替使用，可防止虹膜与晶状体粘连。(3)M 受体阻断药中毒：全身给药可用于对抗阿托品类中毒引起的外周症状。

【不良反应及用药护理】 全身给药或滴眼吸收过多后可引起流涎、多汗、恶心、呕吐、腹痛、腹泻、支气管痉挛和呼吸困难等。可用阿托品对抗，滴眼后注意压迫内眦防止吸收。

(三)N 受体激动药

烟碱(nicotine，尼古丁)

烟碱为烟草叶中提取的主要生物碱，对 N_1 和 N_2 受体具有双向作用，小剂量激动受体，大剂量阻断受体。因其作用广泛而复杂，无临床实用价值，具有毒理学意义。香烟的烟雾中含有烟碱和其他有害物质，可危害吸烟者与被动吸烟者的健康，应避免在公共场合吸烟。

二、胆碱酯酶抑制药

胆碱酯酶抑制药能抑制 ACHE 活性，使胆碱能神经末梢释放的 ACH 不被水解，导致 ACH 在体内大量蓄积而激动 M、N 受体，呈现 M 样及 N 样作用。按药物与 ACHE 结合后水解速度的快慢分两类：易逆性胆碱酯酶抑制药，如新斯的明等；难逆性胆碱酯酶抑制药，如有机磷酸酯类。

新斯的明(neostigmine，prostigmine，普鲁斯的明)

【作用及应用】 新斯的明能抑制 ACHE，使体内 ACH 蓄积，激动 M、N 受体，呈现 M 样和 N 样作用。对骨骼肌和胃肠、膀胱平滑肌选择性较高，但对眼、腺体、心血管及支气管平滑肌作用较弱。(1)兴奋骨骼肌：除抑制 ACHE 外，新斯的明还能直接激动 N_2 受体，并能促进运动神经末梢释放 ACH，故作用强大。用于治疗重症肌无力，可迅速缓解症状。但不可过量，否则会引起胆碱能危象，导致肌无力症状加重。重症肌无力是一种神经-肌肉接头传递功能障碍的自身免疫性疾病，患者血清中存在抗胆碱受体的抗体，使运动终板上 N_2 受体数目严重减少，而出现进行性肌无力，表现为眼睑下垂、四肢无力及吞咽困难，重者可致呼吸困难。一般口服给药，重者可皮下注射或肌内注射。(2)兴奋平滑肌：对胃肠和膀胱平滑肌兴奋作用较强。常用于手术后腹气胀和尿潴留，促进排便和排尿。(3)抑制心脏：通过其拟胆碱作用使心率减慢，可用于阵发性室上性心动过速，也可用于 N_2 受体阻断药（筒箭毒碱）中毒的解救。

【不良反应及用药护理】 该药副作用较少。中毒量可致胆碱能危象，表现为恶心、呕吐、腹痛、心动过缓、肌束震颤等，重者可致肌无力加重。此时，应停用新斯的明，可用胆碱酯酶复活药及阿托品（对抗 M 样症状）治疗。禁用于机械性肠梗阻、尿路梗阻、支气管哮喘患者。

毒扁豆碱（physostigmine，eserine，依色林）

毒扁豆碱是从毒扁豆种子中提取的生物碱，也可人工合成。水溶液不稳定，易氧化变红而失效，应避光保存。本品为叔胺类化合物，脂溶性高，口服及注射均易吸收，也易透过血脑屏障。滴眼易透过角膜进入前房。

【作用与应用】 (1)外周作用：能抑制 ACHE，表现出 M 样及 N 样作用，但吸收后选择性差，很少使用。常用其溶液滴眼，其缩瞳、降低眼内压、引起调节痉挛作用，较毛果芸香碱强而持久，主要用于治疗青光眼。(2)中枢作用：小剂量兴奋中枢神经系统，大剂量则抑制中枢神经系统，中毒时可引起呼吸麻痹。因其毒性较大，少作全身用药。

吡啶斯的明（pyridostigmine）

吡啶斯的明为人工合成品，抗胆碱酯酶作用强度为新斯的明的 1/20，抗箭毒作用及兴奋平滑肌作用强度为其 1/4，但作用维持时间较长，不良反应较轻。主要用于治疗重症肌无力、手术后腹气胀和尿潴留。

加兰他敏（galanthamine）

加兰他敏抑制 ACHE 作用较弱，可用于重症肌无力及脊髓灰质炎后遗症的治疗，但疗效相对较差。其作用维持时间较长且可透过血脑屏障，可用于治疗阿尔茨海默症，使识别功能等明显改善。其不良反应同新斯的明，但较轻。

用药护理小结

【用药前沟通】

1. 了解患者病史及用药史 了解患者有无胃溃疡、支气管哮喘、甲状腺功能亢进、心动过缓、房室传导阻滞、尿道梗阻、肠梗阻、高血压等；青光眼患者应了解眼内压情况及症状，是否有近视、白内障、人工晶体；有无胆碱酯酶缺乏症等；重症肌无力患者应评价肌张力大小、吞咽能力、握力，以及有无眼睑下垂等。尿潴留患者要询问排尿情况，每日出入水量。要了解是否用过拟胆碱药，近期是否用过氨基糖苷类抗生素及多粘菌素等。了解患者所用药物及其剂量、给药次数、给药方法，疗效如何，有何不良反应。

2. 相关用药知识教育 告诉患者重症肌无力不能短期治愈，需终身服药。由于此种患者有突发致死的危险（肌无力危象或胆碱能危象），告诉患者随身携带能说明所患疾病和所用药物治疗的卡片，以便万一发生意外，有助于医生的诊断和处理。青光眼患者滴眼后引起缩瞳及视远物不清，在视觉恢复之前，不要从事用眼精细的工作、夜间作业及注视远方的工作（如驾驶等）；还可出现对光线敏感、结膜充血及眼痛等，一般为一过性，不必恐惧；近视眼、无晶体眼、人工晶体眼用药期间应嘱咐患者及时反映有无闪光、暗点、漂浮物等，如有上述症状，应及时告诉医生（药物引起视网膜脱离）；长期用药可引起持续性缩瞳及虹膜炎，应减少给药次数和降低药物浓度。重症肌无力患者用药剂量和次数要遵医嘱，用药过量或过频，可引起大量流涎、出汗、视物模糊、腹痛、腹泻、支气管痉挛、心率减慢、肌震颤等，如出现上述症状，应及时报告医生或用阿托品对抗；如用量不足或漏服可致肌无力加重，甚至出现累及呼吸肌而不能维持正常通气功能的危急状态（肌无力危象）。

【用药后护理】

1. 给药方法 (1)毛果芸香碱：①青光眼患者滴眼时应压迫内眦部2min，以防止药物经鼻黏膜吸收入血而引起不良反应，应根据眼内压的变化及症状，调整给药次数及药物浓度；②治疗虹膜炎时，应注意缩瞳药与扩瞳药交替使用。(2)新斯的明：①个体差异大，重症肌无力患者治疗期间禁用筒箭毒碱、琥珀胆碱、奎尼丁、氨基糖苷类抗生素、多粘菌素，慎用哌替啶；②新斯的明抑制脂类局麻药水解，使其毒性增强。(3)毒扁豆碱：水溶液不稳定，放置后变红色则药效减弱，刺激性增强，不能使用。

2. 重点监测项目 监测患者用药前后血压、脉搏、呼吸及肌张力变化情况，并评价药物的应用疗效、合理性等。如青光眼患者监测眼内压；尿潴留患者监测体液出入量；使用新斯的明者应监测心率、肌张力、握力、眼睑下垂等情况。

3. 主要护理措施 (1)给药前，再次确认患者有无禁忌证。备有急救药物和设备，如阿托品、人工呼吸机等。(2)滴眼时应避免吸收产生不良反应。(3)保持呼吸道通畅，及时清除呼吸道分泌物。(4)观察用药后患者排便及排尿情况，对手术后排便、排尿困难者应给予导尿、肛管排气等护理。(5)重症肌无力患者给予新斯的明后，症状反而加重者应注意胆碱能危象，并及时报告医生。

【用药护理评价】 有无药物过量的情况发生，疼痛是否缓解，排尿是否正常；呼吸道是否通畅，有无呼吸困难；肌肉活动是否正常，体力活动是否受限。

第三节 抗胆碱药

学习目标

1. 掌握有机磷中毒有效的解救措施和解救药物。
2. 掌握阿托品的药理作用、临床应用、不良反应及中毒处理；熟悉东莨菪碱、山莨菪碱的作用特点及临床应用。
3. 熟悉琥珀胆碱、筒箭毒碱作用特点、临床应用及用药过量解救。
4. 了解人工合成抗胆碱药的特点及应用。
5. 能为有机磷中毒患者、休克患者选择有效的治疗药物；能准确判断用药的合理性并执行处方；能正确指导患者相关药物的合理使用。

DAORU QINGJING

导入情景

情景描述：

患者，女性，36岁，在自己棉花地里实施对硫磷农药杀虫时，未采取任何防护措施，大约两小时左右，出现恶心、呕吐、腹痛、腹泻、视物模糊、全身出汗、肌肉震颤，被家人送进医院。查体：瞳孔缩小、呼吸有大蒜味，对光反射迟钝，意识模糊，诊断为有机磷重度中毒。

请问：

1. 该患者应用哪些药物解救？说明理由。

2. 在抢救有机磷中毒时须特别注意哪些问题？

一、M受体阻断药

（一）阿托品类生物碱

阿托品类生物碱包括阿托品、东莨菪碱、山莨菪碱、樟柳碱等，均由植物中提取。阿托品是莨菪碱的右旋品，作用较莨菪碱弱，但性质较稳定，现已人工合成。

阿托品(atropine)

【作用】 阿托品能竞争性拮抗ACH和胆碱受体激动药对M受体的激动作用，对M_1、M_2、M_3受体均有阻断作用。大剂量时能扩张血管，兴奋中枢神经系统及阻断神经节N_1受体。各器官对阿托品的敏感性不同，依次为腺体、眼、内脏平滑肌、心脏、中枢神经。

1. 抑制腺体分泌　汗腺和唾液腺敏感性最高，小剂量时可引起皮肤干燥和口干。大剂量时可抑制出汗使体温升高，尤其是婴儿和儿童，可引起“阿托品热”。其次为泪腺及呼吸道腺体。较大剂量使用也能减少胃液分泌，对胃酸分泌影响较少，因胃酸分泌还受体液因素（组胺、促胃液素等）的调节。

2. 眼　因能阻断瞳孔括约肌和睫状肌上的M受体，使瞳孔括约肌和睫状肌松弛，产生与毛果芸香碱相反的作用：引起扩瞳、眼压升高及调节麻痹而导致远视（图4-2）。

3. 松弛内脏平滑肌　此作用与内脏平滑肌的功能状态有关。对正常状态平滑肌影响较小，而对处于痉挛状态的平滑肌作用明显。对胃肠道平滑肌的松弛作用最强，可抑制其强烈痉挛，降低蠕动的幅度和频率，缓解胃肠绞痛效果显著；对尿道和膀胱逼尿肌的解痉作用次之；对胆管、输尿管、支气管及子宫平滑肌的解痉作用较弱。

4. 心血管系统　(1)心脏：较大剂量的阿托品（1～2g）可阻断窦房结M_2受体，解除迷走神经对心脏的抑制作用，使心率加快。阿托品加快心率的程度取决于迷走神经张力，对迷走神经张力较高的青壮年，心率加快明显，如肌内注射2mg阿托品，心率可增加35～40次/min。阿托品也能拮抗迷走神经过度兴奋引起的房室传导阻滞。(2)血管：治疗量对血管无明显影响，这可能与多数血管缺乏胆碱能神经支配有关。大剂量阿托品能解除小血管痉挛，使血管扩张，改善微循环，但此作用与阻断M受体无关，可能是抑制汗腺分泌引起机体体温升高后的代偿性散热反应，也可能是大剂量阿托品对血管的直接舒张作用。

5. 中枢神经系统 治疗量阿托品对中枢神经系统作用不明显，较大剂量(1～2mg)可兴奋延脑呼吸中枢；更大剂量(3～5mg)可兴奋大脑，出现烦躁多语、谵妄等症状；中毒量(>10mg)可产生幻觉、定向障碍、惊厥等；严重中毒时由兴奋转为抑制，出现昏迷与呼吸麻痹而致呼吸和循环衰竭。

【应用】 (1)解除平滑肌痉挛：对胃肠绞痛及尿频、尿急效果较好；对胆、肾绞痛作用较差，常需合用镇痛药(如哌替啶)。阿托品也可用于遗尿症的治疗。(2)抑制腺体分泌：用于全身麻醉前给药，以减少呼吸道腺体分泌，防止分泌物阻塞呼吸道，防止发生吸入性肺炎。阿托品对于严重盗汗和流涎有一定疗效；也可用作消化性溃疡的辅助治疗，既可解痉，又可抑制胃液分泌。(3)眼科：虹膜睫状体炎时，可用0.5%～1%阿托品溶液滴眼，能松弛瞳孔括约肌和睫状肌，既有利于炎症消退，也可防止虹膜与晶状体粘连。阿托品可用于验光配镜，使睫状肌麻痹，晶状体固定，便于准确测定屈光度；也可用于检查眼底时扩瞳，但因其扩瞳作用可持续1～2周，调节麻痹作用也可持续2～3天，视力恢复较慢，已被作用时间较短的后马托品所取代。但阿托品仍用于儿童验光，因儿童的睫状肌调节功能较强，需用其发挥充分的调节麻痹作用，以利于准确测定晶状体屈光度。(4)治疗缓慢型心律失常：阿托品能解除迷走神经对心脏的抑制作用，可用于治疗因迷走神经过度兴奋所致的窦性心动过缓、窦房传导阻滞和房室传导阻滞等。(5)抗休克：对中毒性肺炎、暴发性流行性脑脊髓膜炎等感染性休克，可用大剂量阿托品扩张血管，特别是对于处于痉挛状态的微血管有明显解痉的作用，改善微循环。早期使用疗效较好。(6)解救有机磷酸酯类中毒：大剂量托阿品可解除M样症状和部分中枢症状。

【不良反应】 一般治疗量时可出现口干、视物模糊、心悸、皮肤干燥、排尿困难等。中毒时上述症状加重，还出现中枢兴奋症状，表现为发热、烦躁不安、幻觉、惊厥等。重者转入中枢抑制，出现昏迷和呼吸麻痹等。阿托品的最小致死量成人为80～130mg，儿童为10mg。除用药过量中毒外，误食过量的颠茄果、曼陀罗果、洋金花或莨菪根茎等也可引起此类中毒。

【用药护理】 解救阿托品中毒主要是迅速清除毒物和对症治疗。如为口服中毒，应立即洗胃、导泻，以排出未被吸收的毒物。可用1%毛果芸香碱0.25～0.5 mL皮下注射，15～30min/次，直至中毒症状消失；也可用毒扁豆碱1～4mg(儿童0.5mg)缓慢静注，可迅速对抗阿托品中毒症状，可根据病情反复给药（但有机磷酸酯类中毒使用阿托品过量时不宜用胆碱酯酶抑制药)。有明显中枢兴奋症状时，可用地西泮或短效巴比妥类对抗，但剂量不宜过大，以免与阿托品引起的中枢抑制产生协同作用。吩噻嗪类药物具有M受体阻断作用，可加重阿托品中毒症状，不宜用于对抗阿托品中毒时的兴奋症状。呼吸抑制者可进行人工呼吸和吸氧。高热患者需退热后再用阿托品，对儿童患者更为重要。青光眼、前列腺肥大患者禁用，心动过速者及老年人慎用。

东莨菪碱(scopolamine)

【作用与应用】 东莨菪碱为茄科植物洋金花中提出的生物碱，其外周作用与阿托品相似，具有抑制腺体分泌，扩瞳及调节麻痹作用较阿托品强，对心血管、内脏平滑肌作用较弱。其中枢作用与阿托品不同，有较强的中枢抗胆碱作用，小剂量镇静，较大剂量催眠，对呼吸中枢有兴奋作用。此外东莨菪碱还有防晕、止吐和抗帕金森病作用。

临床主要用于：(1)麻醉前给药：兼有镇静、抑制腺体分泌作用，故较阿托品为优。(2)防晕、止吐：对晕车、晕船等晕动病有效，可能与抑制大脑皮质、前庭神经、胃肠蠕动有关。其对妊娠和放射病所致的呕吐也有止吐作用。预防用药效果较好，与 H_1 受体阻断剂合用可增强疗效。(3)帕金森病：可与左旋多巴交替或联合用药。(4)解救有机磷酸酯类农药中毒。

【不良反应】 常见有口干，偶见视力模糊，罕见为精神症状。禁忌证同阿托品。

山莨菪碱(anisodamine)

山莨菪碱是从茄科植物唐古特山莨菪中提取的生物碱，左旋体称 654-1，人工合成的消旋品称 654-2。山莨菪碱对内脏平滑肌及心血管作用与阿托品相似，抑制腺体分泌、扩瞳作用仅为阿托品的 1/20～1/10，不易透过血脑屏障，中枢作用较弱。禁忌证同阿托品。因其对内脏平滑肌解痉作用及解除血管痉挛作用选择性较高，不良反应较少，临床上作为阿托品的替代品主要用于感染性休克和内脏平滑肌痉挛的治疗。

(二)阿托品的合成代用品

因阿托品作用广泛，不良反应多，故对其结构进行改造，合成了一些作用选择性高，副作用较少的代用品，包括扩瞳药和解痉药。

1. 扩瞳药 临床常用的有托吡卡胺(tropicamide)、后马托品(homatropine)和尤卡托品(eucatropine)，均为短效 M 受体阻断药，扩瞳和调节麻痹作用较阿托品出现快，持续时间短，适用于检查眼底和验光，但在儿童验光时仍应用 1%阿托品滴眼。

2. 解痉药 丙胺太林(propantheline，普鲁本辛)为季胺类化合物，脂溶性低，不易透过血脑屏障，口服吸收不完全，食物可妨碍其吸收，宜饭前 0.5～1h 服用，作用维持约 6h。丙胺太林对胃肠 M 受体选择性较高，且可抑制胃酸分泌，作用较强和持久。主要用于胃及十二指肠溃疡、胃肠痉挛、泌尿道痉挛、遗尿症和妊娠呕吐等。其副作用较轻，中毒量可阻断神经-肌肉接头，引起呼吸麻痹。同类药物还有奥芬溴铵(oxyphenonium bromide)、格隆溴铵(glycopyrronium bromide)、戊沙溴铵(valethamate bromide)、地泊溴铵(diponium bromide)和喷噻溴铵(penthienate bromide)等，均可用于缓解内脏平滑肌痉挛，可以作为消化性溃疡的辅助用药。贝那替嗪(benactyzine，hydrochloride，胃复康)为叔胺类解痉药，口服易吸收，易透过血脑屏障，有胃肠解痉、抑制胃酸分泌及镇静作用。贝那替嗪适用于伴有焦虑症的溃疡病、胃酸过多、胃肠绞痛及膀胱刺激征患者，有口干、头昏、嗜睡等不良反应。同类药还有双环维林(dicyclomine)、奥昔布宁(oxybutynin)等，具有非特异性内脏平滑肌解痉作用。

二、N_1 受体阻断药

N_1 受体阻断药能竞争性阻断 N_1 受体，故又称神经节阻断药。常用药物有美加明(mecamylamine)、樟磺咪酚(trimetaphan camsilate，阿方那特)。该类药物作用广泛，副作用多且严重，故临床上少用，仅用于麻醉时控制血压，以减少手术区出血；也用于主动脉瘤手术，以降压和防止因手术剥离而撕拉组织所造成的交感神经反射，使患者血压不致明显升高。

三、N_2 受体阻断药

N_2 受体阻断药能与运动终板上的 N_2 受体结合，阻断神经-肌肉接头处神经冲动的正常传递，使骨骼肌松弛，又称骨骼肌松弛药，简称肌松药，主要用作麻醉辅助用药。按其作用机制不同，可分为除极化型和非除极化型肌松药。

(一)除极化型肌松药

除极化型肌松药能与骨骼肌运动终板膜上的 N_2 受体结合，产生与 ACH 相似但较持久的除极化作用，导致运动终板膜上的 N_2 受体对 ACH 的反应性降低，从而使骨骼肌松弛。其主要作用特点为：(1)注射后先出现短暂的肌束颤动，以胸腹部肌肉尤为明显；(2)与抗胆碱酯酶药有协同作用，但过量中毒不能用新斯的明解救；(3)治疗剂量无神经节阻断作用，连续用药可产生快速耐受性。

琥珀胆碱(succinylcholine，scoline，司可林)

【体内过程】 琥珀胆碱在体内可被血液和肝中的假性胆碱酯酶水解为琥珀酸和胆碱。代谢迅速，代谢产物和约 2%的原形药经肾脏排出。

【作用与应用】 注射后即可见短暂的肌束颤动，作用快、维持时间短，静注 1min 起效，2min 作用达高峰，维持 5min，静滴给药可延长作用时间。静注适用于气管内插管，气管镜、食管镜和胃镜检查；静滴适用于较长时间手术的需要。

【不良反应及用药护理】 琥珀胆碱过量可引起呼吸肌麻痹，禁用新斯的明解救。新斯的明抑制血浆假性胆碱酯酶，使琥珀胆碱作用加强，作用时间延长。琥珀胆碱使眼外肌短暂收缩，可升高眼压。此外还可升高血钾。青光眼、高血钾、遗传性血浆假性胆碱酯酶缺乏患者、有机磷酸酯类中毒时禁用；肝肾功能不全、肌无力患者慎用；因可引起强烈窒息感，故对清醒患者禁用。大剂量氨基糖苷类抗生素亦能阻断骨骼肌神经-肌肉接头，不宜与本药合用。

(二)非除极化型肌松药

非除极化型肌松药能与 ACH 竞争神经-肌肉接头的 N_2 受体，阻断 ACH 的除极化作用，使骨骼肌松弛，又称为竞争性肌松药。临床主要用作麻醉辅助药。其作用特点是：(1)骨骼肌松弛前无肌束颤动现象；(2)肌松作用可被抗胆碱酯酶药新斯的明拮抗，故过量中毒时可用新斯的明解救；(3)肌松作用可被同类药物增强；(4)可有不同程度的神经节阻断作用和组胺释放作用。

筒箭毒碱(tubocurarine)

【作用与用途】 静注 3min 生效，维持 20～40min。肌松前无肌束颤动。胆碱酯酶抑制药可对抗其肌松作用。吸入性全麻药能增强其肌松作用。临床上主要用于外科麻醉辅助用药。

【不良反应及用药护理】 剂量过大，可引起呼吸肌麻痹，可用新斯的明解救，必要时进行人工呼吸。本药还有促进组胺释放和阻断神经节作用，可导致血压下降和支气管痉挛等。支气管哮喘、休克、重症肌无力患者禁用。

用药护理小结

【用药前沟通】

1.了解患者病史及用药史 了解患者机体状况，疾病的原因和症状；有无慎用或禁用抗胆碱药的疾患，如高血压或低血压、心律失常、尿潴留、前列腺肥大、甲状腺功能亢进、发热、青光眼、重症肌无力、胆碱酯酶缺乏症等；了解心血管系统功能、眼内压、肌张力、血钾及肝肾功能等；是否用过或正在应用抗胆碱药，用药种类、剂量、疗效如何，有何不良反应；是否用过安定、β受体阻断剂、氯丙嗪、丙咪嗪等；是否用过氨基糖苷类抗生素、抗胆碱酯酶药、哌替啶等。进行必要的心理沟通。

2. 相关用药知识教育　使用M受体阻断药，可引起口干、皮肤潮红、视近物不清，甚至出现尿潴留、便秘等，一般为一过性，停药后可消失，无须特殊处理。用药前如心率超过100次/min，体温超过38℃以上及眼内压高者，应通知医生暂缓给药。扩瞳药滴眼后，应告诉患者避免光线刺激，可戴太阳镜；视觉模糊时，不要做用眼的精细工作。用琥珀胆碱后可引起肌肉酸痛，一般停药后可自愈。要告知患者在用M受体阻断药治疗后，如出现心悸、发热等，应立即通知医生；男性患者要及时报告排尿不畅的情况。

【用药后护理】

1. 给药方法　(1)阿托品：滴眼时应压迫内眦。用于麻醉前给药时，于术前30min皮下注射0.5mL；用于抗心律失常时每次静注1～2mg；用于抗休克时每次0.02～0.05mg/kg加葡萄糖注射液稀释后缓慢静注，直至四肢转温，逐渐减量停药；用于胃肠绞痛或膀胱刺激征时每次0.5 mg，可口服给药，急性病例可肌注或皮下注射；抢救有机磷酸酯类中毒时，剂量不受药典限制。(2)琥珀胆碱：个体差异大，静注时要缓慢，静滴时滴速20～40μg/min。胆碱酯酶抑制药能抑制ACH的水解，两者合用时有协同作用；氨基糖苷类抗生素可增强肌松药的作用。另外，琥珀胆碱应冷藏。

2. 重点监测项目　应用M受体阻断剂时需监测心率、体温、眼内压、血压、尿量；应用肌松药时需监测血压、心率、血钾、呼吸等情况。

3. 主要护理措施　(1)用M受体阻断药前嘱患者排尿、排便，用药后多饮水及多食纤维素性食物，防止尿潴留和便秘，如有尿潴留应予以导尿，腹胀者可肛管排气；(2)抗胆碱药可引起直立性低血压，对血压偏低或头晕者应嘱其缓慢改变体位，以防摔伤；(3)若患者出现心率加快、瞳孔扩大、体温升高及中枢兴奋症状，提示药物过量，应及时通知医生，以便立即处理；(4)使用大剂量阿托品前应备好毛果芸香碱或新斯的明，以便中毒时急救用；(5)夏季应用阿托品，要注意防暑降温，尤其是婴幼儿，以免体温升高；(6)用肌松药，手术中应注意唾液分泌情况，防止吸入性肺炎，并备好人工呼吸机，以便过量中毒时抢救。

【用药护理评价】　血压、脉搏、体温及呼吸是否正常，症状是否缓解或消失；有无药物不良反应，视觉及排尿是否正常；患者能否正确用药，坚持治疗。

第四节　拟肾上腺素药

学习目标

1. 掌握肾上腺素、去甲肾上腺素、异丙肾上腺素、多巴胺等拟肾上腺素药物的药理作用、作用机制、临床应用及不良反应。
2. 熟悉麻黄碱、间羟胺的作用特点及临床应用。
3. 能为有机磷中毒患者、休克患者选择有效的治疗药物;能准确判断用药的合理性并执行处方;能正确指导患者相关药物的合理使用。

DAORU QINGJING

导入情景

情景描述:

患者,女,38岁,肺炎入院,既往无药物过敏史。青霉素皮试阴性,故给予青霉素静脉滴注,一分钟后患者诉手足麻木,继而面色苍白、呼吸困难,脉搏不能扪及,神志不清。

诊断:过敏性休克(青霉素过敏所致)。

1. 应采取哪些措施抢救该患者?首选什么药?为什么?
2. 应用这些药物时应注意哪些护理措施?

一、α、β受体激动药

肾上腺素(adrenaline,epinephrine,AD)

肾上腺素是肾上腺髓质分泌的主要激素。药用肾上腺素是从家畜肾上腺中提取或人工合成的。常用重酒石酸盐,注射液为无色澄明液体,性质极不稳定,与日光或空气接触或遇中性尤其是碱性溶液时迅速氧化变色而失效,应避光保存于阴凉处,在酸性溶液中较稳定。

【作用】 肾上腺素对α和β受体均有激动作用,产生α型和β型作用,其作用强度取决于靶器官上受体的亚型分布及密度,对靶器官的效应较为复杂。其主要作用部位为心脏、血管及平滑肌。

1. 心血管系统

(1)心脏:可激动心肌、窦房结、传导系统的β_1受体,使心肌收缩力加强,心率加快,传导加快,兴奋性升高,心排血量增加,心肌耗氧量增加。对心脏的作用和强心苷不同,它虽然强心作用快而强,但作用不持久,过量或注射速度过快可致心脏异位起搏点过度兴奋,引起心律失常、早搏、室性心动过速,甚至心室颤动而死亡。当心脏有器质病变时毒性反应更敏感,易出现心室颤动。

(2)血管:激动血管平滑肌 α 受体和 β 受体,主要作用于小动脉或毛细血管前括约肌,对大动脉或静脉作用较弱。肾上腺素使以 α 受体占优势的皮肤黏膜和部分内脏血管收缩,而使以 β_2 受体占优势的骨骼肌和冠状血管扩张。对冠状血管的作用还与心脏兴奋产生的代谢产物腺苷(可直接扩张血管)等有关;对脑和肺血管影响较小。由于不同血管床的反应不同,可引起机体血流重分配。

(3)血压:对血压的影响与剂量、不同部位 α、β 受体发生作用的比例以及机体代偿性反应等多种因素有关。皮下注射治疗量(0.5～1mg),因兴奋心脏(激动 β_1 受体),心排血量增加使收缩压升高,由于骨骼肌血管的扩张作用(激动 β_2 受体)抵消或超过了皮肤黏膜及肾血管等的收缩作用(激动 α 受体),故总外周阻力变化不大,舒张压不变或稍降,脉压差稍增大;较大剂量使用时,收缩压和舒张压均升高。静注较大剂量时,由于 β_2 受体对低浓度的 AD 比 α 受体敏感,故典型的血压变化呈双相反应:给药后迅速出现明显的升压作用,血压恢复至正常后继而出现较弱的降压反应(后扩张)。AD 对心血管系统的作用见图 4-3。另外肾上腺素还能激动肾小球旁细胞 β_1 受体,使肾素分泌增加,升高血压。

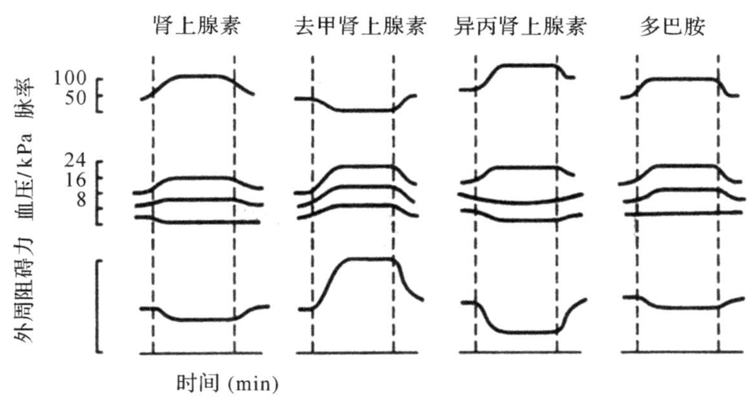

图 4-3　静脉滴注肾上腺素受体激动药对心血管系统的作用

2. 平滑肌　对平滑肌的作用取决于分布的受体类型。

(1)支气管平滑肌:激动支气管平滑肌 β_2 受体,使支气管舒张,改善通气,特别是支气管平滑肌处于痉挛状态时解痉作用更明显;松弛作用迅速而强大,还可通过作用于肥大细胞上的 β_2 受体,抑制过敏介质的释放;并激动支气管黏膜血管 α_1 受体,降低毛细血管通透性,利于消除支气管黏膜水肿。

(2)其他平滑肌:AD 也能松弛胃肠平滑肌;在妊娠末期,可抑制子宫的收缩;激动逼尿肌 β 受体,使逼尿肌松弛,同时激动 α 受体,使膀胱括约肌收缩,可引起排尿困难和尿潴留。在孕妇妊娠末期和临产时,对子宫张力和收缩有抑制作用。

3. 代谢　促进肝糖原分解并抑制组织对葡萄糖注射液的摄取,升高血糖;兴奋脂肪细胞 β 受体,激活甘油三酯酶,促进脂肪分解,使血中游离脂肪酸升高;提高机体代谢水平,可使细胞耗氧量增加 20%～30%。

【应用】　(1)心搏骤停:对溺水、麻醉意外、药物中毒、传染病或心脏传导阻滞等引起的心搏骤停,在采用各种心肺复苏措施的同时,心内注射给药,但施行操作时应特别注意,因可增加冠状动脉撕裂、心脏压塞、气胸等的危险性。(2)过敏性休克：药物及输液等引起的过敏性休克表现为小血管扩张和毛细血管通透性升高，引起血压下降；支气管平滑肌痉挛，导致呼吸困难。AD可收缩血管，兴奋心脏，升高血压，松弛支气管平滑肌，也能抑制过敏物质的释放，减轻黏膜水肿，从而缓解症状，为治疗过敏性休克的首选药。(3)支气管哮喘：激动 β_2 受体，舒张支气管，解除其痉挛，并能抑制肥大细胞释放过敏物质；又能激动 α 受体，收缩支气管黏膜血管，减轻支气管黏膜充血水肿。其作用快而强，持续时间短。因不良反应较重，主要用于控制哮喘的急性发作。因其对心脏的兴奋作用可引起心悸，禁用于心源性哮喘患者。(4)局部止血：鼻出血或齿龈出血时，可用浸有0.1%AD的棉球填塞局部，压迫出血处止血。(5)与局麻药配伍使用：因收缩局部血管，延缓局麻药吸收，既可延长麻醉时间，又可防止局麻药吸收中毒。但在血液循环差的部位，如手指、足趾、耳部及阴茎等部位手术局麻禁止加AD，以免组织缺血性坏死。

【不良反应及用药护理】 一般表现为烦躁不安、心悸、皮肤苍白、头痛等，停药后可消失。过量或静注过快，血压骤升，有诱发脑血管意外和动脉瘤破裂的危险，大剂量也可引起心室颤动，应谨慎使用。禁用于高血压、器质性心脏病、甲状腺功能亢进、糖尿病等，老年患者慎用。

麻黄碱(ephedrine)

麻黄碱是从中药麻黄中提取的生物碱，也可人工合成，不属于儿茶酚胺类，性质稳定。

【体内过程】 脂溶性高，口服吸收好，1h达峰浓度，$t_{1/2}$ 为3～4h，作用可维持3～6h，易透过血脑屏障。

【作用与应用】 麻黄碱能直接激动 α、β 受体，也能促进NA释放，作用与AD相似。其作用特点如下：(1) 兴奋心脏，收缩血管，升高血压和舒张支气管的作用温和、缓慢而持久；(2) 中枢兴奋作用强，易致失眠；(3) 短期反复用药，可出现快速耐受性。麻黄碱主要用于防治低血压，如硬膜外或蛛网膜下腔麻醉引起的低血压；预防支气管哮喘发作和轻症的治疗；鼻黏膜充血肿胀引起鼻塞，常用0.5%～1%的溶液滴鼻，能消除黏膜肿胀。

【不良反应】 易出现中枢兴奋症状，如不安、失眠等，晚上口服镇静催眠药防止失眠。禁忌证同AD。

多巴胺(dopamine，DA)

多巴胺是体内NA合成的前体，也是脑内重要的儿茶酚胺类神经递质。药用为人工合成品。

【作用】 激动 α、β_1 和DA(D_1)受体，也可促进NA的释放。(1)心血管：①兴奋心脏。激动 β_1 受体(较肾上腺素弱)使心肌收缩力加强，心排血量增加，对心率影响不明显，很少引起心律失常。②舒张和收缩血管。小剂量时可激动血管平滑肌 D_1 受体，使内脏血管尤其是肾、肠系膜血管及冠状动脉扩张；激动 α 受体使皮肤黏膜和骨骼肌血管收缩。大剂量时因 α 受体兴奋占优势，表现为血管收缩。③升高血压。小剂量使收缩压升高，舒张压不变或略升，脉压差增大；大剂量则使收缩压和舒张压均升高。(2)肾脏：小剂量DA激动肾血管 D_1 受体，使肾血管扩张，增加肾血流量和肾小球滤过率；同时具有排钠利尿作用，可改善肾功能。但大剂量DA时激动肾血管α受体，使肾血管明显收缩。

【应用】 (1)抗休克：用于感染性、心源性及低血容量性休克等，尤其对伴有心肌收缩力减弱和尿量减少者疗效显著。应用时应注意补足血容量。(2)急性肾衰竭：常与利尿药合用。

【不良反应及用药护理】 偶见恶心、呕吐。剂量过大或静滴太快可引起心动过速、心律失常和肾功能下降等，可酌情调整滴速。静滴时药液外漏可引起组织缺血坏死，可用酚妥拉明对抗。治疗休克时注意补充血容量，并监测动脉压、中心静脉压、尿量等。

二、α受体激动药

去甲肾上腺素(noradrenaline, NA; norepinephrine, NE)

去甲肾上腺素是去甲肾上腺素能神经末梢释放的递质，也可由肾上腺髓质少量分泌。药用为人工合成品。性质不稳定，遇光易变质，应避光保存。在碱性溶液中迅速氧化失效，故忌与碱性药物混合。

【体内过程】 口服使胃黏膜血管收缩，吸收甚少，在肠内易被碱性肠液破坏，皮下或肌内注射可因局部血管强烈收缩导致组织缺血坏死，常采用静滴给药，作用维持时间短(1～2 min)。

【作用】 主要激动α受体，对β_1受体激动作用弱，对β_2受体几乎无作用。(1)收缩血管：激动α受体，除冠状动脉外，全身小动脉、小静脉均收缩，以皮肤黏膜血管收缩最明显，其次为肾血管等，外周阻力明显升高。由于心脏兴奋，代谢产物如腺苷等增加，使冠状动脉舒张。(2)兴奋心脏：激动β_1受体，使心肌收缩力加强，心率加快，心排血量增加，但远比AD弱，故在整体情况下由于血压升高而反射性使心率减慢。大剂量使用也可引起心律失常。(3)升高血压：小剂量用药(0.1μg/mL)可使外周血管收缩，心脏兴奋，收缩压和舒张压升高，脉压略加大；较大剂量时血管强烈收缩，外周阻力明显增高，使血压明显升高且脉压变小，加重了心脏的后负荷，心排血量减少，导致包括肾、肝等组织的血液灌注量减少。

【应用】 (1)抗休克：对神经性休克、过敏性休克，可酌情小剂量短期静滴，使收缩压维持在12kPa(90mmHg)左右，以保证心、脑等重要器官的供血。NA仅作为暂时升压的措施，切忌大剂量或长时间应用，否则会因血管强烈收缩加重心脏负担，并加重微循环障碍。(2)上消化道出血：食道或胃出血可用NA 1～3mg适当稀释后口服，使食管或胃黏膜血管收缩而止血。

【不良反应及用药护理】 (1)局部组织缺血坏死：静滴时间过长、浓度过高或药液外漏可使局部血管强烈收缩，引起组织缺血坏死，禁止皮下和肌注。一旦发现注射部位皮肤苍白或药液外渗时，应立即更换注射部位，局部热敷，并用酚妥拉明或普鲁卡因局部浸润注射，减轻疼痛，扩张血管，预防组织坏死。(2)急性肾衰竭：用药时间过长或剂量过大，可使肾血管强烈收缩，产生少尿或无尿。故用药期间应监测尿量，尿量应保持在每小时25mL以上。(3)禁用于高血压、动脉硬化症、器质性心脏病、少尿、严重微循环障碍者及孕妇。

间羟胺(metaraminol, aramine, 阿拉明)

间羟胺作用与NA相似，主要激动α受体，对β_1作用弱，还能促进NA释放，连续用药可产生快速耐受性。与 NA 比较具有以下特点:(1)收缩血管、升高血压作用较弱而持久,较少引起心律失常;(2)对肾血管收缩作用较弱,较少引起少尿及肾功能衰竭;(3)给药方便,可肌注或静滴,故临床常作为 NA 的代用品用于治疗休克或其他低血压。

去氧肾上腺素(phenylephrine,苯肾上腺素,新福林)

去氧肾上腺素能选择性激动 α_1 受体,使血管收缩,血压升高;反射性兴奋迷走神经,使心率减慢。本品可用于阵发性室上性心动过速。由于强烈的肾血管收缩作用,减少肾血流量,故抗休克少用,主要用于腰麻、全麻所致的低血压。本品还能兴奋瞳孔开大肌上的 α_1 受体,使瞳孔扩大。与阿托品比较,去氧肾上腺素扩瞳作用较弱,维持时间短,一般不升高眼压,也不引起调节麻痹。本品可作为快速、短效散瞳药用于眼底检查。

羟甲唑啉(oxymetazoline,氧甲唑林)

羟甲唑啉能激动外周突触后膜 α_2 受体,引起血管收缩。常用 0.05% 的溶液滴鼻,收缩鼻黏膜血管,用于感冒、鼻炎及呼吸道过敏引起的鼻黏膜充血。不可长期使用,否则可能引起萎缩性鼻炎。高血压和甲状腺功能亢进患者慎用。小儿用药后可致中枢神经系统症状,故 2 岁以下小儿禁用。

三、β 受体激动药

异丙肾上腺素(isoprenaline,喘息定)

异丙肾上腺素是 NA 氨基上的氢为异丙基取代的人工合成品,常用硫酸盐或盐酸盐。

【体内过程】 口服无效,舌下给药因能扩张局部血管,可迅速吸收。气雾吸入作用较快,2～5min 生效,维持 0.5～2h。不易透过血脑屏障。其主要经肝脏和其他组织中 COMT 代谢失活,作用维持时间较 AD、NA 稍长。静注时药物半衰期约数分钟。

【作用】 异丙肾上腺素对 β_1、β_2 受体具有较强的激动作用,而对 α 受体几乎无作用。(1)心血管:①兴奋心脏:激动 β_1 受体,使心肌收缩力加强、传导加快、心率加快、心排血量增加,心肌耗氧量明显增加。与 AD 相比,加快心率及加快传导作用较强,对正位起搏点兴奋作用强,但也可引起心律失常,较少引起心室颤动。②扩张血管:激动 β_2 受体而舒张血管,骨骼肌血管和冠状血管明显扩张,肾和肠系膜血管作用较弱。③血压:由于心脏兴奋,心排血量增加,而血管扩张外周阻力下降,故收缩压升高而舒张压下降,脉压增大,平均动脉压下降。(2)支气管:激动 β_2 受体,松弛支气管平滑肌,并可抑制过敏物质的释放,作用比 AD 强。(3)代谢:促进糖原和脂肪分解,增加组织耗氧量,升高血糖作用较 AD 弱。

【应用】 (1)支气管哮喘:舌下或气雾吸入给药,用于控制支气管哮喘急性发作,作用快而强,但易致心悸,长期反复用药,可产生耐受性;(2)房室传导阻滞:治疗Ⅱ、Ⅲ度房室传导阻滞,可舌下给药或静滴;(3)心搏骤停:对房室传导阻滞等引起的心跳骤停,可心内注射;(4)抗休克:增加血液灌流量,改善微循环,适用于心排出量较低、外周阻力较高的感染性休克,注意补足血容量。

【不良反应】 常见有心悸、头晕。剂量过大可致心律失常、室颤、猝死。禁用于冠心病、心肌炎、甲状腺功能亢进患者等。

多巴酚丁胺(dobutamine)

多巴酚丁胺选择性激动 β_1 受体，对 β_2 受体激动作用微弱。使用时心肌收缩力加强，心排血量增加，对心率影响不大。临床上主要用于心肌梗死并发心功能不全的治疗。

用药护理小结

【用药前沟通】

1. 了解患者病史及用药史 了解患者是否有高血压、动脉硬化、器质性心脏病、冠状动脉粥样硬化性心脏病(简称冠心病)、心肌炎、心律失常、外周血管病、甲状腺功能亢进、糖尿病、青光眼、嗜铬细胞瘤、前列腺肥大等及肝、肾功能情况；支气管哮喘患者要了解其发病的原因，是否用过拟肾上腺素类药物，效果如何，有无不良反应；休克患者要了解其休克的类型、微循环情况；了解患者是否用过抗肾上腺素药、三环类抗抑郁药。做好必要的心理沟通。

2. 相关用药知识教育 告知患者用药后可能出现焦虑、头痛、头晕、心悸、脸色苍白等，一般为一过性，应避免精神紧张，有助于缓解不适；支气管哮喘患者自己用气雾剂或舌下给药时，要遵医嘱，不可过量或过频，否则可引起心脏反应；告诉患者所用药名、用法及注意事项；了解药物的主要不良反应及处理方法；长期应用异丙肾上腺素及短期反复用麻黄碱可产生耐受性，麻黄碱兴奋中枢，勿在睡前服，必要时可合用镇静催眠药；糖尿病患者用肾上腺素可使血糖升高，要增加胰岛素的用量。

【用药后护理】

1. 给药方法 (1) NA 和 DA：①静滴时要严格控制浓度和滴速。NA 可用 0.5～1.0mg 加入 5%的葡萄糖注射液 100mL 中静滴，每分钟约 20 滴或 4～8μg 药物，以维持收缩压在 12.0～13.3kPa(90～100mmHg)；DA 可用 20mg 加入 5%的葡萄糖注射液 100mL 中静滴，每分钟约 20 滴，极量每分钟 500μg。②严禁皮下注射和肌注。③治疗上消化道出血，NA 应稀释后口服。(2) AD：可皮下注射、肌内注射、静注和心内注射，也可加入局麻药中。给药途径不同，要求药物的浓度也不同，皮下或肌内注射浓度为 0.1%，静注浓度为 0.01%，与局麻药合用浓度为 1∶100000～1∶200000。(3)间羟胺：肌内注射时部位要深，否则药物不易吸收。(4) 异丙肾上腺素：治疗支气管哮喘时，可舌下给药或气雾吸入，气雾吸入时要指导患者吸入的正确方法，舌下含服时应叮嘱患者不能将药片吞咽，静滴时应以 5%的葡萄糖注射液稀释，滴速每分钟 0.5～2μg。应用血管扩张药时应补足血容量。服用三环类抗抑郁药时可增强拟肾上腺素药的作用，甚至出现毒性反应。α 受体阻断药可使 α、β 受体激动药的升压作用翻转。AD、NA 性质不稳定，遇光易分解，应避光保存，且在碱性溶液中易氧化失效，故忌与碱性药物配伍。

2. 重点监测项目 用药前及用药过程中，应监测患者的意识、表情、面色、末梢循环、血压、脉搏、心律、中心静脉压、尿量；哮喘患者给药后要监测呼吸，必要时进行血气分析。

3. 主要护理措施 (1) 静滴 NA、DA 时要严格控制滴速，严密观察患者，如出现头痛、心动过速、尿量每小时少于 25mL，应减慢滴速或报告医生，静滴过程中应经常检查给药部位，至少每小时观察 1 次，发现局部水肿或皮肤苍白，应立即更换注射部位，用 α 受体阻断药酚妥拉明局部浸润注射，并局部热敷；(2) 治疗哮喘时，用药 30min 内症状无缓解，应报告医生，考虑是否耐药；(3) 异丙肾上腺素静滴时，心率如每分钟超过 110 次，应减慢滴速；(4) AD静滴外漏时，可用酚妥拉明局部浸润注射，防止组织缺血坏死。

【用药护理评价】 对监测项目进行治疗前后的对比，评价药物疗效是否明显，症状是否缓解或消失，有无严重不良反应发生，能否维持正常的排尿功能，体内电解质是否平衡，呼吸是否改善，患者对药物治疗和不良反应及防治相关知识知晓度是否提高，其能否坚持和配合治疗。

第五节　抗肾上腺素药

学习目标

1. 掌握酚妥拉明的药理作用及临床应用；掌握受体阻断药的药理作用、临床应用及不良反应。
2. 熟悉受体阻断药的用药护理及禁忌证。
3. 能为患者选择有效的治疗药物；能准确判断用药的合理性并执行处方；能正确指导患者相关药物的合理使用。

DAORU QINGJING

导入情景

情景描述：

患者，女性，20 岁，常在受冷或情绪激动后，手指皮肤颜色突然变为苍白，继而发绀，发作时常从指尖开始，之后扩展至整个手指，甚至掌部，伴有局部发凉，麻木、针刺感和感觉减退。诊断为雷诺症。

请问：

1. 可选用什么药物治疗？
2. 药物治疗时应告知患者有哪些药物不良反应及用药注意事项。

一、α 受体阻断药

α 受体阻断药能选择性地阻断 α 受体，而对 β_2 受体无影响。因此，它们能将 α、β 受体激动药肾上腺素的升压作用翻转为降压作用，称"肾上腺素作用的翻转"。因为这时 α 受体收缩血管作用被拮抗，表现为激动 β 受体时的血管扩张作用。而对于主要激动 α 受体的 NA，α 受体阻断药只能使其升压作用消失或减弱，而无翻转作用。对主要激动 β 受体的异丙肾上腺素的降压作用则无影响。根据药物对 α 受体选择性差异，可分为：非选择性 α 受体阻断剂，如酚妥拉明、酚苄明等；选择性 α_1 受体阻断剂，如哌唑嗪；选择性 α_2 受体阻断剂，如育亨宾。

酚妥拉明(phentolamine,regitine,立其丁)

【作用】 酚妥拉明竞争性阻断 α 受体,作用较弱,维持时间短,对 α_1 和 α_2 受体选择性低。(1)心血管:酚妥拉明能阻断 α 受体,直接松弛血管平滑肌,使血管扩张,外周阻力下降,血压下降。由于血压下降使交感神经反射性兴奋,同时阻断去甲肾上腺素能神经突触前膜 α_2 受体,促进 NA 释放,故可兴奋心脏。使用时心肌收缩力增强,心率加快,心排血量增加。(2)其他:酚妥拉明有拟胆碱作用和组胺样作用,使胃肠平滑肌兴奋和胃酸分泌增加,尚有阻滞 K^+ 通道作用。

【应用】 (1)外周血管痉挛性疾病:如肢端动脉痉挛性疾病、血栓闭塞性脉管炎等。静滴 NA 外漏时亦可用本品做局部浸润注射。(2)休克:在补足血容量的基础上,酚妥拉明能扩张血管,降低外周阻力,增加心排出量,从而使机体的血液重新分布,改善内脏组织血流灌注和解除微循环障碍,对肺水肿具有较好的疗效。目前主张将酚妥拉明和 NA 合用以对抗其强大的 α 受体激动作用,使血管收缩作用不致过分剧烈,并保留对心脏 β_1 受体的激动作用,使心收缩力增加,脉压增大,提高其抗休克的疗效。(3)难治性充血性心力衰竭:心力衰竭时,由于心肌收缩力减弱,心排血量减少,使交感神经反射性兴奋,导致血管收缩,从而增加心脏的前、后负荷,增加心肌耗氧,使心排血量进一步下降。酚妥拉明可扩张小静脉、小动脉,降低心脏的前、后负荷,同时还可加强心肌收缩力,增加心排血量,对心力衰竭有一定的纠正作用。(4)肾上腺嗜铬细胞瘤:酚妥拉明能用于此病骤发时的高血压危象发作及手术前的准备。

【不良反应】 该药可致恶心、呕吐、腹痛、腹泻、胃酸分泌增加。剂量过大可引起直立性低血压、心动过速和诱发心绞痛。消化性溃疡、冠心病患者慎用。

酚苄明(phenoxybenzamine,dibenzyline,苯苄胺)

【体内过程】 口服吸收达 20%~30%,起效慢,因局部刺激性强,不作皮下注射和肌注。在体内与 α 受体结合牢固,排泄缓慢,给药一次可维持 3~4 天。

【作用及应用】 酚苄明为非竞争性 α 受体阻断药,作用缓慢、强大、持久。其使血管扩张、外周阻力下降,改善微循环。可用于外周血管痉挛性疾病、休克、嗜铬细胞瘤的治疗,也可用于良性前列腺肥大引起的阻塞性排尿困难的治疗。

【不良反应及用药护理】 有直立性低血压、心悸、鼻塞,空腹口服时引起胃肠刺激,如恶心、呕吐等。尚有中枢抑制症状,如思睡疲乏,静注时,必须缓慢充分补液并密切监护。

同类药还有特拉唑嗪、多沙唑嗪等。

二、β 受体阻断药

(一)β 受体阻断药概述

本类药能竞争性与 β 受体结合,从而对抗去甲肾上腺素能神经递质和肾上腺素受体激动药的 β 型效应。根据对 β 受体的选择性不同,可分为非选择性 β 受体阻断药(普萘洛尔等)、选择性 β_1 受体阻断药(美托洛尔等)和兼有 α、β 受体阻断作用的 α、β 受体阻断药(拉贝洛尔等)。

【体内过程】 口服自小肠吸收，受脂溶性和首关消除影响，生物利用度差异大。如普萘洛尔、美托洛尔首关消除多而生物利用度低；阿替洛尔、比索洛尔生物利用度较高。β受体阻断药主要在肝脏代谢（脂溶性高的药物）、经肾脏以原形排泄（脂溶性低的药物）。大多数药物半衰期为3～6h，纳多洛尔、比索洛尔达10h以上。肝、肾功能减退时应慎用或调整剂量。

【作用】

1. 阻断β受体 （1）心血管：阻断 β_1 受体，使心率减慢，心肌收缩力减弱，心房或房室结传导减慢，心排血量减少，心肌耗氧量下降，血压下降。由于 β_2 受体阻断和代偿性交感反射，使血管收缩，外周阻力增加，冠脉血流量减少。但通过阻断肾小球旁器细胞上的 β_1 受体，减少肾素分泌，从而抑制肾素-血管紧张素-醛固酮系统，亦可导致血压下降。（2）支气管：阻断 β_2 受体，使支气管平滑肌收缩而增加气道阻力，对正常人影响小，但对支气管哮喘患者则可诱发或加重哮喘的急性发作。（3）代谢：可抑制儿茶酚胺引起的脂肪分解，部分拮抗肝糖原分解。

2. 内在拟交感活性 有些β受体阻断药，在与β受体结合阻断其效应时，尚有一定的激动β受体的作用，称为内在拟交感活性（intrinsic sympathomimetic activity，ISA）。但该作用较弱，常被β受体阻断作用所掩盖。ISA作用较强的药物抑制心肌收缩力、减慢心率和收缩支气管作用较不具有ISA的药物为弱。

3. 膜稳定作用 有些β受体阻断药能降低心肌细胞膜对阳离子的通透性，但一般对人体心肌细胞的膜稳定作用需要比临床有效血浓度高几十倍时才能发挥作用，因此，在常用剂量下不具有临床治疗意义。

【应用】 （1）心律失常：主要用于室上性心律失常，尤其对交感神经兴奋引起的窦性心动过速疗效好；（2）高血压：β受体阻断药是治疗高血压的一线药物；（3）心绞痛和心肌梗死：急性心肌梗死早期应用β受体阻断药可降低死亡率，长期应用可降低复发率和猝死率；（4）慢性心功能不全：抗交感神经作用可使心率减慢，心肌耗氧减少，还可抑制肾素-血管紧张素-醛固酮系统而减轻心脏的前、后负荷，从而改善症状；（5）其他：可作为甲状腺功能亢进的辅助用药，能缓解激动不安和心动过速等症状，并能降低基础代谢率。另外，噻吗洛尔滴眼，可治疗青光眼；普萘洛尔可防治偏头痛、肌震颤等。

【不良反应及用药护理】 （1）可使心功能不全、窦性心动过缓、房室传导阻滞患者病情加重，甚至引起严重心功能不全、肺水肿、完全性房室传导阻滞乃至心搏骤停。β受体阻断药可收缩外周血管，引起四肢发冷、皮肤苍白，甚至导致雷诺症等。（2）诱发和加重支气管哮喘：阻断 β_2 受体可致支气管痉挛，因此，支气管哮喘患者应避免使用此类药物。选择性 β_1 受体阻断药及具有内在拟交感活性的药物虽这一作用较弱，但仍应避免使用。（3）反跳现象：长期用药突然停药，常使原来的病情加重，如血压升高，心绞痛发作加剧。故应逐渐减量，缓慢停药。（4）其他：可出现失眠、抑郁、恶心、轻度腹泻等，偶见皮疹和血小板减少等过敏反应。禁用于严重心功能不全、窦性心动过缓、房室传导阻滞和支气管哮喘患者。

(二)β受体阻断药分类(表4-3)

表4-3　β受体阻断药药理特性

	药物	阻断β受体的效价	膜稳定作用	内存拟交感活性	口服生物利用度/%	$t_{1/2}$/h
Ⅰ类	β_1、β_2受体阻断药					
	普萘洛尔	1	++	0	25～30	3～4
	噻吗洛尔	6～100	0	0	30～75	2～5
	吲哚洛尔	5～10	+	++	75～90	2～5
	纳多洛尔	2～4	0	0	30～35	10～20
Ⅱ类	β_1受体阻断药					
	美托洛尔	1	0	0	40～50	3～4
	阿替洛尔	0.5～1	0	0	50	6～9
	比索洛尔	4	0	0	90	10～12
	醋丁洛尔	0.3	+	+	40	2～4
Ⅲ类	α、β受体阻断药		±	+	20	5.5
	拉贝洛尔	0.25				

普萘洛尔(propranolol)

普萘洛尔对β_1、β_2受体均有阻断作用,无ISA,不阻断α受体。其脂溶性高,口服吸收完全,有明显首关消除,仅约25%可到达体循环,但个体差异性大,血药浓度差异可达20倍。普萘洛尔表观分布容积大,易通过血脑屏障。其血浆蛋白结合率高,主要经肝脏代谢,代谢产物仍具有β受体阻断作用。普萘洛尔血浆$t_{1/2}$约4h,但抗高血压作用时间长,可每日给药两次。临床用药需从小剂量开始,逐渐增加到适当剂量。

纳多洛尔(nadolol)

纳多洛尔对β_1、β_2受体亲和力大致相同,缺乏膜稳定作用和ISA。其个体差异较普萘洛尔小,体内代谢不完全,主要以原形经肾排出。纳多洛尔作用时间长,可每日给药一次。肾功能不全者注意调整剂量。

噻吗洛尔(timolol)

噻吗洛尔为非选择性、强效β受体阻断药,无ISA,无膜稳定性。其口服和滴眼都可以减少房水生成,降低眼内压。对药物敏感的患者,局部用药治疗青光眼时,噻吗洛尔也可引起全身性不良反应,如哮喘发作或充血性心力衰竭。

美托洛尔(metoprolol)

美托洛尔选择性阻断β_1受体,无ISA。其胃肠道吸收完全,主要经肝脏代谢,约10%以原形经肾排除。美托洛尔易透过血脑屏障和胎盘屏障，乳汁中药物浓度显著高于血药浓度，血药浓度个体差异可达 17 倍，因此用药剂量需个体化。临床上用于治疗高血压、稳定型心绞痛，也用于急性心肌梗死早期治疗。但心率低于 45 次/min、P-R 间期＞0.24s，收缩期血压低于 13.3kPa 的心肌梗死患者禁用。

阿替洛尔(atenolol)

阿替洛尔为长效选择性阻断 β_1 受体，无 ISA。其口服吸收约 50%，血药浓度个体差异较小(约 4 倍)。大部分以原形经肾排出，肾功能不全者在体内有蓄积，肌苷清除＜35mL/min 者，需调整剂量。低剂量时选择性阻断 β_1 受体，抑制心脏，对血管及支气管的影响较小，对胰岛素分泌无影响，糖尿病及哮喘患者使用相对比较安全；剂量增大时选择性减弱，应注意 β_2 受体阻断引起的副作用。阿替洛尔作用持久，安全性比普萘洛尔高，临床上主要用于治疗高血压心绞痛及心律失常。

倍他洛尔(betaxolol)

倍他洛尔的药理特性与阿替洛尔相似，对 β_1 受体的选择性比阿替洛尔稍好。其临床用途与阿替洛尔相似，还可用于青光眼的治疗。倍他洛尔脂溶性高，口服吸收好，首关消除少，血药浓度个体差异小。

醋丁洛尔(acebutolol)

醋丁洛尔为中长效选择性阻断 β_1 受体，有轻度 ISA 及膜稳定作用。其血药浓度个体差异较大，可透过胎盘屏障，乳汁中药物浓度高于血药浓度，70%经肝脏代谢，代谢产物仍有 β 受体阻断作用。临床主要用于治疗高血压，也用于抗心绞痛及心律失常。由于醋丁洛尔具有 ISA 作用，其减慢心率作用要比普萘洛尔、阿替洛尔等弱。

拉贝洛尔(labetalol)

拉贝洛尔可选择性阻断 α_1、β_1、β_2 受体，其阻断 β 受体作用是阻断 α 受体的 5～10 倍。拉贝洛尔对 β_1 作用略强于 β_2 受体，有 β_2 受体部分激动作用和抑制去甲肾上腺素重摄取作用。α_1 受体阻断可引起动脉血管扩张，血压下降，直立位时降压作用更为显著；β_1 受体阻断也与降压有关，同时导致阻断反射性交感神经引起的心脏兴奋。拉贝洛尔具有 ISA，通过激动 β_2 受体也参与其扩张血管的作用。拉贝洛尔主要用于中度和重度高血压的治疗，不良反应有眩晕、恶心、乏力等。禁忌证与普萘洛尔相似。

用药护理小结

【用药前沟通】

1. 了解患者病史及用药史 了解患者的机体状况，如血压、脉搏、心率、心律；患者的血糖、体重及肝、肾功能情况，有无烟、酒嗜好和高脂饮食习惯；询问患者是否用过抗肾上腺素药治疗，所用药物的剂量、用法、疗效及不良反应；有无药物过敏史；应用 β 受体阻断药前要了解患者是否有心功能不全、房室传导阻滞、窦性心动过缓、支气管哮喘、糖尿病等疾病；应用α受体阻断药前要了解患者是否有冠心病、溃疡病等。

2. 用药相关知识教育 告诉患者用药后可能出现的不良反应。应用α受体阻断药可引起恶心、呕吐、腹痛、腹泻、胃酸过多等，严重者还可引起头晕、心动过速、胸外直立性低血压，一旦发生此类症状，应告知医生，并避免从事高空或驾驶工作，改变体位要缓慢；应用β受体阻断药也可出现胃肠反应，一般停药后可自行消失；长期用药不能突然停药，要逐渐减量，缓慢停药，否则会导致病情恶化；教会患者测量脉搏、血压的方法，记录心率和心律，如出现异常情况，应及时告诉医生。

【用药后护理】

1. 给药方法 (1)α受体阻断药：酚妥拉明可肌注或静注；但酚苄明刺激性强，不宜肌内注射或皮下注射，静注要避免药液外渗。巴比妥类及降压药可增强其降压作用。α受体阻断药应避光保存于阴凉处。(2)β受体阻断药：生物利用度各不相同，且个体差异大，故要遵医嘱，从小剂量开始，逐渐增量。一般多口服给药，静滴时要加葡萄糖注射液稀释，并控制滴速。

2. 重点监测项目 患者血压、心率、心律、呼吸应定时监测；合并糖尿病患者应监测血糖；心律失常者要监测心电图；长期应用β受体阻断药的患者要监测肝、肾功能。

3. 主要护理措施 (1)用α受体阻断药后要叮嘱患者卧床休息，改变体位要缓慢，以防止直立性低血压而发生意外；(2)用药前必须备有升压药物，以便血压过低或支气管痉挛时抢救用；(3)静滴给药要缓慢，根据血压、心率调整滴速，使用β受体阻断药期间，如心率低于60次/min，应报告医生；(4)口服药物宜饭后或饭时服用，以减少胃肠反应。

【用药护理评价】 根据用药前后监测指标的变化情况评价各药治疗不同疾病时的疗效；生命体征、肝肾功能是否保持正常；有无药物不良反应，是否得到缓解和消除；能够配合和坚持治疗；对肾上腺素受体阻断药的治疗、不良反应、禁忌证及合理用药相关知识是否了解。

第六节 镇静催眠药

学习目标

1. 掌握地西泮作用、应用、不良反应和应用注意事项。
2. 熟悉其他苯二氮䓬类药物、苯巴比妥、硫喷妥钠、水合氯醛、多塞平、丁螺环酮作用特点、应用、常见不良反应及防治。
3. 了解各类药物作用机制、体内过程与药物作用的关系。
4. 能为失眠症患者选择有效的治疗药物；能准确判断失眠症患者用药的合理性并执行处方；能正确指导患者相关药物的合理使用。

DAORU QINGJING

导入情景

情景描述：

男性，68岁，患有肺气肿和失眠，某医生开写处方，既有治疗肺气肿的药，又有治疗失眠症的药(地西泮)。

请问：

1. 合并肺气肿和失眠患者能否用镇静催眠药？请说明理由。

2. 该患者用药的注意事项。

一、苯二氮䓬类

苯二氮䓬类(benzodiazepine，BZ)药物多为1,4-苯并二氮䓬的衍生物，作用相似，但不同衍生物的抗焦虑、镇静、催眠、抗惊厥和中枢性肌肉松弛作用各有侧重。主要用于镇静催眠的苯二氮䓬类药物有地西泮(diazepam，安定)、氟西泮(flurazepam，氟安定)、氯氮䓬(chlordiazepoxide，利眠宁)、硝西泮(nitrazepam，硝基安定)、氯硝西泮(clonazepam，氯硝安定)、奥沙西泮(oxazepam，去甲羟基安定，舒宁)、艾司唑仑(estazolam，舒乐安定)、三唑仑(triazolam，酣乐欣)、劳拉西泮(lorazepam，氯羟安定)等。

地西泮(diazepam，valium，安定)

地西泮为苯二氮䓬类药物的代表。因该药血浆蛋白结合率高达99%，且其肝脏代谢物去甲地西泮仍有镇静催眠作用，经肾排泄缓慢，属长效类药物，长期反复用药易致蓄积中毒。

【作用与应用】

1. 抗焦虑　小剂量(2.5～5mg/次，3次/天)可产生良好的抗焦虑作用，选择性高，疗效确切，能明显改善患者的恐惧、忧虑、紧张、失眠等症状。

临床应用：(1)各种原因所致的焦虑症。地西泮是目前最好的抗焦虑药之一，但因久用可致依赖性，近年来临床多采用无依赖性的多虑平和丁螺环酮。目前临床治疗焦虑症的首选药物为新型抗抑郁药，如帕罗西汀等。(2)麻醉前给药。(3)心脏电击复律和内镜检查前给药。后两个应用的药理学基础是地西泮静注给药后，产生暂时性记忆缺失，缓解患者对手术和检查操作的恐惧情绪，减少麻醉药用量，协同麻醉作用，并使患者对术中不良刺激于术后不复记忆。

2. 镇静催眠　剂量增至(5～15mg/次，临睡前服)可产生镇静催眠作用。其具有以下优点：(1)安全范围较大，对呼吸、循环影响小，过量不引起麻醉；(2)不影响快动眼睡眠(rapid eye movement，REM)，停药后反跳现象及连续用药依赖性均较巴比妥类轻；(3)无肝药酶诱导作用，联合用药相互干扰少；(4)后遗效应小，醒后无明显宿醉现象。本类药物现已取代了巴比妥类药物，成为临床上最常用的镇静催眠药，广泛用于各种原因导致的失眠症。因其是长效类药物，常用于易醒和早醒患者。

3. 抗惊厥、抗癫痫　地西泮有较强的抗惊厥和抗癫痫作用，常用于小儿高热、破伤风、子痫及药物中毒所致惊厥的治疗。地西泮是治疗癫痫持续状态的首选药，一般为静注给药（5～20mg/次）。

4. 中枢性肌肉松弛　地西泮在降低肌张力的同时，不影响机体的正常活动。常用于缓解中枢性肌肉僵直（脑血管意外、脊髓损伤等）及外周性肌肉痉挛（腰肌劳损）。

作用机制：目前认为苯二氮䓬类药物对中枢神经系统的抑制作用与 γ-氨基丁酸（GABA）有关。GABA 是中枢神经系统内重要的抑制性递质，$GABA_A$ 受体是脑内主要的 GABA 受体，该受体与 Cl^- 通道耦联为 $GABA_A$ 受体-Cl^- 通道复合体形式存在，是药物作用的结合部位。苯二氮䓬类药物与苯二氮䓬受体结合后，促进 GABA 与 $GABA_A$ 受体结合，导致 Cl^- 通道开放的频率增加，使神经细胞膜超极化，从而增强 GABA 的中枢抑制效应。

【不良反应及用药护理】　(1)中枢神经系统：治疗量连续应用可出现头晕、嗜睡、乏力等副反应，大剂量可致共济失调、口齿不清、精神错乱等。用药期间不宜从事高空作业、精细及驾驶等工作。(2)急性中毒：过量使用或静注过快可引起血压下降，心率减慢，呼吸、循环抑制，昏迷，重者可致呼吸及心跳停止。饮酒或合用其他中枢抑制药时尤易发生，故应缓慢注射。呼吸中枢抑制严重者可用苯二氮䓬受体阻断药氟马西尼（flumazenil）抢救。(3)依赖性：长期用药可产生耐受性和依赖性，突然停药可出现戒断症状，表现为失眠、焦虑、激动、震颤等。避免长期应用，宜短期或间断性用药。停药时逐渐减量至停药，以避免戒断症状。(4)其他：长期应用可致畸；偶有过敏反应，如皮疹、白细胞减少等；较大剂量可致尿潴留、呼吸性酸中毒等。孕妇、哺乳妇女、新生儿、阻塞性肺部疾病患者忌用。有过敏史者、青光眼患者、重症肌无力者、老年人慎用，老年人使用剂量应减半。

其他常用苯二氮䓬类药物见表 4-4。

表 4-4　其他常用苯二氮䓬类药物比较

类别	常用药物	作用特点和临床应用	不良反应及注意事项
长效类	氟西泮	催眠作用强而持久。用于各型失眠症，尤适用于不能耐受其他催眠药的患者	眩晕、嗜睡，共济失调等。肝、肾功能不全者及孕妇慎用，15 岁以下小儿禁用
	氯氮䓬	抗焦虑、镇静催眠、抗惊厥、抗癫痫、中枢性肌松等作用。用于焦虑症；早醒、易醒；乙醇戒断症状等	嗜睡、便秘等，长期服用可产生耐受性和成瘾性。老人慎用。孕妇和哺乳期妇女禁用
中效类	硝西泮	催眠、抗癫痫作用显著。适应于入睡困难者；癫痫持续状态；婴儿痉挛及阵性肌痉挛	眩晕、嗜睡、共济失调等。服药期间禁酒，重症肌无力患者禁用
	氯硝西泮	催眠、抗惊厥、抗癫痫作用显著。用于入睡困难者；诱导麻醉	常见嗜睡、共济失调及行为紊乱，偶见焦虑、抑郁等。肝、肾功能不良者慎用，青光眼禁用
	艾司唑仑	镇静催眠、抗惊厥、抗焦虑作用显著。适用于失眠症；焦虑症；癫痫；麻醉前给药	可见嗜睡、乏力，1～2h 后可消失
短效类	三唑仑	镇静催眠作用强、快、短，不良反应少，但依赖性较强。适用于入睡困难者	眩晕、乏力、嗜睡等。孕妇和哺乳期妇女慎用，急性闭角型青光眼、重症肌无力患者禁用

二、巴比妥类

巴比妥类为巴比妥酸的衍生物，根据其脂溶性大小、起效快慢和持续时间长短可分为长效、中效、短效和超短效四类。主要药物有苯巴比妥（phenobarbital）、异戊巴比妥（amobarbital）、司可巴比妥（secobarbital）和硫喷妥钠（thiopental sodium）。各药作用特点见表 4-5。

表 4-5　巴比妥类药物作用特点和应用比较

类别	药物	显效时间/h	维持时间/h	消除方式	临床应用
长效类	苯巴比妥	0.5～1	6～8	肾排泄 肝代谢	癫痫大发作、抗惊厥
中效类	戊巴比妥	0.25～0.5	3～6	肝代谢	失眠症
	异戊巴比妥	0.25～0.5	3～6	肝代谢	失眠症、抗惊厥
短效类	司可巴比妥	0.25	2～3	肝代谢	失眠症、抗惊厥
超短效类	硫喷妥钠	立即（静注）	0.25	肝代谢	静脉麻醉

【作用与应用】 对中枢神经系统可产生普遍的抑制作用。随着剂量增大，依次出现镇静、催眠、抗惊厥、抗癫痫和麻醉作用。过量可抑制延髓呼吸中枢和血管运动中枢，导致呼吸麻痹死亡。

1. 镇静催眠　巴比妥类药物与苯二氮䓬类相比具有以下特点：(1)安全范围小，过量可引起呼吸麻痹而致死，大剂量可引起麻醉；(2)对 REM 缩短明显，久用停药易出现反跳现象，患者停药困难，被迫继续用药，进而产生依赖性和成瘾性；(3)苯巴比妥有肝药酶诱导作用，联合用药相互干扰大；(4)后遗效应明显。故治疗失眠已被苯二氮䓬类药物取代。长效及中效巴比妥类可用作麻醉前给药，以消除患者手术前紧张情绪，但效果不及地西泮。

2. 抗惊厥、抗癫痫　巴比妥类药物剂量大于催眠量时具有强大的抗惊厥作用，临床用于小儿高热、破伤风、子痫、脑膜炎、中枢兴奋药中毒所致的惊厥，可选用苯巴比妥钠、异戊巴比妥钠。小剂量巴比妥类即有抗癫痫作用，苯巴比妥可用于治疗癫痫大发作和癫痫持续状态。

3. 麻醉　硫喷妥钠和美索比妥用于静脉麻醉或诱导麻醉。

4. 增强中枢抑制药作用　与镇痛药、解热镇痛药配伍，可以增强疗效；也能增强其他药物的中枢抑制作用。

作用机制：选择性抑制脑干网状上行激活系统，使大脑皮层兴奋性降低而转入抑制。近年来认为，巴比妥类能增强 GABA 介导的 Cl^- 内流（Cl^- 通道开放的时间增加），使神经细胞膜超极化，从而发挥抑制中枢神经系统作用。

【不良反应】 (1)后遗效应：服用催眠量的巴比妥类后，次晨有头晕、思睡、精神不振及定向障碍等"宿醉"现象；(2)耐受性及依赖性：反复或长期服用可使患者对该类药产生耐受性及依赖性，耐受性产生的原因与其诱导肝药酶加速自身代谢和机体对巴比妥类药物产生适应性有关，突然停药易产生"反跳现象"和戒断症状；(3)急性中毒：大剂量(5～10 倍催眠量)或静注速度过快可发生急性中毒，主要表现昏迷，呼吸深度抑制，血压下降甚至消失，患者多死于呼吸衰竭；(4)过敏反应：少数人可引起药热、荨麻疹、血管神经性水肿、哮喘、粒细胞减少、血小板减少性紫癜、剥脱性皮炎等。

【用药护理】 (1)高空作业和驾驶员服用后应注意后遗效应。(2)对该类药物实施严格管理,以防滥用。(3)急性中毒抢救措施:①清除体内毒物,如洗胃、灌肠、输液、碱化尿液、利尿、血液透析等;②支持和对症治疗,维持呼吸和循环功能,保持呼吸道通畅,人工呼吸、吸氧,必要时实施气管切开、兴奋呼吸药等。(4)过敏者、哮喘患者、严重肺功能不全、心、肝、肾功能不良者及老年患者慎用或禁用。(5)本类药可透过胎盘并经乳汁排泄,影响胎儿和乳儿的呼吸。临产妇服用后可使新生儿发生低凝血酶原血症及出血。孕妇、哺乳妇女、临产妇女禁用。(6)苯巴比妥是肝药酶诱导剂,可加速其自身及双香豆素、皮质激素、口服避孕药、强心苷、苯妥英钠代谢,使上述药物作用减弱、时间缩短,需加大剂量才能达到原有的作用。但停用苯巴比妥前,需减少合用药的剂量,以防中毒。

三、其他镇静催眠药

水合氯醛(chloral hydrate)

性质稳定,口服吸收快。其作用特点有:(1)催眠作用强,不缩短 REM 睡眠,无宿醉现象;(2)大剂量有抗惊厥作用;(3)久用可产生耐受性和依赖性,戒断症状严重,防止滥用。因其胃肠刺激性强,常以 10% 稀释溶液口服或灌肠给药,用于子痫、破伤风、小儿高热惊厥和其他催眠药无效的患者和顽固性失眠。但水合氯醛的安全范围较小,较易损害心、肝、肾等重要脏器,严重心、肝、肾疾患者禁用。

丁螺环酮(buspirone)

口服吸收快而完全,其作用特点有:(1)与苯二氮䓬类药物不同,该药无镇静、中枢性肌松和抗惊厥作用;(2)丁螺环酮为 5-羟色胺$_{1A}$(5-HT$_{1A}$)受体部分激动剂,有显著抗焦虑作用,适用于各种类型的焦虑症和焦虑引起的失眠治疗;(3)无明显依赖性。其主要不良反应是头晕、头痛及胃肠功能紊乱等。对本品过敏者、严重肝肾功能不良、重症肌无力、分娩期及 18 岁以下儿童禁用。

甲丙氨酯(meprobamate,眠尔通)

口服易吸收,催眠效果较好。甲丙氨酯具有镇静、催眠、抗焦虑和较弱的中枢性肌松作用,临床上用于焦虑症和失眠的短期治疗,尤适用于老年失眠患者。其副作用有嗜睡、运动失调;偶见过敏反应;久用有依赖性。

多塞平(doxepin,多虑平)

多塞平是 5-HT 再摄取抑制剂,为三环类镇静功能较强的抗抑郁药。其作用特点有:(1)较强的抗焦虑作用,兼有抗抑郁作用;(2)无依赖性。多塞平常用于治疗焦虑性抑郁症或神经性抑郁症,也可用于镇静催眠。其不良反应少,如口干、便秘、视力模糊、排尿困难等。青光眼、对三环类抗抑郁药过敏者、心肌梗死恢复期患者禁用。

褪黑素(melatonin,MT)

褪黑素又名脑白金,是大脑松果体分泌的激素。能调节人体昼夜睡眠节律,改善睡眠质量。外源性褪黑素的 $t_{1/2}$ 短,在体内维持 2～4h,用于各种类型的睡眠障碍,尤适用于航空时差及昼夜节律性睡眠失调者。

佐匹克隆(zopiclone)

佐匹克隆为新型镇静催眠药,具有与苯二氮䓬类相似的镇静、抗焦虑、中枢性肌松及抗惊厥作用。口服吸收迅速,体内分布广,主要经尿排泄,也可经唾液和乳汁排出。其催眠特点为:入睡快,延长睡眠时间,明显增加深睡眠,轻度缩短 REM 睡眠,睡眠质量高。临床主要用于治疗失眠。其不良反应少,可出现口干、恶心、便秘、晨间嗜睡、肌无力等,长期用药后突然停药也可出现戒断症状。

用药护理小结

【用药前沟通】

1. 告知患者睡眠是一个复杂而又重要的生理过程,失眠在一生中几乎每个人都会遇到。理想的催眠药,不但要缩短入睡时间,还要求达到一定的睡眠深度和充足的睡眠时间,同时要求撤去药物后无反跳。目前尚无理想化的药物,故在选择药物时,更多的要考虑其副作用的一面。长期服用此类药均易产生耐药性和依赖性,宜短期、间断、交替使用,尽量避免长期应用,过量服用还会招致生命危险,应有高度的警惕。

2. 了解患者失眠的原因,视具体情况分别对待。因疼痛、咳嗽而引起的失眠,应查清病因并给予治疗,否则催眠药也难以奏效;因神经衰弱所致失眠,要做好思想工作,帮助患者分析原因,消除焦虑、急躁情绪,再适当使用镇静催眠药,能收到事半功倍的效果。

3. 了解患者失眠的特点,对入睡困难者宜选用起效快、作用维持时间较短的催眠药;对睡眠不实或易醒者,则宜选择起效慢而作用持久的药物。

4. 询问患者用药史,是否应用过镇静催眠药,用药种类及剂量、时间、疗效、有无依赖性产生等;了解患者对镇静催眠药应用有关知识的知晓度。

【用药后护理】

1. 给药方法 (1)地西泮静注过快可发生呼吸中枢抑制,严重者致呼吸及心跳停止。应缓慢注射,每分钟不超过 5mg,一次量不超过 10mg,24h 内用量不超过 100mg。静脉注射应单独给药,不能与其他药物配伍。呼吸中枢抑制严重者必要时可用氟马西尼抢救。(2)避免长期应用地西泮,宜短期或间断性用药。停药时逐渐减量至停药,以避免戒断症状。(3)服用地西泮及巴比妥类药物后不要驾驶汽车、高空作业和操作精密仪器。

2. 主要护理措施 (1)地西泮静注过快可发生呼吸中枢抑制,严重者致呼吸及心跳停止。饮酒或同时应用其他中枢抑制药者尤为容易发生,应缓慢注射。呼吸中枢抑制严重者必要时可用苯二氮䓬类受体阻断药氟马西尼抢救。(2)长期应用地西泮可产生耐受性、依赖性,避免长期应用,宜短期或间断性用药。不可随意增加剂量,停药时逐渐减量至停药,以避免戒断症状。劝诫患者用药期间不可吸烟、饮酒,以防增强中枢抑制作用,导致严重后果。

(3)服用催眠量的巴比妥类后，次晨有头晕、嗜睡、精神不振及定向障碍等“宿醉”现象。高空作业和驾驶员服用后应注意“宿醉”现象，避免造成事故。(4)巴比妥类药物使用催眠量时对正常人呼吸影响小，应用大剂量或静注速度过快可发生急性中毒，抢救措施有①清除体内毒物：如洗胃、灌肠、输液、碱化尿液、利尿、血液透析等；②支持和对症治疗：维持呼吸和循环功能，保持呼吸道通畅，人工呼吸、吸氧，必要时实施气管切开、兴奋呼吸药等。(5)大剂量水合氯醛损害心、肝、肾等重要脏器，应严格掌握用药剂量。严重心、肝、肾疾患者禁用。

【用药护理评价】　患者睡眠状况是否改善，能否保持正常睡眠；有无药物耐受性和依赖性发生，有无损伤情况及中毒反应；患者能否正确认识所用药物的作用、不良反应，能否正确使用该类药物。

第七节　抗癫痫药和抗惊厥药

学习目标

1. 掌握苯妥英钠、苯巴比妥、乙琥胺、丙戊酸钠、卡马西平及地西泮的作用、应用、不良反应及应用注意事项。
2. 熟悉硫酸镁的作用、应用、不良反应及应用注意事项。
3. 了解抗癫痫药物应用的一般原则。
4. 能为癫痫患者选择有效的治疗药物；能准确判断癫痫患者用药的合理性并执行处方；能正确指导患者相关药物的合理使用。

DAORU QINGJING

导入情景

情景描述：

患者，男，8 岁，从 2 岁起被确诊为 1 型糖尿病，开始接受胰岛素治疗，因为同时有癫痫发作而口服丙戊酸钠。

请问：

1. 血糖波动对癫痫是否有影响？
2. 糖尿病合并癫痫患者平时要注意什么？

一、抗癫痫药

癫痫是一类慢性、突然发作、具有反复性大脑机能失调的疾病。多数患者脑组织有局部病灶，呈异常高频率放电并向周围正常脑组织扩散。由于病灶的部位和扩散范围不同，会出现不同的临床表现和脑电图波形，被视为临床诊断的重要依据。其主要发作类型和症状表现见表 4-6。

药物减轻或抑止癫痫发作的方式有两种:(1)直接抑制病灶神经元过度、高频放电;(2)阻止异常放电向周围正常组织扩散。

(一)常用药物

苯妥英钠(phenytoin sodium,大仑丁)

【体内过程】 苯妥英钠呈碱性,刺激性强,不宜肌注给药。其口服吸收缓慢而不规则,分布广,易进入脑组织。血浆蛋白结合率高达90%,起效慢,个体差异大,临床用药应根据血药浓度调整剂量,有效血药浓度为10~20μg/mL。

【作用与应用】 (1)抗癫痫(表4-6):苯妥英钠对大脑皮层运动区有高度选择性抑制作用,一般认为系通过稳定脑细胞的功能及增加脑内抑制性神经递质5-羟色胺(5-HT)和γ-氨基丁酸(GABA)的作用,防止异常放电的传播而治疗癫痫,是癫痫大发作治疗的首选药之一。苯妥英钠可治疗局限性发作和癫痫持续状态,但对小发作无效,甚至使病情恶化。(2)抗外周神经痛:苯妥英钠可治疗三叉神经痛、舌咽神经痛和坐骨神经痛。(3)抗心律失常:苯妥英钠是治疗强心苷中毒所致的室性心律失常的首选药。

表4-6 癫痫主要发作类型和症状表现

发作类型	症状表现的主要特点
癫痫大发作(全身强直-阵挛性发作)	此型常见。患者突然全身抽搐,意识丧失,脑电波呈每秒15~40次的高幅慢波,持续数分钟
癫痫持续状态	指大发作持续状态,患者反复抽搐,持续昏迷,可危及生命,应及时抢救
局限性发作(单纯性局限发作)	表现为单侧肢体或面部的感觉异常或肌肉抽搐。如单侧抽搐发展到对侧,表现为意识丧失,全身抽搐,可发展为癫痫大发作
小发作(失神性发作)	好发于儿童,表现为短暂意识丧失,双目凝视失神,无抽搐,不跌倒,脑电波呈每秒3次圆波和高幅尖波间隔出现,数秒后消失
精神运动性发作(复杂性发作)	表现为伴无意识动作及阵发性精神失常。典型脑电波异常呈每秒4次方波,可持续数分钟或数天

【不良反应及用药护理】 (1)局部刺激性:碱性强,口服易致恶心、呕吐、腹痛等胃肠道不良反应;静注易发生静脉炎。宜饭后口服,静注应选择较粗大的静脉,并稀释后缓注,避免静滴或肌内注射。(2)齿龈增生:慢性毒性反应,长期用药发生率约为20%,多见于儿童和青少年。用药时注意口腔卫生,经常按摩牙龈可减轻增生。(3)神经系统反应:血药浓度超过20μg/mL时出现头晕、复视、共济失调;超过40μg/mL时出现语言障碍、精神异常及昏睡等。用药期间应监测血药浓度,以防发生毒性反应。(4)血液系统反应 :影响叶酸代谢,导致药物性巨幼红细胞性贫血,用亚叶酸钙治疗。(5)过敏反应:用药后出现皮疹、药热、白细胞和血小板减少、再生障碍性贫血及肝坏死。久用宜定期查血象和肝功能,防止过敏反应的发生。(6)影响骨骼生长:诱导肝药酶,加速维生素D的代谢,导致低钙血症,可加服钙剂和维生素D。(7)其他反应:致畸,禁用于生育期妇女和妊娠期妇女;偶见男性乳房增大、女性多毛症、淋巴结肿大等;久用突然停药诱发癫痫发作,甚至出现癫痫持续状态,宜逐渐减量至停药。

【药物相互作用】 苯妥英钠为肝药酶诱导剂，与某些药物合用时可发生相互作用，主要表现在以下几方面：(1)能加速多种药物如糖皮质激素、强心苷类、避孕药的代谢，使后者疗效降低，需适当增加剂量；(2)与肝药酶诱导剂如苯巴比妥、卡马西平合用，疗效降低，也需适当增加剂量；(3)与肝药酶抑制剂如氯霉素、异烟肼等合用，作用增强，宜适当减少剂量；(4)与蛋白结合能力强的药物如水杨酸类、磺胺药、保泰松等合用，游离量增多，作用增强，也宜适当减少剂量。

苯巴比妥(phenobarbital,luminal,鲁米那)

【作用与应用】 苯巴比妥是用于抗癫痫的第一个有机化合物，具有速效、高效、低毒、广谱、价廉等优点，是治疗癫痫大发作的首选药之一。因有中枢抑制作用，对要坚持工作的大发作患者应考虑选用苯妥英钠。该药也可治疗癫痫持续状态。

【不良反应及用药注意】 使用较大剂量有嗜睡甚至共济失调等不良反应。偶见血细胞异常，如药物性巨幼红细胞性贫血、白细胞缺乏、血小板减少，长期用药应注意查血象。该药为肝药酶诱导剂，久用会产生耐受性，且能加快其他合用药的代谢，作用减弱，时间缩短，需随时调整剂量。

扑米酮(primidone)

扑米酮又名去氧苯比妥、扑癫酮，为苯巴比妥的衍生物，因其代谢物苯巴比妥和苯乙基丙二酰胺仍有抗癫痫作用，故作用时间较长，需注意其蓄积作用。该药与卡马西平、苯妥英钠合用有协同作用，不能与苯巴比妥合用。常用于其他药不能控制的癫痫大发作和局限性发作。其不良反应同苯巴比妥。

抗痫灵(antiepilepsirin)

抗痫灵为胡椒碱衍生物，是我国合成的新型、广谱抗癫痫药。主要对癫痫大发作效果显著，作用机制与升高脑内5-HT含量有关。不良反应少，偶见恶心、困倦、共济失调。尚未见其对肝、肾及血液系统的毒性反应。

卡马西平(carbamazepine,CBZ)

卡马西平又名酰胺咪嗪，是广谱抗癫痫药。口服，吸收慢而不规则，单次给药 $t_{1/2}$ 可达36h。反复用药，因该药是肝药酶诱导剂，使自身代谢加快，作用时间缩短。

【作用及应用】 (1)抗癫痫：对精神运动性发作(部分性发作)、全身强直阵挛性发作、强直性发作、阵挛性发作及继发全身性发作均作为首选药物，对大发作也有效，但对小发作(失神性发作)不但无效，反而会加重。因不良反应相对较少，也可用于育龄妇女及儿童癫痫。(2)抗外周神经痛：对外周神经痛如三叉神经痛、舌咽神经痛疗效优于苯妥英钠。(3)抗躁狂、抗抑郁：适用于对碳酸锂无效或不能耐受的躁狂症、抑郁症患者。(4)抗利尿：促进抗利尿激素分泌，用于治疗神经性尿崩症。

【不良反应】 常见不良反应有眩晕、嗜睡、恶心。偶见精神失常、共济失调、皮疹、白细胞和血小板减少、肝损害及心血管系统毒性反应。应定期查血象和肝功能。青光眼、严重心血管疾患者、老年患者慎用。严重肝功能不良者、哺乳期妇女禁用。

乙琥胺(ethosuximide)

乙琥胺属琥珀酰亚胺类。临床主要用于癫痫小发作(失神性发作)。其疗效虽稍逊于氯硝西泮,但副作用及耐受性产生较少,故为防治小发作的首选药。混合型发作宜合用苯妥英钠或苯巴比妥。儿童达稳态血浓度需 4～6 天,成人需更长时间。偶见粒细胞减少、再生障碍性贫血、肝肾损害,应定期查血象、尿常规及肝肾功能。

丙戊酸钠(sodium valproate)

丙戊酸钠为新型广谱抗癫痫药,对各型癫痫均有一定疗效,对大发作疗效不及苯妥英钠和苯巴比妥;对小发作疗效优于乙琥胺。由于其严重的肝毒性故不作首选药。用药期间应严密监测肝功能。该药有致畸作用,孕妇禁用。

苯二氮䓬类(benzodiazepine,BZ)

常用于治疗癫痫的药物有地西泮、硝西泮、氯硝西泮。地西泮静注是抢救癫痫持续状态的首选药,且速效、安全。硝西泮主要用于失神性发作、肌痉挛性发作和婴儿痉挛等。氯硝西泮为广谱抗癫痫药,适用于小发作、不典型小发作、肌痉挛性发作、婴儿痉挛、癫痫持续状态。

氟桂利嗪(flunarizine)

氟桂利嗪是强效钙拮抗药,近年发现其具有较强的抗惊厥作用。临床适用于各型癫痫,尤其对局限性发作和大发作有良好的治疗效果。但是,服用该药容易引起困倦、体重增加等不良反应。

拉莫三嗪(lamotrigine, 利必通)

拉莫三嗪为新型抗癫痫药,口服,吸收迅速而完全,$t_{1/2}$ 为 25～30h,抗癫痫作用主要通过阻断电压依赖性 Na^+ 通道,稳定突触前膜,减少兴奋性氨基酸的释放。可用于各型癫痫治疗,对部分发作有中度作用,对全身发作更有效,特别是不典型、失神性及强直发作,主要用于添加治疗,也可用于合并有 Lannox-Gastaut 综合征的癫痫发作,但对严重肌阵挛性发作无效,还会使之加重。美国癫痫学会(AES)和神经病学学会(AAN)于 2004 年发表的癫痫诊治指南中将其定位为部分发作、全身强直阵挛性发作等癫痫类型的一线药物。其常见不良反应为头晕、嗜睡、头痛、共济失调及复视,还可出现恶心、呕吐、弱视,减量即可好转。

托吡酯(topiramate, topamax,妥泰)

托吡酯为新型抗癫痫药,$t_{1/2}$ 为 20～30h,可每日服药 1 次。与其他抗癫痫药少有相互作用,临床上主要用于难治性、部分性发作,部分性发作继发全身性强直阵挛发作,婴儿痉挛及全身性发作等的加用治疗。托吡酯已获得 FDA 和 SFDA 的批准,用于癫痫的单药治疗。AES 和 AAN 于 2004 年发表的癫痫诊治指南中,已把托吡酯推荐为治疗部分发作、全身强直阵挛发作、肌阵挛发作等癫痫类型的一线治疗药物。其主要不良反应为影响中枢神经系统，如眩晕、感觉异常、嗜睡、语言障碍、遗忘等，久用可自行消退；胃肠道反应，如食欲不振、恶性、腹泻等，单药治疗毒副反应发生率低。

（二）抗癫痫药物治疗一般原则

1. 合理选药 大发作首选苯妥英钠或苯巴比妥；典型小发作首选乙琥胺；精神运动性发作首选卡马西平；混合型发作首选丙戊酸钠；癫痫持续状态首选地西泮。

2. 用药个体化 宜从小剂量开始，通过血药浓度测定值，制定个体化用药方案，合理调整用药剂量和方法，逐渐增至疗效明显又没出现严重不良反应时，以维持量治疗。

3. 坚持单药治疗和联合用药原则 癫痫患者尽可能采用单药治疗，若单药治疗不能有效控制发作，则需更换另一种抗癫痫药单药治疗，且必须采用规范的换药方法。原则上应先加上要替换的药物，达治疗目标剂量后，再逐渐减少要撤下的药物，直至完全撤出。只有在正规使用多种单药治疗后仍不能控制发作的患者，才考虑采用联合用药。

4. 长期用药与停药 癫痫的治疗贵在坚持，患者的依从性差造成疾病的迁延不愈。只有完全控制发作3～5年后才考虑停用抗癫痫药。用药与停药之间，需要有缓慢减少药量的过程，通常全身性强直阵挛发作不少于1年，失神性发作不少于6个月。

二、抗惊厥药

惊厥是一种临床症状。由于中枢神经过度兴奋所致全身骨骼肌强烈收缩，出现强直性或痉挛性抽搐，如高热、子痫、破伤风、大发作、药物中毒等都可引起惊厥。常用抗惊厥药有地西泮、巴比妥类、水合氯醛、硫酸镁等。

硫酸镁(magnesium sulfate)

【作用与应用】 Mg^{2+}是机体重要的金属离子，参与体内许多生理、生化过程，影响神经肌肉传递和肌肉应激性维持等。硫酸镁不同的给药途径有不同的作用和应用。(1)导泻、利胆作用(口服)：用于便秘及食物或药物中毒；阻塞性黄疸及慢性胆囊炎(见第十二章)。(2)抗惊厥和降低血压(注射)：Mg^{2+}和Ca^{2+}化学性质相似，可特异性竞争Ca^{2+}受点，拮抗Ca^{2+}的兴奋作用，引起骨骼肌、心肌、血管平滑肌松弛，从而产生抗惊厥、降血压作用。用于缓解子痫、破伤风所致的惊厥，也作为高血压危象、高血压脑病抢救用药。常用的给药途径是肌内注射或静脉滴注。(3)消炎去肿(外用)：常用50%溶液外用热敷患处。

【不良反应及应用注意】 安全范围小，需特别注意用量，过量致外周性呼吸抑制、血压骤降、心跳停止。呼吸抑制先兆是腱反射消失，需注意检查腱反射。中毒时立即进行人工呼吸，并缓慢注射葡萄糖酸钙或氯化钙抢救。

第八节　抗精神失常药

学习目标

1. 掌握氯丙嗪、丙咪嗪、碳酸锂等药物的作用、应用、不良反应及注意事项。
2. 熟悉其他吩噻嗪类药物、硫杂蒽类、丁酰苯类的作用特点及应用。
3. 了解抗精神失常药的分类及代表药。
4. 能为精神病患者选择有效的治疗药物；能准确判断精神病患者用药的合理性并执行处方；能正确指导患者相关药物的合理使用。

DAORU QINGJING

导入情景

情景描述：

患者，男，38岁，从20岁起被确诊为精神分裂症，开始服用氯丙嗪，给躯体带来一些不良影响，如引起过度镇静，使造血、运动系统和内分泌功能受影响等。

请问：

1. 长期服用氯丙嗪有哪些不良反应？如何选用药物？

2. 影响精神分裂症患者疗程与预后的因素除了药物的选择外，还取决于哪些社会和家庭因素？如何对患者开展家庭、社会心理卫生指导？

一、抗精神病药

本类药按化学结构特点可分为四大类：吩噻嗪类、硫杂蒽类、丁酰苯类及其他类。主要治疗精神分裂症及躁狂症。

(一) 吩噻嗪类

氯丙嗪(chlorpromazine，wintermine，冬眠灵)

【体内过程】 氯丙嗪为吩噻嗪类代表药。口服吸收慢而不规则，有首关消除。肌内注射起效快。脂溶性高、分布广、脑内浓度高。体内消除速度随年龄增大而明显减慢，需注意药物的蓄积作用，必要时减量。

【作用】

1. 中枢神经系统　(1)抗精神病：可迅速控制兴奋、躁动等行为紊乱症状，长期用药可缓解幻觉、妄想等思维障碍，恢复理智和自制力。抗精神病作用机制是阻断中脑-边缘和中脑-皮层通路上的 D_2 受体，发挥较强的神经安定作用。其特点是：不易产生耐受性；加大剂量无麻醉作用；不影响感觉功能。正常人服药后会出现镇静、感情淡漠、对周围事物不感兴趣、活动减少等症状；易入睡，也易唤醒，醒后神志正常。其对抑郁症无效，反而加重病情。(2)镇吐：小剂量抑制延髓催吐化学感受器 D_2，大剂量直接抑制呕吐中枢，具有强大的镇吐作用。但不能对抗前庭刺激引起的呕吐。(3)对体温调节中枢的影响：直接抑制下丘脑体温调节中枢，使体温调节功能失衡，特点是①随环境温度变化而异，环境温度低，降温明显，环境温度高反使体温升高，因此氯丙嗪用于人工冬眠必须配合物理降温；②能使异常和正常体温下降。该点是氯丙嗪用于人工冬眠的重要依据。

2. 植物神经系统　氯丙嗪具有 α 受体和 M 受体阻断作用：阻断 α 受体，可使血管扩张，血压下降；阻断 M 受体，可致口干、视力模糊、便秘等不良反应。

3. 内分泌系统　氯丙嗪抑制促性腺激素的释放，可引起闭经；促进催乳素的释放，可使乳房增大或溢乳(包括男性)；抑制生长激素的分泌，影响生长发育，因此儿童不宜长期使用。

【应用】

1. 治疗精神病　氯丙嗪可治疗急、慢性精神分裂症。对急性精神分裂症疗效好，能缓解患者的躁狂、攻击行为；消除幻觉与妄想；改善思维、情感和行为障碍，使患者恢复生活自理能力；对慢性精神分裂症患者也有效。氯丙嗪可消除躁狂症患者及其他精神病患者的兴奋、紧张和妄想症状。其对所有精神病都没有根治作用，需长期服药维持疗效。

2. 止吐　氯丙嗪可治疗顽固性呃逆。对多种疾病(如尿毒症、胃肠炎、放射疾病、癌症等)引起的呕吐以及多种药物(如吗啡、四环素、强心苷)所致的呕吐都有强大的镇吐作用。但对前庭神经紊乱所致的晕动病(晕车、晕船)无效。

3. 人工冬眠　氯丙嗪与抗组胺药异丙嗪和镇痛药哌替啶组成冬眠合剂，配合物理降温，用于人工冬眠疗法。其目的是使患者机体新陈代谢下降；对外界病理刺激的反应性降低；耗氧量减少；对缺氧的耐受性提高，是严重感染、高热惊厥、甲亢危象、妊娠毒血症等疾病重要的辅助治疗方法，也可用于低温麻醉。

【不良反应】　(1)一般不良反应：植物神经系统反应常见有血压下降、口干、视力模糊、便秘等；中枢神经系统反应有嗜睡、乏力等；内分泌紊乱导致闭经、生长缓慢、乳房肿大、溢乳。(2)锥体外系反应：表现有①帕金森综合征，出现面具脸、动作迟缓、肌颤等，老年人多见。②静坐不能，患者反复坐立不安，好发于中年人。③急性肌张力障碍，出现强迫性张口、伸舌、呼吸运动障碍等，多见于青少年。以上三种症状是长期大剂量应用氯丙嗪阻断黑质-纹状体上的 D_2 受体，ACH 功能相对增强所致。④迟发性运动障碍，发生机制不明。(3)过敏反应：常见光敏性皮炎、皮疹、少数患者出现肝损害、溶血性贫血、粒细胞减少等，应定期查血象，一旦发生，立即停药。(4)急性中毒：大剂量给药可致急性中毒。出现昏睡、血压骤降、甚至休克、心动过速、心电图异常等。

【用药护理】　(1)局部刺激性强，常用的给药方法是：口服、深部肌内注射及用生理盐水或葡萄糖注射液稀释后缓慢静注。静注或肌注后，可出现体位性低血压，应嘱咐患者卧床休息 1～2h 后，缓慢起立。(2)锥体外系反应的防治：①帕金森综合征、静坐不能及急性肌张力障碍三种症状，最好将氯丙嗪减量，必要时用中枢抗胆碱药苯海索或东莨菪碱对抗；②迟发性运动障碍，中枢抗胆碱药防治无效，反而使症状加重；③长期用药应用小剂量维持，以防止不良反应的发生。(3)出现急性中毒，应立即停药并对症治疗，必要时用 NA 升血压。(4)其他：①诱发癫痫，有癫痫史者禁用；②致药源性精神异常，如意识障碍、兴奋、躁动、抑郁等，需与原有疾病区别，并减量或停药；③伴冠心病患者用药后易致猝死，冠心病及患有心血管疾病的老年人慎用。

其他吩噻嗪类药物

奋乃静(perphenazine)、氟奋乃静(fluphenazine)、三氟拉嗪(trifluoperazine)和硫利达嗪(thioridazine)。前三者作用和临床应用与氯丙嗪相似，抗精神病作用比氯丙嗪强，而锥体外系不良反应也相应增强，镇静作用弱。硫利达嗪镇静作用强，但抗精神病作用不及氯丙嗪，最大的优点是锥体外系反应少，适用于门诊患者及年老体弱者。

(二)硫杂蒽类

氯普噻吨(chlorprothixene)

氯普噻吨又名泰尔登。其抗精神分裂症、消除幻觉、妄想作用比氯丙嗪弱，镇静作用强，兼有抗抑郁、抗焦虑作用。主要用于伴焦虑、抑郁症状的精神分裂症、焦虑性神经官能症、更年期抑郁症患者。锥体外系反应较少。

同类药有氯哌噻吨(clopenthixol)和氟哌噻吨(flupentixol)，为选择性多巴胺受体阻断剂，抗精神病作用较强、起效较快。氯哌噻吨可消除患者的阳性症状(以兴奋、幻觉、妄想为主)，缓解患者躁狂和慢性精神分裂症的急性发作。氟哌噻吨可消除患者的阴性症状(痴呆木僵、情感淡漠为主)，也可治疗抑郁症或伴焦虑的抑郁症，因有特殊的激动效应，禁用于躁狂症，其不良反应同氯丙嗪。

(三)丁酰苯类

氟哌啶醇(haloperidol)

氟哌啶醇为本类药的代表药，抗精神病作用及锥体外系作用均比氯丙嗪强，主要用于精神分裂症和躁狂症。因其镇吐作用较强，也可治疗多种疾病、药物引起的呕吐和持续性呃逆。常见不良反应有急性肌张力障碍和静坐不能，久用可致心肌损伤。孕妇禁用。

同类药氟哌利多(droperidol)又名氟哌啶，维持时间短。除抗精神病外，还可加强镇痛药、麻醉剂的作用。临床上常与麻醉性镇痛药芬太尼合用，使患者产生一种精神恍惚，不入睡而痛觉消失的特殊麻醉状态，称安定镇痛麻醉术，可用于烧伤大面积换药、各种内镜检查、外科清创、造影及各种手术的全麻诱导和维持等。其主要副作用是锥体外系反应。

(四)其他类

五氟利多(penfluridol)

五氟利多为氟哌利多衍生物，口服长效制剂，一周服药一次。临床用于急、慢性精神分裂症，尤适用于慢性患者的维持与巩固治疗。主要副作用是锥体外系反应。孕妇慎用。

同类药有匹莫齐特(pimozide)，也是氟哌利多衍生物，具长效作用，每日服药一次，对幻觉、妄想、懒散退缩、情绪淡漠等症状疗效较好，一般在用药3周内见效。主治精神分裂症。常见不良反应为锥体外系反应和室性心律失常。伴心脏疾病的患者禁用。

氯氮平(clozapine)

氯氮平又名氯扎平,属于苯二氮䓬类药物,为新型抗精神病药,最大的优点是无锥体外系反应。但曾发生用药后因粒细胞缺乏致死,故不作为治疗精神分裂症的首选药,适用于其他药物无效者及锥体外系反应严重者。用药过程中应定期查血象,警惕粒细胞缺乏。

舒必利(sulpiride)

舒必利具有起效快、兼有抗抑郁作用、镇吐作用强、锥体外系反应轻等特点。其适用于妄想型、单纯型精神分裂症及慢性退缩和幻觉妄想症,也用于难治性精神分裂症,对各种呕吐和晕动病有效。

利培酮(risperidone)

利培酮是近年治疗精神分裂症的一线药物,具有用药剂量小、使用方便、起效快、锥体外系反应小等优点。利培酮可改善精神分裂症的阳性症状和阴性症状,适用于首发患者和慢性精神分裂症。

二、抗躁狂药

躁狂症临床表现:活动、思维、言语不能自制,烦躁不安、情绪高涨。发病机制可能与脑内 5-HT 减少,而 NA 释放过多有关。除氯丙嗪等药物有抗躁狂作用外,卡马西平、丙戊酸钠、碳酸锂也有效。

碳酸锂(lithium carbonate)

碳酸锂可抑制脑内 NA 及 DA 的释放,并促进两者再摄取和灭活,同时减少二磷酸肌醇含量。其对正常人没有影响,对躁狂症尤其是急性躁狂和轻度躁狂有显著疗效,也可治疗躁狂抑郁症,长期使用既减少躁狂复发次数,又可预防抑郁复发。

锂盐不良反应多,用药时应注意:(1)不安全,适用浓度为 0.8～1.5mmol/L,超过 2mmol/L 可出现中毒反应,主要表现为腹痛、腹泻、恶心,甚至出现精神紊乱,反射亢进、惊厥、昏迷、死亡。用药时需随时测定血药浓度,当血药浓度升至 1.6mmol/L,应立即停药,并静注生理盐水加速锂盐的排出,碳酸氢钠及甘露醇等也可应用,必要时可进行血液透析。(2)抗甲状腺作用,引起甲状腺功能减退或甲状腺肿大,缓释片副作用较轻。(3)妊娠妇女、肾病患者及电解质紊乱者禁用。

三、抗抑郁药

抑郁症临床表现:思维迟钝、情绪低落、语言减少、自责消极,甚至有自杀倾向。发病机制与脑内 5-HT、NA 和 DA 减少有关。大多数抗抑郁药是通过作用于单胺类递质(尤其是 NA 和 5-HT)的代谢及其受体而发挥作用,即通过抑制脑内 5-HT 和 NA 的再摄取、抑制单胺氧化酶(MAO)活性或减少脑内 5-HT 和 NA 的降解,从而使脑内受体部位的 5-HT 或 NA 含量增高,促进突触传递而发挥抗抑郁活性。抗抑郁药分为:三环类抗抑郁药(同时抑制 5-HT 和 NA 再摄取)、NA 再摄取抑制剂及 5-HT 再摄取抑制剂三类。

(一)三环类抗抑郁药(TCAs)

丙米嗪(imipramine,米帕明)

【作用与应用】 丙米嗪抗抑郁作用起效慢,需 2~3 周显效。正常人口服可出现困倦、思维能力下降,血压略降等症状。抑郁患者用药后,可振奋精神、改善思维和情绪,并有抗焦虑作用。丙米嗪主要用于各种原因引起的抑郁症,对内源性、反应性和更年期抑郁症效果显著;也可治疗小儿遗尿症、强迫症和恐惧症。

【不良反应】 (1)植物神经系统:M 受体阻断症状,如口干、便秘、视力模糊、排尿困难、眼压升高、心悸等;引起体位性低血压与阻断 α 受体有关。(2)中枢症状:乏力、肌肉震颤,少数患者可由抑制转为躁狂,剂量大时更易发生。可诱发癫痫发作、意识障碍等。(3)心血管系统:剂量过大可发生心律失常及传导阻滞,甚至室颤及心搏骤停。(4)其他:粒细胞缺乏、闭经、肝功能异常。

【用药护理】 (1)嘱咐患者家属本药起效缓慢,用药后仍需对患者进行监护,以防自杀等意外发生。(2)严重心、肝、肾疾病、青光眼、癫痫、孕妇、儿童及过敏者禁用。(3)注意药物相互作用:①与巴比妥类、乙醇及口服避孕药合用,降低疗效;②与吩噻嗪类抗精神病药合用,增强疗效;③与单胺氧化酶抑制剂合用,可相互增强毒性,换药时需停药 2 周;④与儿茶酚胺类合用,可致高血压反应。

其他三环类药物有:地昔帕明(desipramine)、阿米替林(amitriptyline)和多塞平(doxepin),作用特点及不良反应比较见表 4-7。

表 4-7 三环类抗抑郁药作用特点及不良反应比较

药　物	作用特点	不良反应及用药注意事项
丙米嗪	起效慢,2~3 周起效	不良反应多。与其他药合用时需注意药物相互作用
地昔帕明	起效快,作用比丙米嗪强,1 周后起效	不良反应较少。与其他药合用需注意药物相互作用
阿米替林	起效快,作用比丙米嗪强,1~2 周后起效,且有催眠和抗焦虑作用	抗胆碱作用多见,如口干、视力模糊、排尿困难。心血管副作用较轻,偶致心律失常。不能与单胺氧化酶抑制剂合用
多塞平	作用比丙米嗪弱,但有抗焦虑作用	同阿米替林

(二)NA 再摄取抑制剂

本类药有马普替林(maprotiline)、米安色林(mianserin),为广谱抗抑郁药,具有起效快、副作用小等优点,适用于各型抑郁症,特别适用于老年患者。

(三)5-HT 再摄取抑制剂

为第三代抗抑郁药,常用药物有:氟西汀(fluoxetine,百优解)、帕罗西汀(paroxetine,赛洛特)、舍曲林(sertraline,郁乐复)、曲唑酮(trazodone)等。该类药物发展较快,已开发的品种达 30 余个,作用与三环类相似,但心血管副作用小,也不损害精神运动功能,对心血管和自主神经系统功能影响小,具有抗抑郁和抗焦虑双重作用。适用于各型抑郁症及伴有的焦虑症，也可用于病因不清且其他药物疗效不佳或不能耐受其他药物的抑郁症患者。不能与单胺氧化酶抑制剂合用。哺乳期妇女及儿童禁用。

第九节　抗中枢神经系统退行性疾病药

学习目标

1. 掌握左旋多巴的作用、作用机制、不良反应及应用注意事项。
2. 熟悉卡比多巴、司来吉兰、溴隐停、金刚烷胺的作用、作用机制、不良反应及应用注意事项。
3. 了解抗胆碱酯酶药治疗阿尔茨海默病的作用、不良反应及用药注意事项。
4. 能为患者选择有效的治疗药物；能准确判断患者用药的合理性并执行处方；能正确指导患者相关药物的合理使用。

DAORU QINGJING

导入情景

情景描述：

患者，男，45岁，公司高管，平时工作忙，应酬多，喜美食，烟酒，不喜欢水果、蔬菜。一天下班回家后，直喊头晕，家人以为他工作太累，便让他早些睡觉。次日，发现患者一直昏睡不醒，不省人事，送到医院后，诊断为中风，还有中老年痴呆症。

请问：

1. 什么是中老年痴呆症？
2. 如何预防中老年痴呆症？

一、抗帕金森病药

帕金森病(parkinson disease，PD)又称震颤麻痹，常见于中老年患者。其主要病变部位是中枢黑质-纹状体多巴胺通路，在该通路上抑制性神经递质多巴胺(DA)与兴奋性神经递质乙酰胆碱(ACH)功能失衡，多巴胺能神经功能障碍而乙酰胆碱能神经功能相对亢进，致患者肢体运动不协调，出现PD一系列临床症状，如震颤、强直、行走困难、姿势异常等。故治疗PD的药物主要分为拟多巴胺类药(补充脑内多巴胺含量和激动脑内多巴胺受体)和抗胆碱药(通过中枢抗胆碱作用以缓解症状)。

(一)拟多巴胺类药

左旋多巴(levodopa,L-多巴)

【作用与应用】

1. 抗帕金森病 左旋多巴是多巴胺的前体物,本身无作用,口服后仅1%进入中枢,脱羧后变成多巴胺发挥治疗作用。吸收快、个体差异大、用药后需数周才起效,是目前临床上最常用的抗PD药物,用于治疗PD(原发性震颤麻痹)以及帕金森综合征(继发性震颤麻痹),但对由阻断中枢DA受体的药物,如吩噻嗪类、利血平中毒所致的帕金森综合征无效。

2. 治疗肝昏迷 左旋多巴在脑内进一步代谢成NA,使肝性脑病患者苏醒,但不能改善肝功能。

【不良反应】 由于左旋多巴大部分是在外周脱羧后变成多巴胺而引起许多不良反应:(1)胃肠道反应:恶心、呕吐、厌食等,宜饭后服药。(2)心血管反应:常见直立性低血压。部分患者可出现心动过速和心律失常。(3)神经系统反应:①不自主异常运动:长期用药引起张口、咬牙、伸舌、皱眉、头颈部扭动等不随意运动;②症状波动(开关现象):症状突然被控制(开)和症状不能被控制或明显加重(关);③精神障碍:可有失眠、焦虑、躁狂、抑郁等,停药后好转。

【用药护理】 (1)为防治神经系统反应,用药期间应密切观察患者,注意减量或停药;(2)维生素B_6是多巴脱羧酶的辅酶,可加速其在外周脱羧而加重不良反应,并减少左旋多巴进入脑内而降低疗效,不宜同用。

卡比多巴(carbidopa)

卡比多巴又名α-甲基多巴,为外周多巴脱羧酶抑制剂,能减少左旋多巴在外周脱羧生成多巴胺,增加其进入脑内的量,在脑内转变成多巴胺,提高疗效,减少不良反应。常与左旋多巴配伍成片剂或胶囊剂,是目前最有效的抗PD复方制剂组成成分。本品与L-多巴的复方制剂称为心宁美(sinemet),现已有心宁美控释片。

同类药还有苄丝肼(benserazide)与左旋多巴制成复方制剂,取名为美多巴,是临床常用制剂。

司来吉兰(selegiline)

司来吉兰为选择性中枢单胺氧化酶抑制剂,可减少中枢多巴胺的降解,提高多巴胺浓度。本品与左旋多巴合用,可减少后者用量和开关现象。

溴隐亭(bromocriptine)

溴隐亭为中枢多巴胺受体激动剂,治疗帕金森病疗效与左旋多巴相当,较少引起运动障碍。该药可抑制催乳素和生长激素的分泌,也可用于催乳素分泌过高所致的闭经和产后回乳。

金刚烷胺(amantadine)

金刚烷胺既是抗病毒药,又是抗PD药。治疗PD疗效不及左旋多巴,但优于中枢抗胆

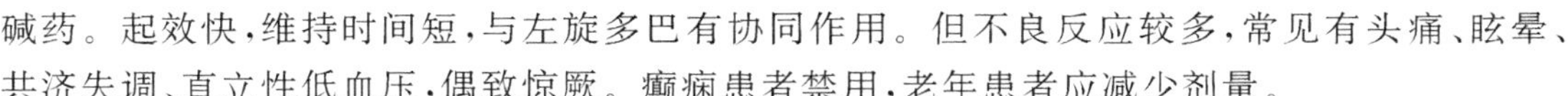

碱药。起效快，维持时间短，与左旋多巴有协同作用。但不良反应较多，常见有头痛、眩晕、共济失调、直立性低血压，偶致惊厥。癫痫患者禁用，老年患者应减少剂量。

(二)抗胆碱药

苯海索(benzhexol，artane，安坦)

苯海索为中枢抗胆碱药，阻断黑质纹状体上M受体，降低该多巴胺通路上的ACH兴奋性，从而缓解PD症状。不良反应较多，常见有口干、尿潴留、便秘、视力模糊、眩晕等，部分患者可有精神障碍。青光眼患者禁用。

二、抗阿尔茨海默病药

阿尔茨海默病(Alzheimer disease，AD)又称原发性老年性痴呆，是一种与年龄高度相关、以进行性认知障碍和记忆力损害为主的中枢性的退行性变性疾病，由患者脑内ACH合成减少及胆碱能神经系统功能减退所致。目前采用的比较有特异性的治疗方法是增加中枢胆碱能神经功能，其中胆碱酯酶抑制药效果相对肯定，M受体激动药正在临床试验中。

(一)胆碱酯酶抑制药

他克林(tacrine)

选择性与胆碱酯酶(ACHE)结合并抑制其活性，减少ACH代谢，提高脑内ACH的浓度，缓解痴呆症状，提高认知和改善记忆功能，长期应用可缓解病程。多与卵磷脂合用治疗AD，可延缓病程6～12个月，食物可影响其吸收，个体差异大。其主要不良反应为肝毒性，用药时需定期检测肝功能。由于不良反应较大，故限制了其临床应用。

同类药有：依斯的明(eptastigmine)、加兰他敏(galanthamine)、石杉碱甲(huperzine A，哈伯因)、多奈哌齐(donepezil，aricept，安理申)等。其中多奈哌齐具有剂量小、毒性低、价格相对低廉、饮食不影响吸收等优点，用于轻、中度AD治疗，患者耐受性较好，临床较为常用。

(二)M受体激动药

占诺美林(xanomeline)

占诺美林对脑部M_1受体有高度的选择性，可改善AD患者的行为能力和认知功能。其主要不良反应为胃肠道和心血管系统反应，如不能耐受者应改用皮肤给药。

(三)其他类药物

本类药化学结构不同，而且作用方式与机制各异。目前已用于临床的药物有：4-氨基吡啶(4-aminopyridine)、吡拉西坦(piracetam)、茴拉西坦(aniracetam)、奥拉西坦(oxiracetam)、尼莫地平(nimodipine)等。据报道该类药物可改善痴呆症状，提高智能活动，但不能改变AD的基本病程。

第十节　镇痛药

学习目标

1. 掌握吗啡和哌替啶的应用、不良反应、禁忌证、急性中毒及注意事项。
2. 熟悉芬太尼、美沙酮、喷他佐辛、罗通定及纳洛酮的作用特点和临床应用。
3. 了解癌症患者的"三级止痛阶梯疗法"。
4. 能为疼痛患者选择有效的治疗药物;能准确判断患者用药的合理性并执行处方;能正确指导患者相关药物的合理使用。

DAORU QINGJING

导入情景

情景描述:

患者,男,34 岁。反复吸用吗啡 12 年,且每日使用毒品量在 2g 以上,曾被家人送去强制戒毒,但一旦停用毒品就出现哈欠、流泪、流涕、恶心、呕吐、腹绞痛以及软弱无力、心跳加速等,使患者再三复吸。体格检查:尿检吗啡为强阳性。高精度定位的脑电波检查显示其大脑某部位出现异常低频活动。诊断:吗啡依赖性。

请问:

1. 吗啡依赖性的表现有哪些?
2. 吗啡依赖性的治疗原则和用药依据有哪些?

一、阿片生物碱类镇痛药

吗啡(morphine)

【体内过程】 口服易吸收,但首关消除大,常皮下注射给药,30min 能吸收 60%。分布广,难以透过血脑屏障,脑中浓度低,但足以发挥强大的镇痛作用;可透过胎盘屏障,影响胎儿。吗啡主要通过肝脏代谢以及肾脏排泄,少量经乳腺排泄,影响乳儿。孕妇和哺乳妇女禁用。

【作用】 吗啡为阿片受体激动剂,属强效镇痛药。主要激动丘脑内侧、脑内导水管周围灰质及脊髓角质区的阿片 μ 受体(强效),κ 受体(中效),δ 受体(中效)而发挥作用。

1. 中枢神经系统　(1)镇痛、镇静:皮下注射 5～10mg 就可明显减轻或消除各种疼痛,维持 4～5h。伴随强大的镇静作用,消除患者由疼痛引起的紧张、焦虑情绪,提高对疼痛的耐受力。在安静环境中,还能使患者进入浅而易醒的睡眠状态。90%～95%的患者会产生飘飘欲仙的欣快感,反复应用可致成瘾性。(2)镇咳:镇咳作用强大,但易成瘾,临床上不用于镇咳。(3)呼吸抑制:有强大的呼吸抑制作用,治疗量可使呼吸深而慢;大剂量呼吸成浅而快,中毒量呼吸深度抑制导致呼吸衰竭而致死亡。(4)缩瞳:激动脑干缩瞳核,成针尖样瞳孔。临床上可作为吗啡中毒重要诊断指征。(5)催吐:激动延脑催吐化学感受器,引起恶心、呕吐。

2. 平滑肌 吗啡可使所用平滑肌张力增加,主要表现:(1)提高胃肠平滑肌张力,肠蠕动减少,有止泻作用,并可导致便秘;(2)提高胆道奥狄括约肌张力,胆汁排空受阻,胆内压增加,诱发胆绞痛,治疗胆绞痛需合用阿托品;(3)提高输尿管平滑肌和膀胱括约肌张力,引起尿潴留;(4)大剂量可提高支气管平滑肌张力,诱发哮喘;(5)可提高子宫平滑肌张力,对抗催产素的作用,延长产程,禁用于分娩止痛。

3. 心血管系统 吗啡可扩张血管,其机制是:(1)直接扩张外周血管,引起体位性低血压;(2)抑制呼吸,中枢 CO_2 蓄积,引起脑血管扩张,颅内压升高。故低血压或颅内压升高患者禁用吗啡。

【应用】

1. 镇痛 (1)用于急性锐痛,如术后、严重创伤、烧伤、癌性疼痛、血压正常时的心绞痛;(2)合用阿托品解除胆、肾绞痛;(3)不用于分娩止痛、低血压或颅内压升高患者止痛,因有成瘾性,故也不用于慢性钝痛。

2. 治疗心源性哮喘 吗啡是治疗心源性哮喘的首选药,其机制是:(1)扩张血管作用,减轻心脏的前后负荷,缓解左心衰竭所致急性肺水肿;(2)镇静作用,消除患者紧张情绪,间接减轻心脏负荷;(3)降低呼吸中枢对 CO_2 的敏感性,使急促浅表的呼吸得以缓解。因吗啡抑制呼吸,并使支气管平滑肌张力增加,故禁用于支气管哮喘。

3. 止泻 临床上曾用阿片酊治疗消耗性腹泻,因有成瘾性,现已很少使用。

【不良反应】 (1)一般不良反应:常见呼吸抑制、直立性低血压、呕吐、嗜睡、诱发胆绞痛、排尿困难、便秘等。(2)耐受性及依赖性:反复应用致耐受性,甚至产生依赖性,突然停药引起严重的生理功能紊乱,表现为戒断症状,如烦躁不安、流涕、流泪、呕吐、腹绞痛、肌肉痛、出汗、意识丧失,严重者可危及生命。患者为减少痛苦会不择手段寻觅吗啡,传播疾病,对社会危害极大,应严格限制使用。(3)急性中毒:主要表现为昏迷、呼吸极度抑制、针尖样瞳孔、血压骤降。呼吸麻痹是致死的主要原因。

【用药护理】 (1)用药时应密切关注患者耐受性和依赖性,禁止滥用。(2)急性中毒抢救措施:①人工呼吸;②适量给氧;③必要时静注阿片受体拮抗剂纳洛酮。(3)慢性阻塞性肺病、支气管哮喘、严重肝功能减退、颅内压升高、分娩疼痛以及哺乳期妇女禁用。

可待因(codeine)

可待因又名甲基吗啡。镇痛作用是吗啡的1/12,镇咳作用及依赖性也比吗啡弱,临床上用于治疗癌症患者中等程度的疼痛,也常作为中枢性镇咳药治疗剧烈性干咳。应注意该药的依赖性,禁止滥用。

二、人工合成镇痛药

哌替啶(pethidine,dolantin,度冷丁)

【体内过程】 口服吸收快,但首关消除大,镇痛效力仅为注射的1/2。皮下注射局部刺激性强,故常采用肌内注射给药。该药分布广,可透过胎盘屏障,影响胎儿,少量经乳汁排泄。

【作用】 与吗啡相似,但作用弱、维持时间短。镇痛作用只有吗啡的1/10;呼吸抑制作用弱;对平滑肌影响小,没有止泻和便秘作用,不诱发胆绞痛,不延长产程,治疗量对支气管平滑肌无影响。

【应用】 (1)镇痛:替代吗啡用于各种急性锐痛,如创伤后疼痛、术后疼痛及分娩疼痛(分娩前2～4h内禁用,以防胎儿宫内缺氧);胆绞痛或肾绞痛需合用阿托品;(2)治疗心源性哮喘:因依赖性发生慢而弱,效果良好,已取代吗啡,机制同吗啡;(3)麻醉前给药:具有镇静作用,可消除患者紧张情绪,也可增强麻醉药的镇痛作用;(4)人工冬眠:与氯丙嗪、异丙嗪组成冬眠合剂,用于人工冬眠疗法。

【不良反应和应用注意事项】 治疗量可致口干、恶心、心悸、体位性低血压。长期反复用药可产生耐受性和依赖性。过量抑制呼吸,偶致肌颤,甚至惊厥。应控制使用,连续用药不宜超过2周。支气管哮喘和颅脑外伤患者禁用。

其他人工合成镇痛药有芬太尼(fentanyl)、美沙酮(methadone)、二氢埃托啡(dihydroetorphine)、喷他佐辛(pentazocine)、曲马朵(tramadol)、布桂嗪(bucinnazine)。其作用特点和应用比较见表4-8。

表4-8 其他人工合成镇痛药作用特点和应用比较

药　物	作用特点	临床应用	不良反应及应用注意事项
芬太尼	镇痛比吗啡强100倍,呼吸抑制轻,时间短	急性锐痛,常与氟哌啶合用,实施神经安定镇痛术	大剂量致呼吸抑制,禁用于支气管哮喘;脑外伤、脑肿瘤引起的昏迷患者及2岁以下小儿
美沙酮	镇痛作用与吗啡相当,成瘾性发生慢且易治	急性锐痛和阿片脱毒替代疗法	有呼吸抑制作用,孕妇临产前、呼吸功能不全、婴幼儿禁用
二氢埃托啡	镇痛作用是吗啡的12000倍,且有解痉作用,依赖性小,但维持时间短	急性锐痛和阿片脱毒替代疗法,用于内脏绞痛时不必合用阿托品	口服不吸收,常舌下含服。时间短,需2～3h静注或肌注一次
喷他佐辛(镇痛新)	镇痛作用是吗啡的1/3,成瘾性很小,升血压、加快心率	慢性剧痛	大剂量呼吸抑制,血压升高,心率加快,也可致焦虑、噩梦及幻觉
曲马朵	镇痛作用是吗啡的1/3,无呼吸抑制,无欣快感	急、慢性剧痛和癌性疼痛	长期应用不排除成瘾可能。肝、肾功能不全者慎用,孕妇慎用
布桂嗪(强痛定)	镇痛作用是吗啡的1/3,有止咳作用,成瘾性小	各种剧痛,包括神经性、炎症性、外伤性疼痛,痛经	长期用可成瘾。偶致困倦、恶心、眩晕、头痛等

三、其他类镇痛药

罗痛定(rotundine,颅痛定)

罗痛定的作用特点:(1)非阿片受体兴奋剂,镇痛作用弱,比解热镇痛药强;(2)无呼吸抑制作用;(3)无成瘾性;(4)有催眠作用。对慢性钝痛效果好,如头痛、痛经、胃肠绞痛、肝胆系统引起的钝痛及分娩疼痛,也可用于疼痛所致的失眠。

四、阿片受体阻断药

纳洛酮(naloxone)

纳洛酮的作用特点:(1)与阿片受体有亲和力,但没有内在活性,阻止吗啡或内啡肽与受体结合而发挥作用;(2)首关消除明显,常肌内注射或静注。用于吗啡中毒解救及急性酒精中毒解救,也用于阿片依赖者的鉴别诊断。同类药还有纳曲酮。

为提高癌症患者的生活质量,缓解癌症患者的疼痛,临床上实施了"三级止痛阶梯疗法":(1)轻度疼痛:主要选用解热镇痛药,如阿司匹林、对乙酰氨基酚、布洛酚、吲哚美辛等;(2)中度疼痛:选用弱阿片类,如可待因、曲马朵等;(3)重度疼痛:选用强阿片类,如吗啡、美沙酮等。

用药护理小结

【用药前沟通】

1. 了解患者病史及用药史　明确患者所患疾病的性质及病程,疼痛的部位、发生时间、性质;了解患者心肺功能情况,有无吸烟、饮酒习惯;是否用过镇痛药,其种类、剂量、疗效、有无依赖性产生等;了解患者及家属对麻醉性镇痛药治疗的必要性及成瘾性危险的知晓程度。

2. 用药指导　镇痛药不能轻易使用,应在明确病因的前提下使用,否则,容易掩盖疾病真相,延误诊治;另外,镇痛药仅限于急性剧烈疼痛时用,而且是短期的,不能反复多次使用。

镇痛药多数都有成瘾性,属于"麻醉药品",国家有严格的管理条例,使用时应严格掌握适应证,遵医嘱用药;自购时选安全性大、成瘾性小的药物为好。但需要指出的是,一方面需要强调不盲目滥用,即有确凿证据非用不可,或由于病情进展导致疼痛加重;另一方面因为担心产生药物依赖性而过于谨慎,导致用药剂量不足,也可导致药物依赖。经验告诉我们,长期使用镇痛药,将会产生不伴有心理依赖的身体依赖。因此,对那些有滥用药物史、嗜酒者、情绪不稳定者、有情感性疾病者,虽不能剥夺其使用镇痛药的权力,但应在医生监督下使用是完全必要的。

【用药后护理】

1. 给药方法　(1)吗啡:晚期癌痛最常选用的镇痛药物,口服易吸收,肝脏首关消除较强。速释硫酸吗啡、盐酸吗啡镇痛时间为 4～6h。口服吗啡控释片的作用时间可达 12h。对于经胃肠道给药不能控制的疼痛或疼痛发作特别频繁的患者,可经静脉全身给药。在口服、静脉经皮等途径都失败后或产生难以控制的副作用时,可改用椎管内给药或复合局部神经阻滞疗法。(2)芬太尼:术中常用的镇痛药物,经皮芬太尼贴剂(TTS-Fentanyl)是晚期癌痛治疗的重要药物。其镇痛强度是吗啡的70～100倍。芬太尼缓释透皮贴剂适用于不能口服的患者,初次用药,6～12h达到血浆峰浓度,12～24h达到血浆稳态浓度,每隔72h更换一次贴剂,可维持稳定的血药浓度。(3)哌替啶:因其在体内的代谢物去甲哌替啶半衰期是哌替啶本身的2～3倍,长期使用可导致在体内的蓄积,引起中枢神经系统的一系列不良反应,如震颤、肌震挛甚至癫痫发作。纳洛酮不能拮抗去甲哌替啶引起的不良反应、甚至有加重的趋势,故哌替啶不适用于慢性疼痛和癌痛的治疗。

2. 主要护理措施 (1)长期使用口服阿片类药物,因肠蠕动受抑制,便秘发生率高。故在使用之初就应预防性地联合使用一些治疗便秘药物如番泻叶等。严重便秘可使用作用较强的导泻药,或换用非口服制剂,如芬太尼透皮贴剂。阿片类药物刺激呕吐中枢和胃肠道阿片受体常可引起患者恶心呕吐。防治的方法包括:胃复安10mg,3～4次/天;氟哌啶2.5～5mg,1～2次/天,但可引起镇静作用,故不用于已有镇静反应的患者;地塞米松5～10mg,1～2次/天;严重的呕吐患者可用5-HT_3受体拮抗剂。随着使用时间的延长,阿片类药物的催吐作用可逐渐减轻直至消失,因此,在阿片类药物治疗时应从小剂量开始,逐渐增加剂量,这样可明显减轻呕吐的发生。(2)呼吸抑制作为阿片类药物的急性不良反应,在晚期癌痛治疗使用控缓释阿片类药物的患者中极少发生,应加强对首次使用阿片类药物患者的监测。一旦出现副作用,可静脉注射阿片受体拮抗剂纳洛酮(20～40μg/min)进行治疗,随后减少阿片类药物的剂量。(3)晚期癌症患者使用阿片类药物主要以镇痛为目的,可出现药物耐受和躯体依赖现象,但与吸毒者的心理依赖有关,出现成瘾的极少(哌替啶除外)。因顾及可能出现成瘾而限制晚期癌症患者的阿片类药物用量是没必要的,也不利于疼痛的控制和晚期肿瘤患者的生活质量。

【用药护理评价】 患者疼痛是否缓解,生命体征是否正常,呼吸是否通畅;有无药物依赖性发生,有无毒性反应症状;患者是否已经基本知晓所用镇痛药的相关知识,正确、合理用药,配合治疗。

第十一节 解热镇痛抗炎药

学习目标

1. 掌握非甾体抗炎药的基本药理作用及作用机制;掌握阿司匹林的作用、临床应用及不良反应。
2. 熟悉对乙酰氨基酚、吲哚美辛、布洛芬及萘普生等药物的作用特点、临床应用及主要不良反应。
3. 了解吡罗昔康、尼美舒利及芬酸类药物的作用特点、临床应用及不良反应。
4. 能为患者选择有效的治疗药物;能准确判断患者用药的合理性并执行处方;能正确指导患者相关药物的合理使用。

DAORU QINGJING

导入情景

情景描述：

患者，女，26岁。长期从事电脑操作，导致双肘关节、腕关节疼痛不适，到某药店购买止痛药口服。药师向患者推荐扑热息痛。服用3天后，患者肘关节、腕关节疼痛明显缓解，再次到药店购买了大量扑热息痛口服。且在服药期间，因工作应酬而经常喝酒。3个月后，患者渐渐出现肝区疼痛、食欲不振以及黄疸等症状，到医院求治，诊断为药物性肝损害（长期服用扑热息痛所致），经治疗3个月后肝功能方渐渐恢复正常。

请问：如何合理应用扑热息痛？

一、基本作用及作用机制

解热镇痛抗炎药（antipyretic-analgesic and anti-inflammatory drugs）是一类具有解热、镇痛，大部分还有抗炎、抗风湿作用的药物。因其抗炎作用与含甾核的糖皮质激素不同，故又称非甾体抗炎药（nonsteroidal anti-inflammatory drugs，NSAIDs）。

非甾体抗炎药的共同作用机制是抑制环氧酶（COX）而抑制体内前列腺素（PG）的生物合成（图4-4）。

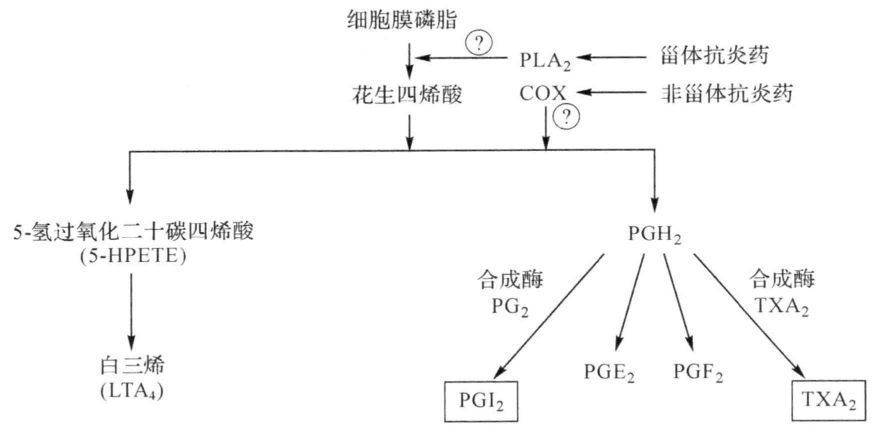

PLA_2：磷脂酶 A_2；COX：环氧酶；PGI_2：前列环素；TXA_2：血栓素 A_2

图4-4　前列腺素生物合成及药物作用环节

此类药物抑制环氧酶-2（COX-2）的作用是其治疗基础，而对环氧酶-1（COX-1）的抑制作用则成为其不良反应的原因（表4-9）。

表 4-9　COX-1 和 COX-2 特性比较

类别	COX-1		COX-2
生成	固有的		需经诱导
功能	生理学：保护胃肠；调节血小板聚集；调节外周血管阻力；调节肾血流分布；调节 TXA_2/PGI_2 比例		生理学：妊娠时，PG 生成增加 病理学：生成蛋白酶、PG 及其他炎症介质，导致炎症
抑制药物	吲哚美辛 阿司匹林 吡罗昔康	萘普生 布洛芬 双氯芬酸	美洛昔康 尼美舒利

本类药物基本药理作用如下：(1)解热作用：通过抑制中枢 PG 合成而发挥解热作用。与氯丙嗪不同，能使发热者的体温降低，而对体温正常者几乎没有影响。(2)镇痛作用：主要通过抑制外周 PG 合成而发挥镇痛作用。与麻醉性镇痛药不同，具有中等程度的镇痛作用；对慢性钝痛效果良好；不产生呼吸抑制作用和成瘾性。(3)抗炎作用：通过抑制炎症部位 PG 的合成而使炎症反应得以缓解。大剂量对症治疗，应注意中毒反应。苯胺类无抗炎作用。

二、常用药物

(一)非选择性环氧酶抑制药

阿司匹林(aspirin，乙酰水杨酸)

【作用与应用】 阿司匹林为水杨酸类代表药，不同剂量具有不同的作用和临床应用。(1)抑制血小板聚集：小剂量(每日 75～150mg)抑制血小板 COX，减少血栓素 A_2(TXA_2)生成而抑制血小板聚集及抗血栓形成。临床上用于防止血栓形成，以治疗缺血性心脏病和脑缺血患者。(2)解热镇痛：一般剂量(0.3～0.6g/次，3 次/天)具有显著的解热镇痛作用。用于解热、减轻中度疼痛，如头痛、牙痛、肌肉痛、痛经等慢性钝痛及感冒发热等。(3)抗炎抗风湿：大剂量(3～5g/天，分 4 次服)可迅速缓解风湿性关节炎及风湿热的症状。用于风湿热、风湿性及类风湿性关节炎治疗。阿司匹林能使风湿热症状在 24～48h 迅速好转，这可以作为临床上风湿性关节炎重要的鉴别诊断依据。

【不良反应】 本品不良反应较多，主要表现在以下方面：(1)胃肠道反应：引起上腹不适、恶心、呕吐，长期使用可诱发和加重溃疡、糜烂性胃炎、胃出血及穿孔等；(2)凝血障碍：大剂量抑制凝血酶原合成，小剂量抑制血小板聚集，均可加重出血倾向；(3)过敏反应：偶致皮疹、血管神经性水肿和过敏性休克，可诱发支气管哮喘，即阿司匹林哮喘，拟肾上腺素类药物治疗无效；(4)水杨酸反应：剂量过大(5g/天以上)时可出现水杨酸发应，表现为恶心、呕吐、头痛、头晕、听力下降，严重者出现换气频率增加，高热、酸碱平衡失调、甚至精神失常；(5)瑞夷综合征：常见于病毒感染的青少年应用阿司匹林后，表现为严重肝功能不良合并脑病，虽少见，但致死率高。

【用药护理】 (1)消化性溃疡者禁用，必要时与碳酸钙或前列腺素 E_2 合用。(2)用维生素 K 预防凝血障碍。维生素 K 缺乏症、低凝血酶原症、严重肝病、孕、产妇禁用。手术前一周停用阿司匹林。(3)用抗组胺药及糖皮质激素类药物治疗阿司匹林所致的过敏反应。哮喘、荨麻疹、鼻息肉患者禁用。(4)一旦发生水杨酸反应，应立即停药，静滴碳酸氢钠碱化尿液，加速药物排出。(5)因病毒感染的青少年慎用。

对乙酰氨基酚(acetaminophen，paracetamol，扑热息痛)

对乙酰氨基酚为非那西丁的体内代谢产物，是苯胺类的代表药，具有以下特点：(1)解热镇痛作用较强；(2)无抗炎抗风湿作用；(3)无明显胃肠刺激。临床主要用于退热和镇痛，如感冒发热、神经痛、肌肉痛及对阿司匹林不能耐受者和过敏者。不良反应少见，偶致皮疹、药热等过敏反应。长期使用可致肝肾毒性。

吲哚美辛(indomethacin，消炎痛)

吲哚美辛为抗炎有机酸类，是最强的 PG 合成酶抑制剂之一。本品具有显著的抗炎及解热作用，对炎性疼痛有明显的镇痛效果。临床上可用于其他药不能耐受或疗效不佳的强直性脊柱炎、风湿性关节炎、类风湿性关节炎等；对癌性发热及其他药不能控制的发热常能见效。其不良反应多且严重，表现在消化道反应，如恶心、呕吐、腹泻，偶致溃疡穿孔；神经系统反应有头痛、耳鸣，偶致精神失常；血液系统反应有粒细胞减少、溶血性贫血、血小板减少性紫癜，偶致再生障碍性贫血；过敏反应等。

布洛芬(ibuprofen)

布洛芬为抗炎有机酸类，具有明显的抗炎、解热、镇痛作用，由于胃肠道反应比阿司匹林少，临床广泛应用于类风湿性关节炎和骨关节炎。

双氯芬酸(diclofenac)

双氯芬酸为抗炎有机酸类。解热、镇痛、抗炎、抗风湿作用强于吲哚美辛，且不良反应小于后者，常用于类风湿性关节炎、风湿性关节炎、骨关节炎、术后疼痛、痛经等。

吡罗昔康(piroxicam)

吡罗昔康为抗炎有机酸类，是长效抗风湿病药。其抗炎、镇痛作用与吲哚美辛相似，主要优点是长效，每日只需服一次。临床上用于感冒发热、风湿性及类风湿性关节炎、强直性脊柱炎、骨性关节炎及痛风急性发作等。短期服用副作用少，偶见胃肠道反应及过敏反应。但剂量过大或用药时间过长可致上消化道出血。溃疡病、支气管哮喘、阿司匹林哮喘、哺乳期妇女慎用。

(二)选择性环氧酶-2 抑制药

常用药物有美罗昔康(meloxicam)和尼美舒利(nimesulide)。两药特点见表 4-10。

表 4-10　美罗昔康和尼美舒利的特点比较

药物	主要作用	临床应用	不良反应
美罗昔康	抗炎作用强	风湿、类风湿性关节炎、急性痛风及强直性脊柱炎	大剂量可致消化道出血
尼美舒利	抗炎作用强	类风湿性关节炎、骨关节炎呼吸道及五官软组织炎症	胃肠道反应轻微、短暂

三、解热镇痛药的复方配伍及合理用药

常用对乙酰氨基酚复方制剂，其所用的商品名有：日夜百服宁，褀尔百服宁，加合百服宁，菲斯特，泰诺，泰诺林，康利诺，白加黑，可利得，银得菲，康得，帕拉辛等。以上药物均是以对乙酰氨基酚为主药，与下列不同成分按规定的剂量组成的复方制剂，以提高疗效，缓解相关症状（表 4-11）。该药主要适用于解热，减轻伤风、感冒、头痛、咳嗽、流涕、鼻塞等症状，应避免重复用药。

表 4-11　各药物成分作用及用药的注意事项

药物成分	作用	不良反应及禁（慎）用情况
咖啡因	收缩脑动脉，缓解脑血管扩张所致搏动性头痛症状	惊厥，故小儿高热不宜选用
阿司匹林	增加解热、镇痛效果	过敏反应，哮喘、过敏者禁用
异丙安替比林	增加解热、镇痛效果	过敏反应，肝肾功能不良者、过敏者禁用
伪麻黄碱	收缩鼻黏膜血管，消除鼻塞症状，缓解感冒症状	收缩血管，高血压患者、心脏病患者、孕妇、老年人禁用
氯苯那敏	抗过敏症状	中枢抑制，驾驶员、高空作业者、精细工作者禁用
苯海拉明	抗过敏症状	同氯苯那敏
右美沙芬	止咳	痰多者慎用

用药护理小结

【用药前沟通】

1. 了解患者病情　发热是机体的一种防御反应，不同热型又是诊断疾病的重要依据。因此，在发病原因不明确时，有热就退，滥用解热药物，有可能掩盖病情，贻误治疗。但是，如发热太久或体温过高，患者体力过度消耗，可产生头痛和全身不适，引起惊厥、昏迷甚至危及生命。因此，应在采取对因治疗的同时，选用适当的解热镇痛药进行对症治疗。

2. 用药指导　在选用解热镇痛药时应注意以下几点：(1)在用药物降温前尽可能要弄清发热原因，进行对因治疗。(2)患者体温过高，或用药量过大，可因大汗淋漓而致虚脱，特别是老年和婴幼儿患者。因此，对于体温过高患者应用解热镇痛药时，剂量应略小些。(3)没必要把体温降至 37℃，更不应因体温降得不多而盲目增加剂量。(4)持续不退高热往往是疾病严重或疾病没有得到控制的信号。因此，使用退热药时如连续三天仍发热不退，必须请医生诊

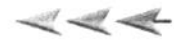

治。(5)妊娠早期、严重肝肾功能损害或有消化性溃疡者应慎用或禁用,有过敏史者禁用。

【用药后护理】

1.给药方法　(1)除非是发热过高,一般不急于用退热药。若需使用,要同时进行病因诊治,因为单靠退热药不能根本解决问题。其次就是注意用量,尤其是作用快猛的氨基比林,用量过大,出汗过多,体温骤降,还容易引起虚脱。(2)根据患者的指征、机体状况及药物的适应证、禁忌证等综合因素合理用药:①一般以疗效确切、毒性低、价格较便宜的药物如阿司匹林及其复方制剂为首选药,次之选用对乙酰氨基酚、布洛芬及其复方制剂等。解热药应用不超过3天,镇痛药应用不超过5天。②对于长期高热的疾病如血吸虫病、伤寒、晚期癌症可考虑应用消炎痛栓剂。③儿科用药最好仅限对乙酰氨基酚、布洛芬及其复方制剂。④对妊娠妇女应慎用解热镇痛药,最好选用对乙酰氨基酚。⑤含氨基比林、非那西丁的一些复方制剂如去痛片、复方阿司匹林(APC)最好不用,这些药已趋淘汰。

2.不良反应的防治措施　(1)阿司匹林:①胃肠道反应:大剂量服用可引起消化道出血或溃疡形成,故胃溃疡患者禁用。采用饭后服药及适当同服抗酸药以减轻胃肠道反应。②凝血功能障碍:久用可延长出血时间,致出血倾向,可用维生素K防治。凡有严重肝病、血友病、维生素K缺乏症和近期有脑出血史者禁用,大手术前一周应停用本类药。③过敏反应:用抗组胺药及糖皮质激素类药物治疗阿司匹林所致的过敏反应。哮喘、荨麻疹、鼻息肉患者禁用。④水杨酸反应:应立即停药,给予对症治疗,并可静脉滴入碳酸氢钠溶液以碱化尿液,加速药物排出。⑤瑞夷综合征:对水痘、流感等因病毒感染的青少年慎用。⑥长期使用可致肝肾功能损害。(2)对乙酰氨基酚:长期应用可造成肾损伤,由于其毒性较大,已不单独使用。(3)一些常用解热镇痛药常相互配伍,或配伍巴比妥类、咖啡因,或配伍抗组胺药(如氯苯那敏)以期提高疗效和减少不良反应。但据一些对照观察,复方并不优于单用,且复方中大多含有非那西丁(苯胺类),久用可致肾乳头坏死,并可能引起肾盂癌;非那西丁还可能与某些复方久用引起依赖性有关。此外,不少复方含氨基比林(吡唑酮类),少数患者服用后出现粒细胞缺乏。

【用药护理评价】　发热是否消退,体温是否恢复正常,疼痛及关节肿痛症状是否缓解;是否出现严重不良反应,处理方法及结果如何;患者能否坚持正确、合理用药。

第十二节　中枢兴奋药

学习目标

1. 掌握咖啡因、尼可刹米、洛贝林等药物的作用特点、临床应用及注意事项。
2. 熟悉甲氯芬酯、胞磷胆碱、吡拉西坦等的临床应用特点。
3. 了解中枢兴奋药的分类法。
4. 能为患者选择有效的治疗药物;能准确判断患者用药的合理性并执行处方;能正确指导患者相关药物的合理使用。

DAORU QINGJING

导入情景

情景描述:

患儿,男性,10 岁,经诊断为儿童多动综合征,医生给其使用哌醋甲酯治疗,并嘱咐其使用时间不得超过两周。在使用过程中,患儿因为好奇将三天剂量一次服下,结果导致惊厥,因就诊不及时而死亡。

请问:

1. 中枢兴奋药常见的不良反应是什么?

2. 如何防治并进行用药指导?

一、主要兴奋大脑皮层的药物

咖啡因(caffeine)

咖啡因是从茶叶或咖啡豆中提取的生物碱,临床常用其人工合成品。

【作用与应用】 (1)兴奋大脑皮层:小剂量(50～100mg)明显兴奋大脑皮层,能振奋精神,改善思维,提高工作和学习效率。(2)兴奋延髓:较大剂量(200～250mg)直接兴奋延髓呼吸中枢和血管运动中枢,使呼吸中枢对二氧化碳的敏感性增强,升高血压,改善微循环。主要用于抢救严重传染病、催眠药、抗组胺药过量中毒及其他原因引起的中枢性呼吸抑制。(3)收缩脑血管:临床常用麦角胺咖啡因制剂治疗脑血管扩张所致的偏头痛。APC(A:阿司匹林,P:非那酊,C:咖啡因)用于治疗一般性的头痛,与溴化物合用治疗神经官能症。

【不良反应】 (1)剂量较大可致激动、失眠、心悸等。过量致惊厥,尤其是婴儿高热时更易发生。(2)久用有依赖性,本品为第一类精神药品,实施严格管理。

【用药护理】 (1)小儿高热不宜用含咖啡因复方制剂(如 APC)退热;(2)因增加胃酸分泌,消化性溃疡患者不宜久用;(3)与肾上腺素或麻黄碱合用互相增强作用,不宜同时注射给药。

哌甲酯(methylphenidate,利他林)

【作用与应用】 哌甲酯能促进 NA、5-羟色胺、多巴胺的释放,改善精神活动,消除睡意,解除疲乏。较大剂量可兴奋呼吸中枢。本品适用于发作性睡病、儿童多动症、小儿遗尿症、中枢抑制药中毒所致呼吸抑制。

【不良反应及用药注意事项】 治疗量不良反应少,大剂量可致惊厥和血压升高。长期用可产生耐受性和精神依赖性,应避免长期使用。本品宜在医生指导下使用,高血压患者禁用。

二、主要兴奋呼吸中枢的药物

尼可刹米(nikethamide,可拉明)

【作用与应用】 尼可刹米既有直接兴奋呼吸中枢的作用,又可刺激颈动脉体和主动脉体化学感受器,反射性兴奋呼吸中枢,作用温和,较安全。但作用时间短(5～10min),必要时,需间歇重复给药以维持疗效。该药主要用于肺心病引起的呼吸衰竭和吗啡中毒所致的呼吸抑制。

【不良反应】 本品治疗量不良反应少,过量致血压升高、心动过速、咳嗽、呕吐、肌肉震颤、惊厥。可用地西泮抗惊厥。不宜与碱性药物如碳酸氢钠合用,以防沉淀析出。

洛贝林(lobeline,山梗菜碱)

【作用与应用】 洛贝林能刺激颈动脉体和主动脉体化学感受器,反射性兴奋呼吸中枢。其起效迅速,作用弱,维持时间短,安全,不易致惊厥。该药主要适用于新生儿窒息、小儿呼吸衰竭和一氧化碳中毒。

【不良反应】 较大剂量兴奋迷走神经,使心动过缓、传导阻滞;过量又使心动过速、惊厥。用药时应严密观察心脏的毒性反应。

二甲弗林(dimefline,回苏灵)

二甲弗林直接兴奋呼吸中枢而发挥作用,起效迅速,比尼可刹米强100倍。该药主要用于各种传染病和药物中毒所致的中枢性呼吸抑制,也可治疗肺性脑病。但易致惊厥,有惊厥史者、吗啡中毒者禁用。

多沙普仑(doxapram,多普兰)

【作用与应用】 多沙普仑为新型呼吸兴奋药。小剂量刺激颈动脉体和主动脉体化学感受器,反射性兴奋呼吸中枢。较大剂量能直接兴奋呼吸中枢,作用较尼可刹米强,具有起效快、作用强、安全有效等优点。该药主要用于早产儿窒息、各种原因引起的中枢性呼吸抑制。

【不良反应】 该药对心血管有轻度兴奋作用,可使心率加快、血压升高。过量致惊厥,用药时应严密观察心血管反应,避免过量使用。

三、促进大脑功能恢复药

胞磷胆碱(citicoline,尼可林)

胞磷胆碱能促进卵磷脂的合成,改善脑循环,增加脑血流量而促进脑细胞的代谢,对大脑功能的恢复、催醒有一定作用。该药主要用于急性颅外伤及脑手术所致意识障碍、中枢抑制药中毒、一氧化碳中毒及各种器质性脑病。其不良反应少,偶见眩晕、头痛、恶心及暂时性的血压下降,如治疗脑水肿应合用甘露醇。活动期颅内出血患者慎用,有癫痫史者禁用。

甲氯芬酯(meclofenoxate,氯酯醒)

甲氯芬酯能促进脑细胞代谢,增加糖的利用,对抑制状态的中枢神经有兴奋作用,能振奋精神,消除疲劳。该药适用于颅脑外伤后所致的昏迷,乙醇、一氧化碳中毒,脑动脉硬化所致的意识障碍及儿童遗尿症等。其起效缓慢,需反复用药后显效。

吡拉西坦(piracetam,脑复康)

吡拉西坦为 γ-氨基丁酸(GABA)的衍生物,作用于大脑皮层,具有激活和修复神经细胞,改善和恢复记忆,促进思维活动等作用。本品以原形经肾排出。该药适用于脑动脉硬化及脑血管意外引起的记忆和思维活动减退等,亦可用于阿尔茨海默病、早期老性痴呆和儿童智力缺陷。

其不良反应轻,偶有食欲减退、失眠等反应,停药后消失。肝、肾功能不良者慎用,孕妇禁用。

用药护理小结

【用药前沟通】

了解患者病史及用药史 了解患者呼吸、血压等生命体征,呼吸抑制的程度及病因;了解患者所用药物的种类、剂量、疗效等情况;了解患者及其家属对所用药物相关知识的了解程度。

【用药后护理】

1. 药效观察 用药期间密切监测呼吸频率、血压、脉搏、血气分析以及患者的肌腱反射、语言变化、精神症状等。

2. 主要护理措施 (1)咖啡因:注射给药时,如出现烦躁不安、肌肉震颤、耳鸣等过量中毒症状应立即停药。(2)尼可刹米:用药过程中应严密观察患者血压、心率及呼吸状况,如出现心率加快、多汗、面红、恶心、呕吐、血压升高等情况应及时调整剂量;当出现震颤、肌僵直时,应立即停药,以防惊厥。若出现惊厥,可静注地西泮对抗。

【用药护理评价】 患者的生命体征是否恢复,呼吸抑制和缺氧状态是否解除,大脑功能是否改善;是否出现药物毒性反应,是否及时得到处理。

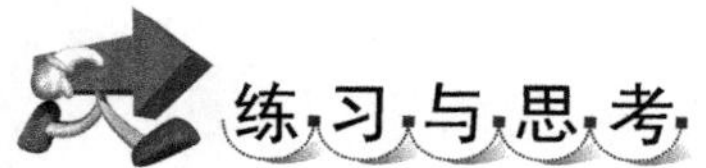

传出神经系统药物

(一)选择题

A1 型题

1. 胆碱能神经不包括 ( )

A. 运动神经 B. 全部副交感神经节前纤维 C. 全部交感神经节前纤维
D. 绝大部分交感神经节后纤维 E. 少部分支配汗腺的交感神经节后纤维

2. 乙酰胆碱作用的主要消除方式是　　（　　）

A. 被单胺氧化酶所破坏　B. 被磷酸二酯酶破坏　C. 被胆碱酯酶破坏

D. 被氧位甲基转移酶破坏　E. 被神经末梢再摄取

3. 去甲肾上腺素作用的主要消除方式是　　（　　）

A. 被单胺氧化酶所破坏　B. 被磷酸二酯酶破坏　C. 被胆碱酯酶破坏

D. 被氧位甲基转移酶破坏　E. 被神经末梢再摄取

4. 外周肾上腺素能神经合成与释放的主要递质是　　（　　）

A. 肾上腺素　B. 去甲肾上腺素　C. 异丙肾上腺素　D. 多巴胺　E. 间羟胺

5. 乙酰胆碱释放至突触间隙,其作用消失的主要原因是　　（　　）

A. 单胺氧化酶代谢　B. 肾排出　C. 神经末梢再摄取

D. 乙酰胆碱酯酶代谢　E. 儿茶酚氧位甲基转移酶代谢

6. 外周胆碱能神经合成与释放的递质是　　（　　）

A. 琥珀胆碱　B. 氨甲胆碱　C. 烟碱　D. 乙酰胆碱　E. 胆碱

7. 毛果芸香碱缩瞳是　　（　　）

A. 激动瞳孔扩大肌的 α 受体,使其收缩

B. 激动瞳孔括约肌的 M 受体,使其收缩

C. 阻断瞳孔扩大肌的 α 受体,使其收缩

D. 阻断瞳孔括约肌的 M 受体,使其收缩

E. 阻断瞳孔括约肌的 M 受体,使其松弛

8. 新斯的明最强的作用是　　（　　）

A. 膀胱逼尿肌兴奋　B. 心脏抑制　C. 腺体分泌增加

D. 骨骼肌兴奋　E. 胃肠平滑肌兴奋

9. 有机磷酸酯类中毒者反复大剂量注射阿托品后,原中毒症状缓解或消失,但又出现兴奋、心悸、瞳孔扩大、视近物模糊、排尿困难等症状,此时应采用　　（　　）

A. 山莨菪碱对抗新出现的症状　B. 毛果芸香碱对抗新出现的症状

C. 东莨菪碱以缓解新出现的症状　D. 继续应用阿托品可缓解新出现的症状

E. 持久抑制胆碱酯酶

10. 治疗重症肌无力,应首选　　（　　）

A. 毛果芸香碱　B. 阿托品　C. 琥珀胆碱　D. 毒扁豆碱　E. 新斯的明

11. 用新斯的明治疗重症肌无力,产生了胆碱能危象　　（　　）

A. 表示药量不足,应增加用量　B. 表示药量过大,应减量停药

C. 应用中枢兴奋药对抗　D. 应该用琥珀胆碱对抗

E. 应该用阿托品对抗

12. 毛果芸香碱对眼的作用和应用是　　（　　）

A. 阻断瞳孔扩大肌 α 受体,缩瞳,降低眼内压,治疗青光眼

B. 阻断瞳孔括约肌 M 受体,缩瞳,降低眼内压,治疗青光眼

C. 兴奋瞳孔括约肌 M 受体,缩瞳,降低眼内压,治疗青光眼

D. 抑制胆碱酯酶,间接的拟胆碱作用,缩瞳,降低眼内压,治疗青光眼

E. 兴奋瞳孔扩大肌 α 受体，缩瞳，降低眼内压，治疗青光眼

13. 毒扁豆碱对眼的作用和应用是 ( )

A. 阻断瞳孔扩大肌 α 受体，缩瞳，降低眼内压，治疗青光眼

B. 阻断瞳孔括约肌 M 受体，缩瞳，降低眼内压，治疗青光眼

C. 兴奋瞳孔括约肌 M 受体，缩瞳，降低眼内压，治疗青光眼

D. 抑制胆碱酯酶，间接的拟胆碱作用，缩瞳，降低眼内压，治疗青光眼

E. 兴奋瞳孔扩大肌 α 受体，缩瞳，降低眼内压，治疗青光眼

14. 直接激动 M 受体的药物是 ( )

A. 琥珀胆碱 B. 有机磷酸酯类 C. 毛果芸香碱

D. 毒扁豆碱 E. 新斯的明

15. 具有直接激动 N_2 受体和胆碱酯酶抑制作用的药物是 ( )

A. 琥珀胆碱 B. 有机磷酸酯类 C. 毛果芸香碱 D. 毒扁豆碱 E. 新斯的明

16. 关于阿托品作用的叙述中，下面哪一项是错误的 ( )

A. 治疗作用和副作用可以互相转化 B. 口服不易吸收，必须注射给药

C. 可以升高血压 D. 可以加快心率

E. 解痉作用与平滑肌功能状态有关

17. 阿托品抗休克的主要机制是 ( )

A. 对抗迷走神经，使心跳加快 B. 兴奋中枢神经，改善呼吸

C. 舒张血管，改善微循环 D. 扩张支气管，增加肺通气量

E. 舒张冠状动脉及肾血管

18. 阿托品显著解除平滑肌痉挛的是 ( )

A. 支气管平滑肌 B. 胆管平滑肌 C. 胃肠平滑肌

D. 子宫平滑肌 E. 膀胱平滑肌

19. 治疗过量阿托品中毒的药物是 ( )

A. 山莨菪碱 B. 东莨菪碱 C. 后马托品 D. 琥珀胆碱 E. 毛果芸香碱

20. 东莨菪碱与阿托品的作用相比较，前者最显著的差异是 ( )

A. 抑制腺体分泌 B. 松弛胃肠平滑肌 C. 松弛支气管平滑肌

D. 中枢抑制作用 E. 扩瞳、升高眼压

21. 山莨菪碱抗感染性休克，主要是因为 ( )

A. 扩张小动脉，改善微循环 B. 解除支气管平滑肌痉挛

C. 解除胃肠平滑肌痉挛 D. 兴奋中枢

E. 降低迷走神经张力，使心跳加快

22. 琥珀胆碱的骨骼肌松弛机制是 ( )

A. 中枢性肌松作用 B. 抑制胆碱酯酶

C. 促进运动神经末梢释放乙酰胆碱 D. 抑制运动神经末梢释放乙酰胆碱

E. 运动终板突触后膜产生持久去极化

23. 筒箭毒碱的骨骼肌松弛机制是 ( )

A. 竞争拮抗乙酰胆碱与 N_2 受体结合 B. 促进运动神经末梢释放乙酰胆碱

C. 抑制运动神经末梢释放乙酰胆碱 D. 抑制胆碱酯酶
E. 中枢性肌松作用

24. 使用治疗量的琥珀胆碱时，少数人会出现强而持久的肌松作用，其原因是 ( )
A. 甲状腺功能低下 B. 遗传性胆碱酯酶缺乏 C. 肝功能不良，使代谢减少
D. 对本品有变态反应 E. 肾功能不良，药物的排泄减少

25. 阿托品对胆碱受体的作用是 ( )
A. 对 M、N 胆碱受体同样有阻断作用 B. 对 N_1、N_2 受体同样有阻断作用
C. 阻断 M 胆碱受体，也阻断 N_2 胆碱受体 D. 对 M 受体有较高的选择性
E. 以上都不对

26. 禁止用于皮下和肌肉注射的拟肾上腺素药物是 ( )
A. 肾上腺素 B. 间羟胺 C. 去甲肾上腺素 D. 麻黄素 E. 去氧肾上腺素

27. 溺水、麻醉意外引起的心脏骤停应选用 ( )
A. 去甲肾上腺素 B. 肾上腺素 C. 麻黄碱 D. 多巴胺 E. 地高辛

28. 能促进神经末梢递质释放，对中枢有兴奋作用的拟肾上腺素药是 ( )
A. 异丙肾上腺素 B. 肾上腺素 C. 多巴胺 D. 麻黄碱 E. 去甲肾上腺素

29. 具有舒张肾血管的拟肾上腺素药是 ( )
A. 间羟胺 B. 多巴胺 C. 去甲肾上腺素 D. 肾上腺素 E. 麻黄碱

30. 过量氯丙嗪引起的低血压，选用的对症治疗药物是 ( )
A. 异丙肾上腺素 B. 麻黄碱 C. 肾上腺素 D. 去甲肾上腺素 E. 多巴胺

31. 微量肾上腺素与局麻药配伍的目的主要是 ( )
A. 防止过敏性休克 B. 中枢镇静作用 C. 局部血管收缩，促进止血
D. 延缓吸收，防止吸收中毒及延长局麻药的作用时间 E. 防止出现低血压

32. 治疗鼻炎、鼻窦炎出现的鼻黏膜充血，应选用的滴鼻药是 ( )
A. 去甲肾上腺素 B. 肾上腺素 C. 异丙肾上腺素
D. 麻黄碱 E. 多巴胺

33. 稀释后用于治疗上消化道出血的药物是 ( )
A. 麻黄碱 B. 多巴胺 C. 去甲肾上腺素
D. 异丙肾上腺素 E. 肾上腺素

34. 异丙肾上腺素治疗哮喘剂量过大或过于频繁易出现的不良反应是 ( )
A. 中枢兴奋症状 B. 体位性低血压 C. 舒张压升高
D. 心悸或心动过速 E. 急性肾功能衰竭

35. 去甲肾上腺素作用最显著的组织器官是 ( )
A. 眼睛 B. 腺体 C. 胃肠和膀胱平滑肌
D. 骨骼肌 E. 皮肤、黏膜及腹腔内脏血管

36. 麻黄碱与肾上腺素比较，其作用特点是 ( )
A. 升压作用弱、持久，易引起耐受性
B. 作用较强、不持久，能兴奋中枢
C. 作用弱、维持时间短，有舒张平滑肌的作用

D. 可口服给药，可避免发生耐受性及中枢兴奋作用

E. 无血管扩张作用，维持时间长，无耐受性

37. 抢救心搏骤停的主要药物是 ( )

A. 麻黄碱 B. 肾上腺素 C. 多巴胺 D. 间羟胺 E. 苯茚胺

38. 下面哪一项不是肾上腺素的禁忌证 ( )

A. 甲状腺功能亢进 B. 高血压 C. 糖尿病

D. 支气管哮喘 E. 心源性哮喘

39. 酚妥拉明的适应证中没有下面哪一项 ( )

A. 血栓性静脉炎 B. 冠心病 C. 难治性心衰

D. 感染性休克 E. 嗜铬细胞瘤的术前应用

40. 酚妥拉明使血管扩张的原因是 ( )

A. 直接扩张血管和阻断 α 受体 B. 扩张血管和激动 β 受体

C. 阻断 α 受体 D. 激动 β 受体 E. 直接扩张血管

41. 普萘洛尔没有下面哪一个作用 ( )

A. 抑制心肌收缩力 B. 减慢心率 C. 降低心肌耗氧量

D. 收缩血管 E. 直接扩张血管产生降压作用

42. 普萘洛尔的禁忌证没有下面哪一项 ( )

A. 心律失常 B. 心源性休克 C. 房室传导阻滞

D. 低血压 E. 支气管哮喘

43. 可翻转肾上腺素升压效应的药物是 ( )

A. N_1 受体阻断药 B. β 受体阻断药 C. N_2 受体阻断药

D. M 受体阻断药 E. α 受体阻断药

44. 无内在拟交感活性的非选择性 β 受体阻断药是 ( )

A. 美托洛尔 B. 阿替洛尔 C. 拉贝洛尔 D. 普萘洛尔 E. 哌唑嗪

45. 治疗外周血管痉挛性疾病的药物是 ( )

A. 拉贝洛尔 B. 酚苄明 C. 普萘洛尔 D. 美托洛尔 E. 噻吗洛尔

46. 普萘洛尔不具有的作用是 ( )

A. 抑制肾素分泌 B. 呼吸道阻力增大 C. 抑制脂肪分解

D. 增加糖原分解 E. 心收缩力减弱，心率减慢

47. β 受体阻断药可引起 ( )

A. 肾素分泌增加 B. 糖原分解增加 C. 心肌耗氧量增加

D. 房室传导加快 E. 外周血管收缩和阻力增加

A2 型题

48. 某男，24 岁，因精神分裂症长期应用氯丙嗪治疗，1h 前因吞服一整瓶氯丙嗪而入院。查体：患者昏睡，血压下降至休克水平，并出现心电图异常。请问，此时除洗胃及其他对症治疗外，应给予的升压药物是 ( )

A. 肾上腺素 B. 去甲肾上腺素 C. 异丙肾上腺素

D. 多巴胺 E. 麻黄碱

49. 患者，女性，50 岁，因剧烈眼痛、头痛、恶心、呕吐，急诊来院。检查：明显的睫状充血，角膜水肿，前房浅。瞳孔中等度开大，呈竖椭圆形，眼压升高为 6.7kPa。房角镜检查：房角关闭。诊断：闭角型青光眼急性发作。该患者应立即给予哪种药物治疗　(　　)

A. 毛果芸香碱　B. 新斯的明　C. 阿托品

D. 肾上腺素　E. 去甲肾上腺素

50. 女童，12 岁，因畏寒、发热、咽痛两天由其母陪同就医。诊断：急性扁桃体炎。给予青霉素等治疗。皮试：(一)。注射青霉素后，患儿刚走出医院约 10m，顿觉心里不适，面色苍白，冷汗淋漓，其母立即抱女返回医院。测血压 6.67/4kPa(50/30mmHg)。诊断：青霉素过敏性休克。当即给地塞米松等一系列治疗措施，还应给下述哪种药物进行抢救　(　　)

A. 去甲肾上腺素　B. 肾上腺素　C. 异丙肾上腺素

D. 多巴胺　E. 间羟胺

51. 患者，女性，44 岁，八年来劳累后都会心慌气短。既往曾患过"风湿性关节炎"。近日因劳累病情加重，心慌，气喘，咯血，不能平卧，急诊入院。查体：半卧位，慢性重病容。脉搏 80 次/min，血压 13.3/9.33kPa(100/70mmHg)。心向左侧扩大，心律完全不齐，心率 120 次/min，心尖区舒张期雷鸣样杂音，主动脉瓣区收缩期和舒张期杂音。肝肋下 3cm，下肢轻度浮肿。诊断：风湿性心脏病，二尖瓣狭窄，主动脉瓣狭窄及关闭不全，心房纤颤，心功能不全Ⅱ度。该患者在用强心药治疗的过程中，心率突然减为 50 次/min，此时应选用下述何种药物治疗　(　　)

A. 异丙肾上腺素　B. 去甲肾上腺素　C. 肾上腺素

D. 间羟胺　E. 多巴胺

52. 患者，男性，35 岁，因手术需要进行蛛网膜下腔阻滞麻醉，麻醉过程中出现心率过缓，应用何种药物处理？　(　　)

A. 阿托品　B. 毛果芸香碱　C. 新斯的明　D. 异丙肾上腺素　E. 肾上腺素

53. 患者，男性，30 岁，拟在硬膜外麻醉下行胃大部分切除术。为预防麻醉过程中出现血压下降，术前应采用何种药物　(　　)

A. 肾上腺素　B. 去甲肾上腺素　C. 间羟胺　D. 多巴胺　E. 麻黄碱

54. 患者，男性，18 岁，寒战、高热，经细菌培养确诊为肺炎球菌性肺炎。来诊时青霉素皮试阴性，但静滴青霉素几分钟后即出现头昏、面色苍白、呼吸困难、血压下降等症状，诊断为青霉素过敏性休克，请问对该患者首选的抢救药物是　(　　)

A. 多巴胺　B. 异丙嗪　C. 地塞米松　D. 肾上腺素　E. 去甲肾上腺素

55. 患者，男性，50 岁，右下肢跛行 5 年，诊断为雷诺综合征，首选的治疗药物为　(　　)

A. 间羟胺　B. 阿拉明　C. 酚妥拉明　D. 普萘洛尔　E. 多巴胺

56. 患者，男性，45 岁，双眼睑下垂 6～7 天，渐加重，近一两天四肢活动无力，晨起轻，下午重，休息后减轻，活动后加重。诊断：重症肌无力。对该患者最好用哪种药物治疗　(　　)

A. 毛果芸香碱　B. 毒扁豆碱　C. 新斯的明　D. 阿托品　E. 加兰他敏

57. 患者，男性，55岁，1小时前因右侧腰背部剧烈疼痛，难以忍受，出冷汗，服颠茄片不见好转，来院门诊。尿常规检查：可见红细胞。B型超声波检查：肾结石。患者宜用何药来止痛 （　　）

A. 阿托品　　B. 哌替啶　　C. 阿托品并用哌替啶

D. 吗啡　　E. 阿托品并用吗啡

A3/A4 型题

（58—59题共用题干）

某3岁幼儿，因误服敌敌畏迅速送医院抢救。患儿口吐白沫，大小便失禁，伴有肌颤症状。

58. 洗胃后应给予何药治疗 （　　）

A. 加大阿托品用量并合用碘解磷定　　B. 加大碘解磷定用量

C. 立即停用阿托品　　D. 加大阿托品用量

E. 碘解磷定逐渐减量至停药

59. 用药后患儿出现皮肤潮红，瞳孔扩大，心率加快，应采取以下哪种措施 （　　）

A. 肌注普萘洛尔　　B. 肌注新斯的明　　C. 立即停用阿托品

D. 肌注毛果芸香碱　　E. 阿托品逐渐减量至停药

（二）填空题

60. 毛果芸香碱能直接激动________受体，对眼的作用是________、________和________。

61. 新斯的明兴奋骨骼肌的作用机制为________、________、________，临床可用于________。

62. 麻醉前给阿托品的主要目的是________。

63. 治疗胆绞痛和肾绞痛宜以________和________合用。

64. 小剂量多巴胺主要激动________受体，使肾、肠系膜、脑及冠脉血管扩张；大剂量时则可激动________受体，使血管收缩。

65. 异丙肾上腺素的临床用途有________、________、________、________。

66. 麻黄碱临床用途有________、________、________。

67. 长期应用β受体阻断药后突然停用可引起________现象，其机制是引起β受体________，故停药时应采用________。

（三）名词解释

68. 肾上腺素升压作用的翻转

（四）简答题

69. 新斯的明的药理作用和临床应用各是什么？

70. 阿托品的药理作用和临床应用各有哪些？

71. 琥珀胆碱过量为什么不能用新斯的明解救？

72. 简述多巴胺用于抗休克的原理。

73. 试述肾上腺素治疗青霉素过敏性休克的药理学基础。

74. β受体阻断剂的药理作用有哪些？禁忌证有哪些？

75. 临床应用普萘洛尔应注意哪些问题？

(五)病例分析题

76. 患者，女，72 岁。因窦性心动过缓常服阿托品治疗。近来感觉头痛、眼痛，并有畏光、流泪现象，视力明显下降。检查：瞳孔中等散大，对光反射迟钝，眼底视网膜血管阻塞，眼压 65mmHg。诊断：急性闭角型青光眼。

请问：

(1)该患者应用何药治疗？

(2)药物点眼时应注意哪些问题？

中枢神经系统药物

(一)选择题

A1 型题

1. 地西泮作为抗焦虑药并不具备下列哪项优点　(　　)
   A. 选择性高　B. 安全范围大　C. 依赖性小
   D. 早孕及哺乳妇女应用安全　E. 消除慢，作用持久
2. 苯二氮䓬类药物起效快、消除快、无蓄积作用的短效药物是　(　　)
   A. 地西泮　B. 三唑仑　C. 硝西泮　D. 氟西泮　E. 氯硝西泮
3. 地西泮不用于　(　　)
   A. 焦虑症或焦虑性失眠　B. 麻醉前给药　C. 高热惊厥
   D. 癫痫持续状态　E. 诱导麻醉
4. 苯二氮䓬类与巴比妥类相比，前者不具有　(　　)
   A. 镇静催眠　B. 抗惊厥　C. 麻醉作用　D. 抗焦虑　E. 抗癫痫
5. 巴比妥类药物中毒致死的主要原因是　(　　)
   A. 肝损害　B. 循环衰竭　C. 呼吸中枢麻痹　D. 昏迷　E. 肾损害
6. 巴比妥类急性中毒昏迷患者，抢救时不宜　(　　)
   A. 洗胃　B. 给予催吐剂　C. 碱化尿液　D. 吸氧　E. 人工呼吸
7. 巴比妥类禁用于　(　　)
   A. 高血压患者精神紧张　B. 甲亢患者兴奋失眠　C. 肺心病引起的失眠
   D. 手术前患者恐惧心理　E. 神经官能症性失眠
8. 引起患者对巴比妥类成瘾的主要原因是　(　　)
   A. 使患者产生欣快感　B. 能诱导肝药酶　C. 抑制肝药酶
   D. 停药后快动眼睡眠延长，梦增多　E. 以上都不是
9. 苯巴比妥急性中毒，可选用何药加速苯巴比妥排泄　(　　)
   A. 静脉滴注氯化铵溶液　B. 静脉滴注碳酸氢钠溶液　C. 静脉注射葡萄糖溶液
   D. 静脉滴注生理盐水　E. 口服硫酸镁
10. 对各型癫痫均有一定作用的苯二氮䓬类药物是　(　　)
    A. 地西泮　B. 氯氮䓬　C. 三唑仑　D. 氯硝西泮　E. 奥沙西泮

11. 口服对胃有刺激，消化性溃疡患者应慎用的药物是 ( )
A. 水合氯醛 B. 苯巴比妥 C. 硫喷妥钠 D. 司可巴比妥 E. 以上都不是
12. 硫酸镁中毒引起血压下降时，最好选用 ( )
A. 肾上腺素 B. 去甲肾上腺素 C. 异丙肾上腺素
D. 葡萄糖溶液 E. 氯化钙
13. 下列哪项不属于苯妥英钠的不良反应 ( )
A. 高钙血症 B. 齿龈增生 C. 粒细胞缺乏 D. 共济失调 E. 偶致畸胎
14. 治疗癫痫大小发作及精神运动性发作有效的药物是 ( )
A. 苯巴比妥 B. 丙戊酸钠 C. 苯妥英钠 D. 乙琥胺 E. 卡马西平
15. 治疗三叉神经痛和舌咽神经痛的首选药物是 ( )
A. 卡马西平 B. 阿司匹林 C. 苯巴比妥 D. 丙戊酸钠 E. 乙琥胺
16. 苯妥英钠禁用于 ( )
A. 大发作 B. 小发作 C. 癫痫持续状态
D. 精神运动性发作 E. 局限性发作
17. 下列哪个药物治疗癫痫大发作是无效的 ( )
A. 丙戊酸钠 B. 苯妥英钠 C. 乙琥胺 D. 卡马西平 E. 扑米酮
18. 卡马西平对下列哪种癫痫发作有良效 ( )
A. 精神运动性发作 B. 大发作 C. 小发作
D. 局限性发作 E. 以上均不是
19. 氯丙嗪最重要的作用是 ( )
A. 镇静 B. 镇吐 C. 阻断外周 α 受体
D. 阻断外周 M 受体 E. 抗精神病
20. 氯丙嗪中毒所致低血压的救治药物是 ( )
A. 去甲肾上腺素 B. 肾上腺素 C. 麻黄碱
D. 异丙肾上腺素 E. 阿托品
21. 氯丙嗪不宜用于 ( )
A. 精神分裂症 B. 人工冬眠 C. 顽固性呃逆
D. 晕动性呕吐 E. 躁狂状态
22. 抗精神病作用持久，每周使用一次的药物是 ( )
A. 五氟利多 B. 氟哌啶醇 C. 奋乃静 D. 氟奋乃静 E. 舒必利
23. 氯丙嗪对下列哪种病症的疗效最好 ( )
A. 躁狂抑郁症 B. 精神分裂症 C. 焦虑症 D. 精神紧张症 E. 神经官能症
24. 在下列哪种情况下氯丙嗪易引起锥体外系反应 ( )
A. 短期应用治疗量 B. 长期大量应用 C. 短期大量应用
D. 一次服用中毒量 E. 长期小量服用
25. 碳酸锂主要用于治疗 ( )
A. 焦虑症 B. 精神分裂症 C. 抑郁症 D. 躁狂症 E. 帕金森综合征

26. 下列哪种药物几乎没有锥体外系反应　(　　)

A. 氯丙嗪　B. 氯氮平　C. 五氟利多　D. 奋乃静　E. 三氟拉嗪

27. 适用于伴有焦虑或焦虑性抑郁的精神分裂症的药物是　(　　)

A. 氟哌啶醇　B. 奋乃静　C. 硫利达嗪　D. 氯普噻吨　E. 三氟拉嗪

28. 可治疗抑郁症的药物是　(　　)

A. 氯氮平　B. 氟哌啶醇　C. 氟奋乃静　D. 丙米嗪　E. 五氟利多

29. 阿米替林主要适应证为　(　　)

A. 精神分裂症　B. 抑郁症　C. 神经官能症　D. 焦虑症　E. 躁狂症

30. 应用中枢抗胆碱药不仅无效，且可加重症状的药物是　(　　)

A. 直立性低血压　B. 急性肌张力障碍　C. 静坐不能

D. 帕金森综合征　E. 迟发性运动障碍

31. 增加左旋多巴抗帕金森病疗效，减少不良反应的药物是　(　　)

A. 卡巴多巴　B. 苯巴比妥　C. 利血平　D. 苯乙平　E. 山莨菪碱

32. 左旋多巴治疗震荡颤麻痹，下列哪种说法是错误的　(　　)

A. 产生效果慢　B. 对氯丙嗪引起的帕金森综合征无效

C. 对老年和重症患者效果好　D. 对轻度患者及年轻患者效果好

E. 对改善肌僵直及运动困难者效果好

33. 左旋多巴治疗帕金森病初期最常见的不良反应是　(　　)

A. 开关现象　B. 躁狂、妄想、幻觉等　C. 胃肠道反应

D. 精神障碍　E. 不自主的异常运动

34. 美多巴是　(　　)

A. 卡比多巴与左旋多巴的复方制剂　B. 苄丝肼与左旋多巴的复方制剂

C. 金刚烷胺与左旋多巴的复方制剂　D. 苯海索与左旋多巴的复方制剂

E. 丙环定与左旋多巴的复方制剂

35. 有关金刚烷胺，不正确的叙述是　(　　)

A. 起效快，维持时间短　B. 与左旋多巴合用有协同作用

C. 有抗病毒作用　D. 提高 DA 受体的敏感性

E. 促进 DA 释放，抑制 DA 再摄取

36. 溴隐亭能治疗帕金森病是由于其　(　　)

A. 中枢抗胆碱作用　B. 激活 DA 受体　C. 激活 GABA 受体

D. 提高脑内 DA 浓度　E. 使 DA 降解减少

37. 苯海索治疗帕金森病的特点是　(　　)

A. 抗震颤疗效好　B. 改善僵直疗效好　C. 对动作迟缓疗效好

D. 对过度流涎无作用　E. 前列腺肥大者可用

38. 下列药物单用抗帕金森病无效的是　(　　)

A. 左旋多巴　B. 卡比多巴　C. 金刚烷胺　D. 溴隐亭　E. 苯海索

39. 治疗阿尔茨海默病的药物是　(　　)

A. 他克林　B. 苯海索　C. 左旋多巴　D. 托卡朋　E. 卡比多巴

40. 目前治疗阿尔茨海默病的药物有 ( )
A. 可逆性胆碱酯酶抑制药 B. 不可逆性胆碱酯酶抑制药
C. 补充多巴胺 D. 抑制多巴胺的降解
E. 多巴胺受体激动药
41. 吗啡常注射给药的原因是 ( )
A. 片剂不稳定 B. 口服不吸收 C. 口服刺激大
D. 易被肠道破坏 E. 首关消除明显，生物利用度低
42. 吗啡不会产生 ( )
A. 呼吸抑制 B. 止咳作用 C. 体位性低血压
D. 腹泻、稀便症状 E. 支气管收缩
43. 慢性钝痛不宜用吗啡的主要原因是 ( )
A. 对钝痛效果差 B. 治疗量即呼吸抑制 C. 可致便秘
D. 易成瘾 E. 易引起体位性低血压
44. 吗啡与哌替啶比较，错误的叙述是 ( )
A. 吗啡的镇咳作用较哌替啶强
B. 等效量时，吗啡的呼吸抑制作用与哌替啶相似
C. 两药对平滑肌张力的影响基本相似
D. 分娩止痛可用哌替啶而不能用吗啡
E. 吗啡的成瘾性比哌替啶强
45. 哌替啶的特点是 ( )
A. 镇痛作用比吗啡强 B. 成瘾性比吗啡小 C. 作用持续时间较吗啡长
D. 等效镇痛剂量抑制呼吸作用弱
E. 大剂量也不引起支气管平滑肌收缩
46. 下列哪种情况不宜用哌替啶镇痛 ( )
A. 内脏绞痛 B. 慢性钝痛 C. 创伤性疼痛
D. 晚期癌症疼痛 E. 手术后疼痛
47. 呼吸抑制作用最弱的镇痛药是 ( )
A. 哌替啶 B. 吗啡 C. 喷他佐辛 D. 美沙酮 E. 芬太尼
48. 骨折剧痛应选用的止痛药是 ( )
A. 消炎痛 B. 烯丙吗啡 C. 纳洛酮 D. 哌替啶 E. 可待因
49. 在药政管理上已列入非麻醉药品管理的镇痛药是 ( )
A. 芬太尼 B. 安那度 C. 喷他佐辛 D. 哌替啶 E. 美沙酮
50. 心源性哮喘可选用 ( )
A. 肾上腺素 B. 去甲肾上腺素 C. 异丙肾上腺素
D. 吗啡 E. 多巴胺
51. 镇痛作用最强的药物是 ( )
A. 吗啡 B. 二氢埃托啡 C. 美沙酮 D. 芬太尼 E. 哌替啶

52. 阿片受体拮抗剂是　（　　）

A. 二氢埃托啡 B. 哌替啶　C. 吗啡　D. 纳洛酮　E. 曲马朵

53. 可防止脑血栓形成的药物是　（　　）

A. 水杨酸钠　B. 阿司匹林　C. 双氯芬酸　D. 吲哚美辛　E. 布洛芬

54. 布洛芬的主要作用特点是　（　　）

A. 解热镇痛作用强　B. 口服吸收慢　C. 与血浆蛋白结合少

D. 胃肠反应轻，易耐受　E. 血浆半衰期长

55. 阿司匹林禁用于下列哪种病症　（　　）

A. 感冒、发热、头痛　B. 风湿性关节炎　C. 预防血栓形成

D. 维生素 K 缺乏　E. 类风湿性关节炎

56. 复方阿司匹林的组成是　（　　）

A. 阿司匹林＋对乙酰氨基酚＋咖啡因　B. 阿司匹林＋苯巴比妥＋咖啡因

C. 阿司匹林＋氨基比林＋咖啡因　D. 阿司匹林＋对乙酰氨基酚＋可待因

E. 阿托品＋对乙酰氨基酚＋可待因

57. 小儿退热首选　（　　）

A. 阿司匹林　B. 吲哚美辛　C. 对乙酰氨基酚

D. 萘普生　E. 吡罗昔康

58. 可用于癌性发热的药物是　（　　）

A. 对乙酰氨基酚　B. 吲哚美辛　C. 阿司匹林

D. 布洛芬　E. 萘普生

59. 解热镇痛药　（　　）

A. 仅有轻度镇痛作用　B. 对内脏平滑肌绞痛有效　C. 对慢性钝痛有良好镇痛效果

D. 可产生成瘾性　E. 对痛经无效

60. 关于阿司匹林的不良反应，错误的叙述是　（　　）

A. 胃肠道反应最为常见　B. 凝血障碍，术前一周应停用

C. 哮喘、慢性荨麻疹患者不宜用　D. 水钠潴留引起局部水肿

E. 水杨酸反应是中毒反应

61. 不用于治疗风湿性关节炎的药物是　（　　）

A. 阿司匹林　B. 对乙酰氨基酚　C. 保泰松　D. 吲哚美辛　E. 布洛芬

62. 胃溃疡患者因感冒发烧引起的头痛就首选　（　　）

A. 阿司匹林　B. 消炎痛　C. 对乙酰氨基酚　D. 吲哚美辛　E. 保泰松

63. 中枢兴奋药主要应用于　（　　）

A. 低血压状态　B. 中枢性呼吸抑制　C. 惊厥后出现的呼吸抑制

D. 支气管哮喘所致的呼吸困难　E. 呼吸肌麻痹所致呼吸抑制

64. 新生儿窒息应首选　（　　）

A. 二甲弗林　B. 洛贝林　C. 吡拉西坦　D. 甲氯芬酯　E. 咖啡因

65. 下列哪种药物与解热镇痛药配伍治疗一般性头痛　（　　）

A. 咖啡因　B. 哌甲酯　C. 美加明　D. 尼可刹米　E. 洛贝林

66. 安全范围大，不易致惊厥的中枢兴奋药是 （ ）

A. 咖啡因 B. 尼可刹米 C. 二甲弗林 D. 多沙普仑 E. 洛贝林

67. 吗啡急性中毒所致的呼吸抑制，首选的中枢兴奋药是 （ ）

A. 尼可刹米 B. 氯酯醒 C. 甲氯芬酯 D. 哌甲酯 E. 二甲弗林

A2 型题

68. 患者，男性，30 岁，因失眠于睡前服用苯巴比妥钠 100mg，次日呈现宿醉现象，这属于 （ ）

A. 副作用 B. 毒性反应 C. 后遗效应 D. 停药反应 E. 变态反应

69. 患者，女性，50 岁，患有慢性胃肠道疾病，长期焦虑紧张、失眠，为改善其睡眠障碍，应首选下列哪种药物 （ ）

A. 地西泮 B. 苯巴比妥 C. 水合氯醛 D. 胃复康 E. 戊巴比妥钠

70. 患者，男性，40 岁，5 年前曾患大脑炎，近 2 个月来经常出现虚幻感，诊断为精神运动性癫痫，可选用下列哪种药物治疗 （ ）

A. 氯丙嗪 B. 卡马西平 C. 米帕明 D. 碳酸锂 E. 普萘洛尔

71. 患者，男性，60 岁，坐骨神经痛，原应用针灸或阿司匹林可以缓解，本次发作疼痛难忍，上述治疗无效，应选用下列哪种药物治疗 （ ）

A. 乙琥胺 B. 卡马西平 C. 氟哌啶醇 D. 氯丙嗪 E. 奥沙西泮

72. 患儿 3 岁，近来经常在玩耍中突然停顿、两眼直视、面无表情，几秒钟即止，每天发作几十次，应试用下述哪种药物治疗 （ ）

A. 苯妥英 B. 苯巴比妥 C. 乙琥胺 D. 氯丙嗪 E. 卡马西平

73. 患者，男性，40 岁，五年前曾患“大脑炎”，近两个月来经常发作出现虚幻感，看到蛇或鼠等讨厌动物出现，扑打过程中有时会砸坏东西，几分钟后才知什么也没有，可选用下述哪种药物治疗 （ ）

A. 氯丙嗪 B. 卡马西平 C. 米帕明 D. 碳酸锂 E. 普萘洛尔

74. 患者，男性，40 岁，患精神分裂症 3 年，长期服用奋乃静 4～8mg，每日两次，幻觉、妄想明显减轻，情绪安定，近来动作困难，两手明显颤抖，流口水，应该加用下列哪种药物治疗 （ ）

A. 乙琥胺 B. 卡马西平 C. 苯海索 D. 氯丙嗪 E. 奥沙西泮

75. 患者，男性，24 岁，精神分裂症，一直服用氯丙嗪 50mg/天，原来的激动不安、幻觉妄想已消失，近来有明显手指颤动，请选一组药物代替氯丙嗪 （ ）

A. 氯丙嗪＋左旋多巴 B. 氯丙嗪＋卡比多巴 C. 氯氮平＋苯海索

D. 米帕明＋阿托品 E. 氯丙嗪＋阿托品

76. 患者，男性，53 岁。两周前因突发心前区压榨样疼痛而入院，经心电图检查诊断为急性前壁心肌梗死，治疗后病情较平稳。1 天前夜间突然发生剧烈咳嗽，并伴以憋气而醒转。患者平卧时感到气急难忍，不得不采取坐位，且咳出粉红色泡沫样痰。诊断：急性左心衰。请问，除给予吸氧及强心、利尿、扩血管等治疗外，应给予重要的药物是 （ ）

A. 罗通定 B. 哌替啶 C. 吲哚美辛 D. 吗啡 E. 烯丙吗啡

77. 患者，女性，46 岁，患风湿性心脏病 5 年，强心甙和利尿药维持治疗。昨夜突然感到呼吸困难、心悸。查体：端坐呼吸，呼吸浅快，咳大量泡沫样痰。心率 120 次/min，肺布满湿啰音，应加用下述哪种药物进行治疗　（　　）

A. 麻黄素　　B. 异丙肾上腺素　　C. 阿托品

D. 吗啡　　E. 肾上腺素

78. 患者，女性，39 岁，有哮喘病史。1 天前因发热服用阿司匹林 250mg，用药后 30min 哮喘严重发作，大汗，发绀，强迫坐位。以下哪种说法是正确的　（　　）

A. 由于发热引发了哮喘　　B. 由于阿司匹林诱发了哮喘

C. 阿司匹林中毒的表现　　D. 可用肾上腺素治疗

E. 抗原-抗体反应为基础的过敏反应

A3/A4 型题

（79—81 题共用题干）

患者，女性，36 岁。半年前其母突然病故，此后失眠，情绪低沉，不愿与人交往。近 3 个月来独处时常听见有声音对她讲话，说其母病故与某人有关，故多次给公安机关写信反映母亲被害之事，后来又感到自己的思维、情感不由自己支配，自己的想法还未说出已人人皆知，常独自哭泣。神经系统检查未见异常，有慢性肝炎病史 3 年，目前肝功能 ALT80U/L。

79. 该患者治疗首选的药物是　（　　）

A. 氯硝西泮　B. 氟西汀　C. 氯丙嗪　D. 丙米嗪　E. 利培酮

80. 该患者没有出现的症状是　（　　）

A. 被害妄想　　B. 强制性思维　　C. 情感低落

D. 思维被洞悉妄想　　E. 言语性幻听

81. 该患者最可能的诊断是　（　　）

A. 抑郁症伴精神病性症状　　B. 反应性精神病　　C. 神经衰弱

D. 精神分裂症伴抑郁症状　　E. 躯体疾病所致精神障碍

（82—83 题共用题干）

赵某，男性，42 岁。约一年时间孤僻、寡言，近期由于被上级批评后出现失眠，不上班并紧闭门窗，声称有人监视自己，在家中不敢谈话，说家中已被安装窃听器，公安局也要逮捕自己，不吃妻子做的饭食，认为妻子已同他人合伙在饭菜中放了毒药，因此殴打妻子。

82. 本病例最可能的诊断是　（　　）

A. 精神分裂症紧张型　　B. 精神分裂症偏执型　　C. 急性短暂性精神病

D. 反应性精神病　　E. 躁狂症

83. 针对赵某，其药物治疗应首选　（　　）

A. 丙米嗪　B. 利培酮　C. 氯米帕明　D. 碳酸锂　E. 氯硝西泮

（84—87 题共用题干）

患者，女性，18 岁。主因昨晚 9 时突发双眼上吊，牙关紧闭，口吐白沫，双上肢屈曲，双拳紧握。双下肢伸直，持续约 30s，患者仍神志不清，间隔 20min 后，再次出现此症状，持续约 10s，有小便失禁，约 30h 后，患者能唤醒，但有烦躁，为进一步诊治入院。

84. 患者最恰当的诊断是 ( )

A. 失神发作　B. 肌阵挛发作　C. 癫痫持续发作

D. 强直发作　E. 阵挛性发作

85. 癫痫发作时的治疗措施正确的是 ( )

A. 当患者正处于意识丧失和全身抽搐时，原则上是预防外伤及其他并发症

B. 立即把患者抱到床上，平卧，保持呼吸道通畅，及时吸氧

C. 必要时可用约束带约束患者四肢防自伤

D. 立即口服抗癫痫药

E. 及时为患者进行心电监护

86. 控制癫痫持续状态的首选药物是 ( )

A. 地西泮　B. 丙戊酸钠　C. 氯丙嗪　D. 卡马西平　E. 苯妥英钠

87. 本病最具特征性的协查是 ( )

A. CT　B. 脑电图　C. 核磁　D. 生化检查　E. 抽脑脊液

(二)填空题

88. 临床上常用的镇静催眠药有________类、________类和________类。其中应用最广的是________类，抗焦虑作用最明显的是________类。

89. 可治疗惊厥的药有________、________、________、________，小儿高热惊厥的首选药是________。

90. 可控制癫痫大发作的药物有________、________、________等；可治疗癫痫小发作的药物有________、________；精神运动性发作常选用________；癫痫持续状态则首选________。

91. 氯丙嗪可与________、________配合组成冬眠合剂用于________、________、________、________等辅助治疗。

92. 哌替啶用于胆、肾绞痛时应与________合用。

93. 抢救吗啡急性中毒可用________。

94. 大剂量服用阿司匹林(5g/天以上)可引起________，为加速其排泄，可静脉滴注________。

95. 列举下列疼痛的止痛药：胃肠绞痛________，胆绞痛________，大手术后切口疼痛________，牙痛________，痛经________，肝胆疾病引起的钝痛________。

96. 中枢兴奋药主要作用是________，但这类药物剂量过大均可引起________。

97. 解救一氧化碳中毒最常选用________。

(三)名词解释

98. 癫痫持续状态

99. 镇痛药

100. 瑞夷综合征

(四)问答题

101. 治疗失眠时苯二氮䓬类为什么能取代巴比妥类药物？

102. 试述抗精神失常药的分类和常用代表药(2～3个)。

103. 为什么不可用左旋多巴治疗由氯丙嗪引起的帕金森综合征？

104. 吗啡最主要的不良反应是什么？为何禁用于分娩止痛、支气管哮喘和颅内压升高者？

105. 比较阿司匹林与氯丙嗪对体温影响的特点。

106. 吗啡、阿司匹林的镇痛作用与临床应用有何区别？

(五)病例分析题

107. 患者，男性，12 岁，有癫痫病史，服用苯妥英钠治疗症状得到控制，近来突然停药，改服中药治疗 7 日，就诊当日，患儿突然痉挛抽搐昏迷跌倒，口吐白沫，面色苍白，痉挛抽搐发作每次 5～10min，间歇数分钟后再次发作，间歇期仍昏迷不醒，发作持续 1h，就诊时患儿昏迷，两侧瞳孔散大，呼吸不规则，心率 120 次/min，T：38℃。诊断为癫痫持续状态。

请问：

(1)此时应首选什么药物进行治疗？

(2)停用苯妥英钠是否与此次发作有关？为什么？

108. 患者，男性，30 岁，近一周由于环境改变而出现严重失眠，烦躁不安、紧张焦虑，曾口服苯巴比妥钠治疗 3 日，症状改善不明显，又给予氯丙嗪 25mg 肌注，注射后约 5min，患者突然昏倒，面色苍白，查体：血压 70/40mmHg，心率 115 次/min。

请问：

(1)该患者用氯丙嗪治疗是否合理？为什么？

(2)氯丙嗪引起直立性低血压的机制是什么？可用哪些药对抗，为什么？

109. 患者，男性，50 岁，曾因阑尾手术用哌替啶镇痛一段时间，后终止用药，患者出现头痛流涎、烦躁不安、紧张焦虑，肌肉酸痛，面色苍白，查体：血压 60/40mmHg，心率 120 次/min。

请问：

(1)该患者出现什么症状？应如何处理？

(2)用哌替啶镇痛应注意什么？

110. 患者，女性，40 岁，有哮喘病史。因感冒头痛服用复方阿司匹林，诱发哮喘发作，诊断为“阿司匹林哮喘”。

请问：

(1)什么叫“阿司匹林哮喘”？

(2)服用阿司匹林等解热镇痛药为什么会引起“阿司匹林哮喘”？

(3)如何防治“阿司匹林哮喘”？

（姚苏宁）

第五章　神经系统疾病患者护理

第一节　神经系统常见症状与体征的护理

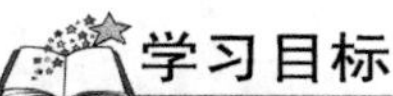
学习目标

掌握神经系统常见症状与体征及其护理。

一、头痛

头痛是临床上常见的症状之一，通常是指局限于头颅上半部，包括眉弓、耳轮上缘和枕外隆突连线以上部位的疼痛。头痛的原因繁多，颅内的血管、神经和脑膜，以及颅外的脑膜、血管、头皮、颈肌、韧带等均为疼痛的敏感结构，但凡这些敏感结构受挤压、牵拉、移位，出现炎症、血管扩张或痉挛、肌肉紧张性收缩等，均可引起头痛。

（一）护理评估

1. 健康状况　询问患者有无颅内感染、血管病变、占位性病变等颅内疾病，以及全身性疾病（如发热性疾病、高血压、缺氧等）、神经官能症等颅外疾病的病史。评估患者头痛是否有用力、低头、咳嗽、打喷嚏、睡眠不足、噪音、强光、气候变化、女性经前期或经期情绪紧张等诱发因素。

2. 身体状况

（1）偏头痛　偏头痛是由颅内外血管收缩与舒张功能障碍引起的，常为一侧颞部搏动性头痛，亦可为双侧头痛或由一侧头痛开始发展为双侧头痛，常伴恶心、呕吐。安静休息、睡眠或服用止痛药物后头痛可缓解，常反复发作。

（2）高颅压性头痛　颅内肿瘤、血肿、囊肿等占位性病变可使颅内压升高，刺激、挤压颅内血管、神经和脑膜等疼痛敏感结构而造成高颅压性头痛。常为持续性的整个头部胀痛，阵发性加剧，常伴喷射性呕吐及视力障碍。

（3）颅外局部因素所致头痛　颅外头痛可急性发作，也可为慢性持续发作，包括眼源性头痛、耳源性头痛、鼻源性头痛等。

（4）紧张性头痛　也称神经性或精神性头痛，无固定部位，多为持续性闷痛、胀痛，常伴心悸、失眠、多梦、紧张等。

3. 辅助检查　脑脊液压力有无增高，有无血性和炎性改变；CT 或 MRI 检查有无颅内病灶。

4. 心理-社会状况　头痛长期反复发作，甚至原因不明、治疗效果不好，患者容易出现焦虑、紧张，甚至恐惧等心理反应。

(二)常见护理诊断

1. 疼痛　与脑部器质性病变或颅内外血管收缩舒张功能障碍有关。

2. 焦虑　与患者头痛不适本身和担心预后情况有关。

(三)护理目标

患者情绪稳定，头痛减轻或消失。

(四)护理措施

1. 一般护理　告诉患者可能诱发或加重头痛的因素，如情绪紧张、进食某些食物或饮酒、月经来潮等。

2. 头痛的护理　指导患者采用深呼吸、听轻音乐、冷敷、热敷、理疗、按摩等方法来减轻疼痛。

3. 心理支持　耐心沟通，解除患者的思想顾虑，使其保持身心放松，积极配合治疗。

4. 用药护理　遵医嘱用药，注意药物的疗效以及副作用，告诉患者长期大剂量使用止痛药物可能会导致药物依赖。

(五)护理评价

患者是否情绪稳定，头痛有无减轻或消失。

二、感觉障碍

感觉是事物直接作用于感觉器官时，机体对事物个别属性的反映。感觉障碍是指机体对各种形式(如痛、温度、触、压、振动等)的刺激无感知、感知减退或感觉异常的一组综合征。解剖学上将感觉分为内脏感觉(由自主神经支配)、特殊感觉(包括视、听、嗅和味觉，由脑神经支配)和一般感觉。一般感觉由浅感觉(痛觉、温度觉和触觉)、深感觉(运动觉、位置觉和振动觉)和复合感觉(实体觉、图形觉和两点辨别觉等)所组成。

(一)护理评估

1. 健康状况　了解患者感觉障碍的部位、类型、范围和性质；了解是否有麻木感、冷感、潮湿感、重压感、针刺感、震动感或自发疼痛；了解感觉障碍出现的时间、发展过程、加重和缓解的因素；评估患者是否因感觉障碍而出现烦闷、忧虑、失眠等。

2. 身体状况

(1)抑制性症状　感觉传导通路受到破坏或功能受到抑制时，出现感觉缺失或感觉减退。

(2)刺激性症状　感觉传导通路受刺激或兴奋性增高时，出现刺激性症状。常见的刺激性症状有以下几种表现。

①感觉过敏：是指轻微刺激引起剧烈的感觉，如用针轻刺皮肤引起强烈的疼痛感受，是由检查时的刺激与传导通路上的兴奋性病灶产生的刺激叠加所引起的。

②感觉过度：多发生在感觉障碍的基础上，机体对感觉的刺激阈值增高，反应时间延长。当刺激达到阈值时，经潜伏期后，可产生一种强烈的、定位不明确的不适感，患者不能正确地

指出刺激的部位、性质与强度，且可有刺激点向四周扩散感，持续一段时间后才消失。

③感觉异常：指没有任何外界刺激而机体出现感觉。常见的感觉异常有：麻木感、痒感、发重感、针刺感、蚁行感、电击感、紧束感、冷热感、肿胀感等。出现感觉异常的范围也有定位诊断价值。

④感觉倒错：指热刺激出现冷感觉，非疼痛刺激出现疼痛感觉。

(3)感觉障碍的定位诊断　不同部位的损害产生不同类型的感觉障碍，典型的感觉障碍的类型具有特殊的定位诊断价值。

①末梢型感觉障碍：表现为袜子或手套型痛觉、温度觉、触觉减退，常见于多发性周围神经病。

②节段型感觉障碍：脊髓某些节段的神经根病变可产生受累节段的感觉缺失；脊髓空洞症导致的节段性痛觉缺失、触觉存在，称为分离性感觉障碍。

③传导束型感觉障碍：感觉传导束损害时，出现受损部位以下的感觉障碍，其性质为感觉缺失（内囊病变的偏身感觉缺失或减退、脊髓横贯性损害的截瘫型或四肢瘫型感觉缺失或减退），感觉分离（脊髓半切综合征）。

④交叉型感觉障碍：脑干病变为交叉型感觉障碍，如延髓外侧或脑桥发生病变时，常出现病变同侧的面部和病变对侧肢体的感觉缺失或减退。

⑤皮质型感觉障碍：中央后回和旁中央小叶附近为大脑皮质的感觉中枢，支配躯体感觉与大脑皮质部位的关系类似倒置的人体形状，自上而下依次为足、小腿、大腿、躯干、手臂、面、口。病变损害某一部分，常常产生对侧的上肢或下肢分布的感觉障碍，称为单肢感觉缺失。皮质型感觉障碍的特点为精细性复合感觉障碍（包括形体觉、两点别觉、定位觉、图形觉）。

3. 辅助检查　肌电图、诱发电位及MRI检查，可以帮助诊断。

4. 心理-社会状况　患者因感觉异常而担心、忧虑，甚至烦躁不安。

（二）常见护理诊断/问题

1. 感知改变　与脑、脊髓病变和周围神经受损有关。

2. 有损伤的危险　与神经受损导致的感觉障碍有关。

（三）护理目标

1. 患者感觉障碍减轻或逐渐消失。

2. 不发生损伤。

（四）护理措施

1. 生活护理　保持床单元整洁、干燥，防止感觉障碍的身体部位受压或受到机械性刺激；避免高温或过冷刺激，慎用热水袋或冰袋，肢体保暖需用热水袋时，应防止烫伤；对感觉过敏的患者尽量避免不必要的刺激。

2. 知觉训练　每天用温水擦洗感觉障碍的身体部位，以促进血液循环和刺激感觉恢复；同时可进行肢体的被动运动、按摩、理疗和针灸。

3. 心理护理　加强与患者沟通，耐心听取患者对感觉障碍的叙述，进行必要的解释，消除患者的紧张、焦虑情绪。

（五）护理评价

1. 患者感觉障碍是否减轻或逐渐消失。

2.患者有无发生损伤。

三、运动障碍

运动障碍可分为瘫痪、僵硬、不随意运动和共济失调等。

(一)护理评估

1.健康状况　了解患者起病的缓急,运动障碍的性质、分布、程度和伴发症状;有无损伤、发热、抽搐或疼痛;过去有无类似病史;评估患者是否因肢体运动障碍产生急躁、焦虑情绪或悲观、抑郁心理。

2.身体状况

(1)瘫痪　肢体因肌力下降而出现运动障碍。按病变部位可分为上运动神经元性瘫痪和下运动神经元性瘫痪。不伴肌张力增高者,称为弛缓性瘫痪(又称软瘫、周围性瘫痪);伴有肌张力增高者,称为痉挛性瘫痪(又称硬瘫、中枢性瘫痪)。肌力完全丧失而不能运动者,称为完全性瘫痪;而保存部分运动者,称为不完全性瘫痪。按临床表现可分为偏瘫、交叉性瘫痪、四肢瘫痪、截瘫、单瘫、局限性瘫痪等。

1)按病变部位分型:上运动神经元性瘫痪和下运动神经元性瘫痪。运动系统由两级运动神经元所组成。第一级运动神经元位于大脑皮质中央前回,第二级运动神经元位于脑干脑神经核和脊髓前角。第一级和第二级运动神经元的联系纤维被称为锥体束(包括皮质延髓束和皮质脊髓束)。二级运动神经元以上部位的传导束或一级运动神经元病变所导致的瘫痪称为上运动神经元性瘫痪;第二级运动神经元和该神经元发出的神经纤维病变所引起的瘫痪称为下运动神经元性瘫痪。上、下运动神经元性瘫痪的区别见表5-1。

表5-1　上、下运动神经元性瘫痪的鉴别

体征	上运动神经元性瘫痪	下运动神经元性瘫痪
瘫痪分布	整个肢体为主	肌群为主
肌张力	增强	减弱
腱反射	亢进	减弱或消失
病理反射	有	无
肌萎缩	无或轻度失用性萎缩	明显
肌束颤动	无	有
肌电图	神经传导正常,无失神经电位	神经传导异常,有失神经电位

2)按临床表现分型:

①单瘫　单个肢体的运动不能或运动无力,多为一个上肢或一个下肢。病变部位在大脑半球、脊髓前角细胞、周围神经或肌肉等。

②偏瘫　一侧面部和肢体瘫痪,常伴有瘫痪侧肌张力增强、腱反射亢进和病理征阳性等体征。多见于一侧大脑半球病变,如内囊出血、大脑半球肿瘤、脑梗死等。

③交叉性瘫痪　指病变侧脑神经麻痹和对侧肢体瘫痪。交叉性瘫痪常见于脑部的肿瘤、炎症和血管性病变。

④截瘫　双下肢瘫痪。多见于脊髓胸腰段的炎症、外伤、肿瘤。

⑤四肢瘫痪　四肢不能运动或肌力减弱。见于高颈段脊髓病变(如外伤、肿瘤等)和周围神经病变。

3)肌力　指肌肉主动收缩的能力,可采用0～5级的分级法纪录。

0级:完全瘫痪。

1级:可见肌纤维收缩而无肢体运动。

2级:肢体能在床面上移动,但不能克服重力抬起。

3级:肢体能抬离床面,但不能抵抗阻力。

4级:能作抗阻力运动,但较正常差。

5级:正常肌力。

(2)僵硬　指肌张力增强所引起的肌肉僵硬、活动受限或不能活动的一组综合征,如痉挛、僵直、强直等。

(3)不随意运动　由锥体外系统病变引起的不随意志控制的无规律、无目的的面、舌、肢体、躯干等骨骼肌的不自主活动。临床上可分为震颤、舞蹈、手足徐动、扭转痉挛、投掷动作等。所有不随意运动的症状随睡眠而消失。

(4)共济失调　由本体感觉、前庭迷路、小脑系统损害所引起的机体维持平衡和协调不良所产生的临床综合征。根据病变部位可分为小脑性共济失调、大脑性共济失调、脊髓性共济失调。通过指鼻试验、对指试验、轮替试验、跟膝胫试验和昂伯格征观察动作是否稳准。

3. 辅助检查　CT、MRI可了解中枢神经系统有无病灶;肌电图检查可了解脊髓前角细胞、神经传导速度和肌肉有无异常;血液生化检查可检测血清铜蓝蛋白、抗O、血沉、肌酶谱、血钾有无异常;神经肌肉活检可鉴别各种肌病和周围神经病。

4. 心理-社会状况　患者容易因瘫痪、僵硬等导致生活不能自理而出现烦恼、自卑、悲观情绪等。

(二)常见护理诊断/问题

1. 躯体移动障碍　与运动神经元受损引起瘫痪有关。

2. 失用综合征　与肢体瘫痪不能活动有关。

(三)护理目标

1. 患者能保持身体平衡,掌握各种运动锻炼方法,肌力增强。

2. 能独立或在他人帮助下满足生活需要,生活自理能力增强。

3. 不发生运动障碍所致的各种并发症。

(四)护理措施

1. 躯体移动障碍的护理

(1)心理支持　给患者提供有关疾病、治疗和预后的可靠信息;鼓励患者正确对待疾病,消除忧郁、恐惧心理或悲观情绪,摆脱对他人依赖的心理;关心、尊重患者,多与患者交谈,鼓励患者表达自己的感受;避免任何刺激和伤害患者自尊的言行。鼓励患者克服困难,增强自理能力与自信心。

(2)生活护理　指导和协助患者洗漱、进食、如厕、穿脱衣服和收拾个人卫生,帮助患者翻身和保持床单元整洁,满足患者基本生活需要;指导患者学会配合和使用便器。

(3)安全护理　要防止患者跌倒，确保患者安全。床边要有护栏；走廊、厕所要装扶手；地面要保持平整干燥，防湿、防滑，去除门槛或其他障碍物；呼叫器应置于床头，患者随手可及处；穿着防滑的软橡胶底鞋；行走时不要在其身旁擦过或在其面前穿过，同时避免突然呼唤患者，以免分散其注意力；步态不稳者活动时，选用三角手杖等合适的辅助工具，并有人陪伴。

(4)康复护理　与患者、家属共同制订康复训练计划，并及时评价和修改；告知患者及其家属早期康复锻炼的重要性，急性期指导患者卧床时患肢体位的摆放、翻身和上下移动；协助和督促患者早期进行床上的桥式主动运动、十字交叉握手(Bobath 握手)，床旁坐起以及下床进行日常活动的主动训练；鼓励患者使用健侧肢体从事自理的活动，并协助患肢进行主动或被动运动；教会家属协助患者锻炼的方法与注意事项，使患者保持正确的运动模式；指导和教会患者使用自助工具；必要时选择理疗、针灸、按摩等辅助治疗。

2. 有失用综合征的危险的护理

(1)重视患侧的刺激和保护　加强对患侧的刺激，但需避免损伤患肢，尽量不在患肢进行静脉输液，患肢慎用热水袋。

(2)正确变换体位　正确的体位摆放可以减轻患肢的痉挛、水肿，增加患者的舒适感。患侧卧位是所有体位中最重要的体位，应给予正确引导(如指导患者肩关节向前伸展并外旋，肘关节伸展，前臂旋前，手掌向上，患腿伸展，膝关节轻度屈曲等)。避免不舒适的体位，避免被褥过重或包裹得太紧；患手张开，手中不应放任何物品，以避免使之处于抗重力的体位；也不应在足部放置坚硬的物体，因硬物压在足底部会增加不必要的伸肌模式的反射活动。鼓励患者尽早坐起，坐位时其上肢应始终放置于前面桌子上，可在臂下垫一软枕以帮助上举；使用轮椅活动时，应在轮椅上放一桌板，保证手不悬垂在一边。

(五)护理评价

1. 患者能否保持身体平衡，能否掌握各种运动锻炼方法，肌力是否增强。
2. 患者能否独立或在他人帮助下满足生活需要，生活自理能力是否增强。
3. 患者有无发生运动障碍所致的各种并发症。

四、意识障碍

意识障碍是指人对周围环境以及自身状态的识别和觉察能力出现障碍。临床上可通过患者言语反应、痛觉反应、瞳孔对光反射、吞咽反射、角膜反射等来判断意识障碍的程度。

(一)护理评估

1. 健康状况　了解患者的发病方式和过程；有无高血压、糖尿病等疾病；有无外伤或中毒，有无癫痫病史；评估患者的家庭背景、家属的心理状态以及家属对患者的关心程度。

2. 意识障碍

(1)嗜睡　嗜睡表现为睡眠时间过度延长，可被唤醒，勉强能回答问题和配合检查，刺激停止后又进入睡眠。

(2)昏睡　昏睡患者可在较重的疼痛刺激或较响的声音刺激下醒来，并能做简单但模糊的答话，刺激停止后又进入睡眠。

(3)昏迷

①浅昏迷:患者的随意运动丧失,对周围事物、声音、强光等刺激均无反应,仅对强烈的疼痛刺激有痛苦表情,各种生理反射存在,脉搏、呼吸、血压无明显变化。

②深昏迷:全身肌肉松弛,对周围事物和各种刺激均无反应,各种反射消失、呼吸不规则、血压下降、大小便失禁。

上述区分只是粗略的临床界定,近年来临床上趋向于用 Glasgow 评分表来界定意识障碍(表 5-2)。

表 5-2　Glasgow 评分表

检查项目	临床表现	评分(总分 15 分)
A. 睁眼反应	自动睁眼	4
	呼之睁眼	3
	疼痛引起睁眼	2
	不睁眼	1
B. 言语反应	对人物、事件、地点定向正常	5
	应答错误	4
	胡言乱语、言语不当	3
	发出无法理解的声音	2
	无语言能力	1
C. 运动反应	能按指令动作	6
	对针的刺痛能定位	5
	对针的刺痛能躲避	4
	疼痛时肢体有屈曲反应	3
	疼痛时肢体有过伸反应	2
	对疼痛无任何反应	1

* 总分为 15 分,满分表示正常;患者得分为 4～7 分表示已呈现轻度昏迷,预后较差;3 分表示患者重度昏迷。

3. 辅助检查　脑电图是否提示脑功能受损,血液生化检查和血常规是否正常,头部 CT、磁共振检查有无异常发现。

4. 心理-社会状况　急性意识障碍患者的家属常常会出现不安和恐惧感,而慢性意识障碍患者的家属往往会感到负担很重。

(二)常见护理诊断/问题

意识障碍　与脑组织受损、功能障碍有关。

(三)护理目标

1. 患者意识障碍无加重或神志清醒。

2. 不发生长期卧床引起的各种并发症。

(四)护理措施

1. 日常生活护理　保持床单元整洁、干燥，定时给患者翻身、拍背，并按摩骨突受压处，每2小时翻身一次；做好大小便的护理，保持会阴部皮肤清洁，防止尿路感染和压疮的发生；注意口腔卫生，不能自口进食者应每日给予口腔护理；谵妄躁动者应加床栏，防止坠床，必要时做适当的约束；慎用热水袋，防止烫伤。给予高热量、高维生素饮食，鼻饲流质者应定时喂食，保证足够的营养供给。

2. 保持呼吸道通畅　平卧位头偏向一侧或侧卧位，应及时清除口鼻分泌物，防止舌根后坠、窒息与肺部感染。准备吸痰器，及时吸痰。

3. 病情监测　严密观察患者生命体征和瞳孔变化，观察有无呕吐以及呕吐物的性状与量，预防消化道出血和脑疝。

4. 意识功能训练　为患者提供熟悉的物品等帮助其恢复记忆，指导和协助患者完成日常生活。

(五)护理评价

1. 患者意识障碍有无加重，神志是否清醒。

2. 患者是否发生长期卧床引起的各种并发症。

（吴晓琴　叶国英）

第二节　脑血管疾病患者的护理

学习目标

1. 掌握脑出血、蛛网膜下腔出血、脑缺血性疾病的概念、护理工作过程、健康指导方法。
2. 熟悉脑出血、蛛网膜下腔出血、脑缺血性疾病的治疗原则。
3. 了解脑出血、蛛网膜下腔出血、脑缺血性疾病的病因及发病机制。

一、脑出血患者的护理

DAORU QINGJING

导入情景

情景描述：

林先生，60岁，晨练跑步时，突然出现头痛、头晕、不能说话、右侧肢体乏力、活动障碍，伴意识模糊、尿失禁。送入医院。

若你是当班护士，请问：

1. 患者可能发生了什么情况？

2. 应如何护理该患者？

脑出血(cerebral hemorrhage)指因原发性(非外伤性)脑实质内血管破裂所致的出血。

(一)病因

1.高血压和脑动脉粥样硬化是脑出血最常见的病因,尤其是高血压合并脑的小动脉硬化的患者,脑小动脉形成微小动脉瘤,微动脉瘤破裂引起脑出血。

2.颅内动脉瘤主要是先天性动脉瘤,少数是动脉硬化性动脉瘤和外伤性动脉瘤。动脉瘤受血流旋涡和血压的冲击,压力增大、破裂,引起脑出血。

3.其他脑内动静脉畸形、脑动脉炎,血液病、抗凝和溶栓治疗,可并发脑出血。

(二)发病机制

高血压使脑小动脉形成微动脉瘤,可能破裂引起脑出血;高血压引起脑小动脉痉挛;脑动脉的外膜和中层结构远较其他器官的动脉薄弱;大脑中动脉与其所发出的深穿支——豆纹动脉呈直角,直接发出时,接受压力高,最易出血。

病理变化主要为由脑组织局部出血、血肿形成所引起的脑水肿,脑组织受压、推移、坏死、软化等。高血压性脑出血在大脑基底节处最常发生,占高血压性脑出血的60%~70%。急性期过后,血块溶解,含铁血黄素被大量巨噬细胞清除,被破坏的脑组织逐渐被吸收,胶质纤维增生,出血灶小者形成瘢痕,大者形成囊腔。

(三)诱因

常见的诱因有精神紧张、情绪激动、用力排便、过度劳累、剧烈活动等。

(四)护理评估

1. 健康状况　在查找脑出血的病因时,患者常诉有高血压史或动脉粥样硬化病史,大多数患者在发病时有精神紧张、情绪激动、用力排便、过度劳累或剧烈运动等。

2. 身体状况

(1)症状　大多数患者在活动和情绪激动时,突然发病。颅内高压和意识障碍表现常在数分钟到数小时内达到高峰;多数患者发病时突感剧烈头痛、呕吐、偏瘫、失语、意识障碍、大小便失禁等症状;严重时出现昏迷,并有潮式呼吸或不规则呼吸。出血量小者上述表现不明显。

(2)神经定位体征

①基底节区出血:又称内囊出血,约占脑出血的70%,其中壳核出血最为常见,系豆纹动脉尤其是其外侧支破裂所致,主要表现为“三偏征”,即偏瘫、偏身感觉障碍、偏盲(双眼球向病灶对侧同向凝视不能);优势半球损害可出现失语。出血量小者(≤30mL)临床症状较轻;出血量大者(>30mL)可有意识障碍,引起脑疝,甚至死亡。

②丘脑出血:约占脑出血的20%。由丘脑穿通动脉或丘脑膝状体动脉破裂所致。出现“三偏征”,一般感觉障碍重于运动障碍。可出现特征性眼征,如两眼不能向上凝视或凝视鼻尖、眼球会聚障碍和瞳孔对光反射迟钝等。

③脑干出血:约占脑出血的10%,绝大多数为脑桥出血。先从一侧开始,出现交叉性瘫痪,然后迅速出现全身瘫痪,双侧瞳孔呈针尖样缩小,持续性高热,病情迅速恶化,多在48小时内死亡。

④小脑出血:约占脑出血的10%。有枕部头痛、眩晕、呕吐等平衡障碍表现,并有病灶侧肢体共济失调,但无肢体瘫痪。

⑤脑室出血：占脑出血的3%～5%，由脑室内脉络丛动脉或室管膜下动脉破裂所致。多数病例为少量出血，常有头痛、呕吐、脑膜刺激征，一般无意识障碍和局灶性神经缺损症状，血性脑脊液类似蛛网膜下腔出血，可完全恢复，预后良好。大量出血患者类似脑桥出血的表现，预后不良，多迅速死亡。

3. 辅助检查

(1)CT检查　发病后脑CT即可显示病变处新鲜血肿，为圆形或卵圆形均匀高密度影像，边界清楚(图5-1和图5-2)。

(2)MRI检查　MRI对脑干、小脑出血的检查优于CT。

(3)脑脊液检查　颅内压力一般升高，脑脊液多呈洗肉水样。重症患者根据临床表现可确诊的，不宜进行此项检查，以免诱发脑疝。

(4)外周血象检查　白细胞可暂时升高，60%～80%的患者白细胞计数超过10×10^9/L，严重患者急性期可增加到15×10^9/L～20×10^9/L。血糖、尿素氮等亦可升高。凝血酶时间和部分凝血活酶时间异常提示凝血功能障碍。

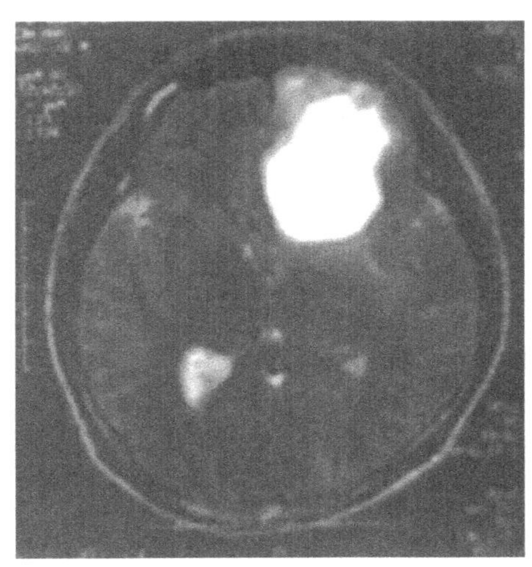

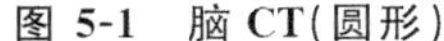

图5-1　脑CT(圆形)

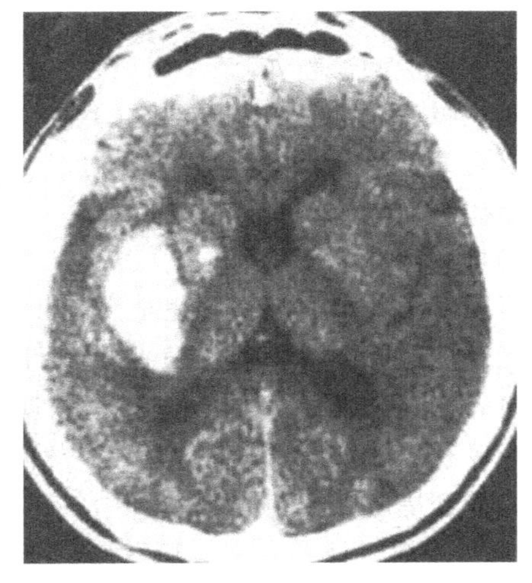

图5-2　脑CT(卵圆形)

4. 心理-社会状况　脑出血患者常有多年高血压史或者动脉粥样硬化病史，未给予充分的重视，多数患者在劳累后感到头痛、手脚略麻木等，时常有焦虑情绪。严重脑出血患者出现意识障碍等表现，患者家属往往十分紧张。

5. 处理原则　急性期治疗的主要原则是：防止再出血、控制脑水肿、维持生命功能和防治并发症。

(1)一般治疗　原则上就地诊治，避免长途搬运，尽量让患者安静地卧床休息，保持呼吸道通畅、维持营养和水电解质平衡，加强护理。

(2)脱水降颅内压　必须根据颅内压增高的程度和心肾功能等全身情况来选用脱水剂及其剂量。常用甘露醇、呋塞米或人血白蛋白，有心肾功能不全者常先用利尿剂。一旦有效，应维持高渗透压状态，为避免颅内压反跳性增高，停用时要逐渐减量，一般用时一周左右，注意水电解质平衡和肾功能。

(3)调控血压　急性期一般不予降压药，收缩压在180～200mmHg或舒张压在100～

110mmHg 者，暂不用降压药，当血压≥200/110mmHg 时，才使用降压药物，使血压维持在略高于发病前水平或 180/105mmHg 左右。降压不宜过快过低，以免造成脑低灌注。

(4)止血和凝血药　对高血压性脑出血无效，但凝血障碍性疾病所致的脑出血，必须使用止血和凝血药。

(5)手术治疗　少量脑出血不必手术，可在 CT 监护下进行内科治疗；少数病情恶化，CT 证实血肿继续扩大者，应及时清除血肿。对发病时，出血量大，小脑、丘脑出血量＞10mL 或血肿直径＞3cm，壳核出血量＞30mL，或颅内压明显增高，保守治疗无效的重症患者，应及时手术。常用术式有开颅血肿清除术、钻颅穿刺吸除术、脑室外引流术等。

(6)并发症处理　重症脑出血常并发应激性溃疡，可采用抑酸剂、胃黏膜保护剂、口服止血剂、内镜下止血和输血等治疗；易合并吸入性肺炎，除了应用敏感的抗生素外，应按时翻身拍背、及时清除口腔和气管内分泌物，防止反流、误吸等；还应注意可能出现的心功能损害、肺栓塞或肺水肿、下肢静脉血栓形成等，一旦出现及时给予治疗。

(7)恢复期治疗　尽早进行肢体、语言功能和心理的康复治疗，以恢复神经功能，提高生存质量。

(五)常见护理诊断/问题

1. 意识障碍与脑出血、脑水肿有关。
2. 潜在并发症有脑疝、消化道出血。
3. 躯体移动障碍与肢体瘫痪有关。

(六)护理目标

1. 意识障碍逐渐减轻直到完全恢复。
2. 无脑疝等并发症发生，或并发症发生时能及时发现和处理。
3. 患者恢复最佳活动功能，学会摆放瘫痪肢体的位置。
4. 患者积极参加语言功能的锻炼，发音功能逐渐恢复。

(七)护理措施

1. 病情观察　注意观察头痛、呕吐等颅内高压表现，正确记录液体出入量，严密观察患者生命体征、神志、瞳孔的变化，并做好详细记录。防止进一步出血，密切观察患者生命体征和神经系统症状；检测血压，急性期应每 15～30min 测一次，待病情稳定后可适当延长，如发现血压进行性升高、意识障碍进行性加重、频繁呕吐、两侧瞳孔大小不等、脉搏和呼吸变慢等脑疝症状时，应立即通知医生，迅速降低颅内压。

2. 一般护理　患者应绝对卧床休息，保持环境安静，避免各种刺激，有颅内高压者头部应抬高 15°～30°，昏迷患者头偏向一侧。

3. 饮食护理　24h 内禁食，24h 后开始鼻饲流质饮食。根据尿量调整液体和钾、钠的补充量，保持生理平衡，静脉补充不宜过多，每日量在 1500～2000mL 以内。并按尿量加 500mL 计算补充每日的入液量；有多汗、呕吐或腹泻者，可适当增加入液量。

4. 活动护理

(1)保持肢体功能位

①仰卧位：上肢伸展，略高或与躯体一致，肩部和髋关节垫小枕，手伸展或呈敬礼位，足底与下肢保持 90°，防止足下垂。

②患侧卧位：患侧上肢伸展，健侧上肢向前伸放于枕上，手臂下垫小枕。患侧下肢伸展，健侧下肢屈曲垫小枕。背部垫小枕。

③健侧卧位：患侧上肢向前伸放于枕头，患侧下肢屈曲，垫小枕。健侧下肢伸直，背部垫小枕。为保护肩关节，肩后应垫小枕。

(2)被动全范围关节运动训练(range of motion，ROM)　1天2次或1天3次。每个关节分别做外展、内收、伸展、屈曲、内旋、外旋等运动。

5. 语言训练　加强语言训练，帮助患者正确表达内心的意向，与患者对话时，应使用简单易懂的语言，表达清楚且语速缓慢。制订语言训练计划，原则是由简到繁、由易到难、说听结合、循序渐进。

6. 心理护理　对神志清醒患者向其解释病因及诱因，说明心情平静、少活动能减少出血、减轻头痛。减少病室的声光刺激，医护人员动作要轻，多给予患者安慰。

7. 对症护理　定时轻轻更换体位，防止褥疮形成；保证患者呼吸道通畅，有呼吸困难者，做好气管插管、气管切开的准备，对已有气道切口的患者做好切口护理。如有中枢性高热，服药效果较差，可用物理降压，以减少脑细胞耗氧量。

8. 用药护理　遵医嘱使用降压药，血压不宜降得过低，应根据患者年龄、病前有无高血压、病后血压情况等确定最合适的血压水平；使用脱水剂应静脉推注或快速静脉滴注，并注意观察有无电解质紊乱，尤其是要注意防止低钠血症，以免加重脑水肿。对剧烈头痛、烦躁不安者，可用地西泮、罗通定等，但禁用吗啡，以免抑制呼吸。

9. 增进自我护理能力　增加知觉刺激，如听收音机、看电视机等对患者有意义的感官刺激；鼓励急性期已过的清醒患者自行进食；鼓励患者做健肢自主运动，自己收拾个人卫生。做好大小便护理，排便时避免用力屏气，禁止灌肠，以免造成颅内压增高。对有尿失禁和尿潴留的患者应及时导尿，做好留置导尿护理。

10. 并发症的护理

(1)脑疝　立即与医生联系，建立静脉通路，快速静脉滴注20%的甘露醇，控制脑水肿，降低颅内压。

(2)感染　保持室内空气新鲜和流通，限制探视，注意保暖，预防感染。

(3)上消化道出血　注意观察呕吐物的颜色和性状，做好鼻饲，进行大便隐血试验；按医嘱使用止血药。

(4)褥疮护理

①勤翻身：每2～4h协助卧床患者翻一次身，以减轻对某一部位的固定压迫，翻身时切忌拖、拉、推，以防擦破皮肤。翻身后，应在身体着力空隙处垫海绵或软枕，以增大身体着力面积，减轻突出部位的压力。受压的骨突出处要垫空，避免压迫。

②勤擦洗：注意保持患者皮肤清洁、干燥，避免大小便浸渍皮肤和伤口，定时用热毛巾擦身，洗手洗脚，促进皮肤血液循环。

③勤按摩：每次协助患者翻身后，先用热水擦洗，再按摩。骨突处重点按摩，头后枕部、耳郭和脚后跟是褥疮的好发部位，也不能忽视。按摩的手法要有足够力量刺激肌肉，但肩部用力要轻。

④勤整理：床上不能有硬物、渣屑，床单不能有皱折。

⑤勤更换：及时更换潮湿、脏污的被褥、衣裤以及被分泌物浸湿的伤口敷料，不可让患者睡在潮湿的床铺上，也不可直接睡在橡皮垫、塑料布上。

11. 健康指导

(1)脑出血患者应积极配合医生将血压控制在适当水平。

(2)戒烟、忌酒，给予低脂饮食，注意劳逸结合，不可突然用力过猛。

(3)生活有规律，保证充足的睡眠，平时适度参加一些体育活动，以促进血液循环，避免用脑过度，保持大便通畅。

(4)保持情绪稳定，避免各种不良刺激，调整心态。定期进行检查，学会自我监测血压、脉搏，进行语言和肌力的康复训练，一旦发现异常及时去医院就诊。

(八)护理评价

1. 意识障碍是否逐渐减轻直到完全恢复。

2. 是否有脑疝等并发症发生，或及时发现和处理并发症。

3. 患者是否恢复最佳活动功能，并学会摆放瘫痪肢体的位置。

4. 患者是否积极参加语言功能锻炼，发音功能是否逐渐恢复。

脑出血的发病情况及预后

脑出血的发病情况：脑出血占急性脑血管病的20%～30%，年发病率为(60～80)/10万人，急性期病死率为30%～40%，是病死率最高的脑卒中类型。

脑出血的预后：脑出血患者的预后决定于出血部位、出血量、全身情况及是否有并发症。轻型脑出血治疗后可明显好转，甚至恢复工作；脑干、丘脑和脑室大量出血预后较差。脑出血死亡率约为40%，脑水肿、颅内压增高和脑疝形成是导致患者死亡的主要原因。昏迷一周以上者常死于并发症，如坠积性肺炎、泌尿系感染等。

来源：《内科护理学》，尤黎明，吴瑛

（吴晓琴　袁赛霞）

二、蛛网膜下腔出血患者的护理

DAORU QINGJING

导入情景

情景描述：

王先生，34岁，工人，工作时突然意识不清，肢体抽搐，醒后诉头痛剧烈，并频繁呕吐。发病前身体状况良好，无高血压等病史。

若你是当班护士，请问：

1. 患者可能发生了什么情况？

2. 应如何护理该患者？

蛛网膜下腔出血(subarachnoid hemorrhage，SAH)，由多种病因导致脑底部或脑表面血管破裂，血液流入蛛网膜下腔者，又称为原发性蛛网膜下腔出血；由脑实质出血，血液流入蛛网膜下腔者，称为继发性蛛网膜下腔出血。本病大多在青壮年时期发病。本节只介绍原发性蛛网膜下腔出血。

(一)病因

SAH 最常见的病因是先天性颅内动脉瘤，其次是动静脉畸形和高血压动脉硬化，也可见于脑底异常血管网、脑动脉炎、血液病及抗凝治疗等。

(二)发病机制

由于蛛网膜下腔出血的病因不同，发病机制也不一样。一般来说，动脉瘤好发于脑底动脉环交叉处，由于该处动脉内弹力层和肌层的先天性缺陷，在血液涡流的冲击下渐向外突出而形成动脉瘤；脑血管畸形的血管壁常有先天性发育不全、变性和厚薄不一。脑动脉硬化时，脑动脉中纤维组织替代了肌层，内弹力层变性断裂和胆固醇沉积于内膜，加上血流的冲击，使其逐渐扩张而形成动脉瘤。脑血管发生上述病变后，在诱因的激发下，血管发生破裂，血液流入蛛网膜下腔。

(三)诱因

发病前多有明显诱因，如剧烈运动、过劳、激动、用力排便、用力咳嗽或饮酒等。

(四)护理评估

1. 健康状况 询问患者起病缓急、有无诱因和前驱症状；是否有突然剧烈头痛、呕吐等；有无面色苍白、全身冷汗等。了解患者有无颅内动脉瘤、脑血管畸形和高血压动脉硬化病史等。

2. 身体状况

(1)症状 1/3 的患者病前数日或数周有头痛、恶心、呕吐等“警告性渗漏”症状。起病急骤，突然发生剧烈头痛、呕吐、烦躁不安，声光刺激可使症状加重。重者有一过性意识障碍，或逐渐进入昏迷状态。数分钟或数小时内发展到最严重程度。

(2)体征 最具有特征性的是颈项强直等脑膜刺激征。脑神经中最常见的为一侧动眼神经麻痹，提示该侧后交通支动脉瘤破裂。其他脑神经亦偶有受累。少数患者可有短暂或持久的局限性神经体征，如偏瘫、偏盲、失语等。这些症状常与出血引起的脑水肿、出血破入脑实质、直接破坏和压迫脑组织以及由于合并脑血管痉挛导致的脑梗死有关，眼底检查可见玻璃体膜下片状出血。老年患者表现常不典型，而意识障碍和脑实质损害症状较重。

3. 辅助检查

(1)脑脊液(cerebro-spinal fluid，CSF) 脑脊液是最有诊断价值和特征性的检查，颅内压力＞200mm H_2O，外观呈均匀一致的血性，镜检可见大量的红细胞。最初 CSF 中红、白细胞数比例与外周血一致，约为 500∶1；数天后白细胞数增加；发病 12h 后可黄变；如无再出血，2～3 周后 CSF 中红细胞和黄变现象消失，确定蛛网膜下腔出血的病因。

(2)CT CT 是确诊 SAH 的首选检查方法，表现为蛛网膜下腔出现高密度影像(图 5-3)。

(3)脑血管造影 脑血管造影是确诊 SAH 病因，特别是颅内动脉瘤最有价值的检查方法。目前多采用全脑连续血管造影或数字减影法全脑血管造影(digital subtraction angiography，DSA)(图 5-4)。

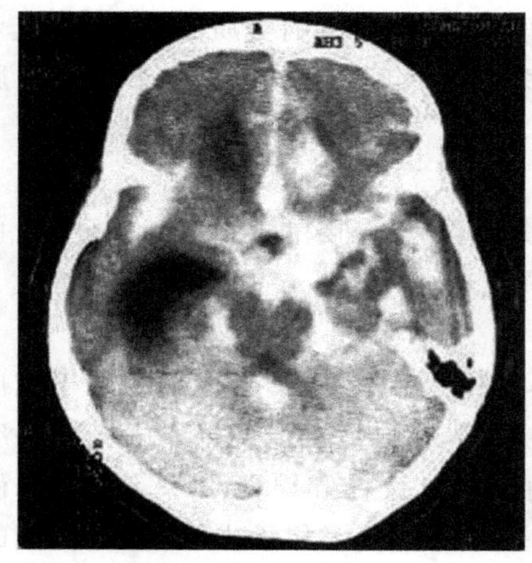

图 5-3　脑 CT

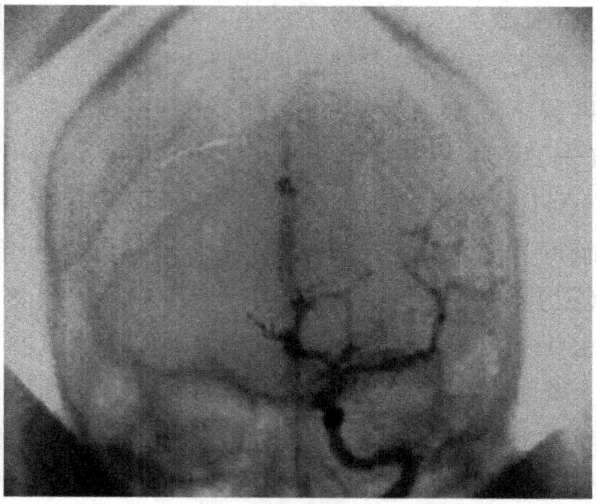

图 5-4　脑血管造影

4. 心理-社会状况　同脑出血。

5. 处理原则　控制继续出血、降低颅内压、防治迟发性脑血管痉挛、去除病因、防止并发症和再次出血。

(1)一般治疗　首先要避免继续出血或再出血诱因，一切可能引起血压或颅内压增高的因素均可诱发出血，因此原则上应就地诊治、避免搬动。发病后病因未除者，必须绝对卧床4～6周，严禁起床大小便，限制探访，保持环境安静；严重头痛躁动不安者，给予适当镇痛镇静药物；有肢体抽搐者，及时用抗癫痫药；保持患者大小便通畅。

(2)应用抗纤溶药物　为防止动脉瘤破裂口血块溶解引起再出血，常用的有6-氨基己酸(EACA)和氨甲苯酸(PAMBA)。

(3)防治脑血管痉挛　维持血容量和血压，避免过度脱水；应用钙通道阻滞剂，如尼莫地平。

(4)防治脑积水　轻度的急、慢性脑积水可给予乙酰唑胺口服，亦可用甘露醇、呋塞米等药物；若出现急性梗阻性脑积水，应行脑室穿刺引流，并加强脱水降颅压治疗。

(5)病因治疗　对于颅内动静脉畸形可采用手术切除、血管内介入治疗和γ-刀治疗；颅内动脉瘤可手术切除或血管介入治疗，消除动脉瘤是防止动脉瘤性SAH再出血的最佳方法。

(五)常见护理诊断/问题

1. 头痛　与脑水肿，颅内压增高、血液刺激脑膜等有关。

2. 潜在并发症　蛛网膜下腔再出血。

(六)护理目标

患者头痛减轻或消失；情绪稳定；不发生再出血。

(七)护理措施

1. 病情观察　观察患者头痛的性质、部位、时间、频率、强度，观察患者的面色、表情，了解患者头痛的诱因。

2. 一般护理　急性期应绝对卧床休息4～6周，抬高床头15°～20°；保持患者情绪稳定；病室环境宜安静、舒适；多食水果蔬菜，保持大便通畅，避免剧烈运动和用力排便。

3. 用药护理　按医嘱使用脱水剂、止血药，在使用20%甘露醇脱水时快速滴注，切勿漏入组织中，以防组织坏死；在使用氨甲苯酸时，静脉滴注速度应缓慢，以免血压下降。肾功能障碍者慎用6-氨基己酸，并应特别注意深部静脉血栓形成。

4. 心理护理　耐心向患者解释头痛的原因；指导患者采用放松方法，如缓慢的深呼吸、全身肌肉放松、冥想等，消除患者的紧张、恐惧、焦虑的心理，保持情绪稳定。

5. 健康指导

(1)要使患者明白SAH再出血的危害性，了解卧床休息的重要性。

(2)要多吃纤维素丰富的食物，如蔬菜、水果，养成良好的排便习惯，忌烟酒。

(3)保持情绪稳定，注意劳逸结合，避免不良刺激，如剧烈活动、咳嗽以及从事重体力劳动等。女性患者应避孕1～2年。

(4)告诉患者及其家属，如有头痛、头晕等症状，应及时就诊。

(八)护理评价

患者头痛是否减轻或消失；情绪是否稳定；是否发生再出血。

三、脑缺血性疾病患者的护理

DAORU QINGJING

导入情景

情景描述：

赵女士，64岁，清晨醒来，家人发现其口角偏向左侧，右侧下肢无力，站立不稳，交流困难，急送入院。发病前一周有头晕、肢麻未重视，既往有高血压病史十多年，间断服药治疗。

若你是当班护士，请问：

1. 患者可能发生了什么情况？

2. 应如何护理该患者？

短暂性脑缺血发作(transient ischemic attack，TIA)是指历时短暂并经常反复发作的脑局部供血障碍，导致供血区局限性神经功能缺失的一种脑血管疾病。好发于中老年人(50～70岁)，男性多于女性。

脑血栓形成(cerebral thrombosis)是脑血管疾病中最常见的一种。多见于50～60岁人群，男性多于女性。

脑栓塞(cerebral embolism)是指由于各种栓子随血流进入颅内动脉系统，使血管腔急性闭塞，引起相应供血区脑组织缺血坏死和脑功能障碍的一种脑血管疾病。

(一)病因及发病机制

1. 短暂性脑缺血发作的病因尚不完全清楚，可能与以下因素有关

(1)微栓塞：微栓子主要来源于颈内动脉系统动脉硬化性狭窄处的附壁血栓和动脉粥样硬化斑块的脱落。

(2)脑血管痉挛：由于严重的高血压或微栓子的刺激引起脑血管痉挛。

(3)血液成分、血流动力学改变：各种原因所致的高凝状态以及低血压和心律失常等所致的血流动力学改变等都可引起血液成分、血流动力学改变。

(4)其他:颈部动脉迂曲或扭结、心功能障碍、高凝状态、颅内动脉炎等。

2. 脑血栓形成的病因

(1)脑动脉粥样硬化斑导致管腔狭窄和血栓形成是最常见的病因,可见于颈内动脉和椎-基底动脉系统的任何部位,但以动脉分叉处或转弯处多见,如大脑中动脉、前动脉和后动脉的起始部,颈总动脉与颈内、外动脉的分叉处。

(2)病理血栓形成后,血流受阻或完全中断,若侧支循环不能代偿供血,受累血管供应区的脑组织则缺血、水肿、软化、坏死。经数周后坏死组织被吸收,胶质纤维增生或形成瘢痕。

3. 脑栓塞的分类 脑栓塞的起病年龄不一,但以中青年居多,根据引起血管闭塞的栓子来源不同,可分为心源性、非心源性和来源不明性三大类。

(1)心源性:为脑栓塞最常见的病因,占脑栓塞的70%,如心房颤动、风湿性心瓣膜病、感染性心内膜炎、心肌梗死和二尖瓣脱垂等。

(2)非心源性:常见的为心脏外动脉粥样硬化斑块的脱落,还有感染性栓子、癌性栓子、脂肪栓子、空气栓子等。

(3)来源不明性:有些脑栓塞虽经仔细检查也未能找到栓子来源。

(二)护理评估

1. 健康状况 脑血栓形成常在安静或休息状态下发病,不少病例在睡眠中发病,部分病例病前有肢体无力和麻木、眩晕等前驱症状。

脑栓塞的发病年龄不一,由风湿性心脏病引起者,以中青年为多;由冠心病和大动脉病变引起者,以中老年为多。通常发病无明显诱因,安静与活动时均可发病。

2. 身体状况

(1)短暂性脑缺血发作的临床表现

①症状:突发脑部某一局部神经功能缺失,迅速出现局限性神经功能或视网膜功能障碍,多于5min左右达到高峰;持续时间短,恢复快,多在1h内恢复,最多不超过24h,不留后遗症,可反复发作,每次发作的症状相对较恒定。

②体征:临床常将TIA分为颈动脉系统TIA和椎-基底动脉系统TIA两大类。

颈内动脉系统TIA,主要表现为病变侧单眼一过性黑蒙或失明,对侧偏瘫和感觉障碍,优势半球受累可有失语。椎-基底动脉系统TIA,以眩晕、平衡失调最为常见,大多数不伴有耳鸣,也可出现复视、吞咽困难、构音不清、共济失调、意识障碍等症状;脑干受损时,出现交叉性瘫痪。

(2)脑血栓形成的临床表现 以偏瘫、失语、偏身感觉障碍和共济失调等局灶定位症状为主,多在发病后10余小时或1～2天内达到高峰,大多数患者意识清楚或仅有轻度意识障碍。脑血栓形成依据症状和体征的演进过程如下。

①可逆性缺血性神经功能缺失:神经缺失症状较轻,持续时间超过24h,但在1～3周内可完全恢复,不留任何后遗症。可能与缺血未导致不可逆的神经细胞损害,侧支循环迅速而充分的代偿,发生的血栓不牢固,伴发的血管痉挛及时解除等有关。

②完全型:起病6h内病情达到高峰,为完全性偏瘫,神经功能缺失,甚至出现昏迷。

③进展型:发病后症状在48h内逐渐进展或呈阶梯式加重。

④缓慢进展型：症状在起病2周以后仍继续发展。多见于颈内动脉颅外段血栓形成，多与全身或局部因素所致的脑灌注减少有关。此型应与颅内肿瘤、硬膜下血肿相鉴别。

（3）脑栓塞的临床表现　起病急骤，在数秒或很短的时间内症状发展到高峰，多属于完全性卒中。个别患者可在数天内呈阶梯式进行性恶化，为反复栓塞所致。常见的局限性神经缺失症状为失语、偏瘫、偏盲、偏身感觉障碍和局限性癫痫发作，大多数患者意识清楚或仅有轻度意识模糊，严重者可突然昏迷、全身抽搐，可因脑水肿或颅内出血发生脑疝而死亡。

3. 辅助检查

（1）短暂性脑缺血发作　磁共振血管成像（MRA）可见颅内动脉狭窄；数字减影血管造影（DSA）可明确颅内外动脉的狭窄程度；彩色经颅多普勒（TCD）可见血管狭窄、动脉粥样硬化斑。

（2）脑血栓形成　①血、尿常规检查，以及血糖、血脂、血液流变学、心电图等检查。②CT：最常用的检查。起病24～48h后，逐渐显示与闭塞血管供血区一致的低密度梗死灶。③MRI：起病数小时内即有信号改变，脑血管造影可显示血栓形成部位、程度及侧支循环。

（3）脑栓塞　CT可在发病后24～45h内显示病变部位低密度影像；脑脊液压力多数正常，大面积梗死者可增高。

4. 心理-社会状况

（1）短暂性脑缺血发作起病突然，反复发作，患者易出现焦虑、不安等。但同时因为本病发作短暂，许多患者不够重视。

（2）脑血栓形成常在安静或休息状态下发病，不少患者在睡眠中发病，由于一侧瘫痪不能活动，有的还伴有失语，患者感到恐惧。起病后，需要家属陪伴和照顾。

（3）脑栓塞起病急骤，患者常感到恐惧。

5. 处理原则

（1）短暂性脑缺血发作的治疗

①病因治疗：如动脉粥样硬化、高血压、心脏病等。

②药物治疗：根据发作频率可分为偶尔发作和频繁发作两种临床形式。对于偶发一次者，不论由何种病因所致，都应看作是永久性卒中的重要危险因素，需进行适当的药物治疗。对于频繁发作者，应视为神经科急诊处理，需迅速控制发作。a. 抗血小板聚集剂：可能会减少微栓子的形成，对预防复发有一定的疗效。如阿司匹林、双嘧达莫、噻氯吡啶等，新型抗血小板药物氯吡格雷不良反应少，与阿司匹林合用效果好。b. 抗凝药物：对频繁发作的TIA，特别是颈内动脉系统TIA效果较好。可肝素静脉用药，也可口服华法林。c. 其他：包括中医中药、血管扩张药、扩容药物（如低分子右旋糖酐）等。

③脑保护治疗：对频繁发作的TIA患者，神经影像学检查显示有缺血或梗死病灶的，可给予钙拮抗剂（如尼莫地平、氟桂利嗪、奥力保克）治疗。

④手术治疗：根据病情可采用颈动脉内膜剥离术、血栓内膜切除术、颅内外动脉吻合术或血管内介入治疗等。

（2）脑血栓形成的治疗

①早期溶栓：在发病后6h内进行溶栓使血管再通，应用此类药物前需经CT证实无出血灶，并应监测出凝血时间，凝血酶原时间等。常用的溶栓药有：a. 尿激酶（UK）：可渗入血

栓内，同时激活血栓内和循环中的纤溶酶原，起到局部溶栓作用，并使全身处于溶栓状态。b. 组织型纤溶酶原激活剂(rt-PA)：可与血栓中纤维蛋白结合成复合体，后者与纤溶酶原有高度亲和力，使之转变为纤溶酶，溶解新鲜的纤维蛋白，故 rt-PA 只引起局部溶栓，而不产生全身溶栓状态。

②调整血压：急性期使血压维持在比发病前稍高的水平，除非血压过高(收缩压＞220mmHg、舒张压＞120mmHg 或平均动脉压＞130mmHg)，否则一般不使用降压药，以免血压过低导致脑血流量不足，使脑梗死加重。血压低者可加强补液或给予多巴胺、间羟胺等升压药物。

③防止脑水肿：梗死范围大或发病急骤时可产生脑水肿，进一步加剧脑组织的缺血、缺氧，导致脑组织坏死。严重脑水肿和颅内压增高是急性重症脑梗死的常见并发症和主要死亡原因，当患者出现意识障碍加重、剧烈头痛、喷射性呕吐等颅内压增高征象时，常用 20％的甘露醇快速静滴，心、肾功能不全者可改用呋塞米。

④抗血小板聚集：未行溶栓者应在发病后 48 小时内服用阿司匹林，但溶栓 24 小时内不主张使用抗血小板聚集药物，以免增加出血风险。不能耐受阿司匹林者，可使用氯吡格雷。

⑤抗凝治疗：常用肝素、华法林等。一般不推荐发病后急性期使用。可用于预防卒中反复、阻止病情恶化和改善预后；心房颤动者宜用华法林。

⑥高压氧治疗：高压氧治疗脑血栓形成的作用是：a. 提高血氧供应，增加有效弥散距离，促进侧支循环的形成；b. 在高压氧作用下，正常脑血管收缩，出现“反盗血”现象，增加病变部位脑血液灌注；c. 脑组织有氧代谢增强，无氧代谢减少，能量产生增多，加速酸性代谢产物的清除，为神经组织的再生和神经功能的恢复提供良好的物质基础。脑血栓形成患者若呼吸道没有明显分泌物，呼吸正常，无抽搐且血压正常，宜尽早配合高压氧治疗。

⑦手术治疗：脑血栓形成发生在小脑时，急性小脑梗死产生脑肿胀积水者，可急行脑室外引流术或手术切除坏死组织；对大面积梗死所致颅高压者，可行开颅切除坏死组织或去颅骨减压术。

(3)脑栓塞的治疗

①脑部损害的治疗：与脑血栓形成的治疗相同。因本病易并发脑出血，溶栓治疗应严格掌握其适应证。

②积极治疗原发病：目的在于根除栓子的来源，防止复发。

(三)常见护理诊断/问题

1. 躯体移动障碍 与肢体瘫痪有关。

2. 自理能力缺陷 与躯体移动功能受损有关。

3. 感知改变 与缺氧以及脑组织的受损或移位有关。

4. 有受伤的危险 与突发晕厥、平衡失调有关。

(四)护理目标

1. 患者焦虑减轻、情绪稳定。

2. 患者及家属树立战胜疾病的信心。

3. 患者及家属认识到受伤的危险因素，能用安全的方法预防受伤。

(五)护理措施

1. 病情观察 注意观察患者的生命体征、神志、瞳孔变化、视力、肌张力等改变，检查患者肢体的感觉、知觉恢复情况，了解患者有无引起循环血容量减少、血压下降的因素。评估患者自理能力。

2. 一般护理 给予低脂、低盐、高蛋白质、高维生素、易消化的饮食。如有吞咽困难、饮水呛咳时，可给予半流质小口慢慢喂食，必要时给予鼻饲流质。将患者使用的物品放在易取之处，以方便患者随时取用；信号灯放在患者手边，听到铃声立即予以答复和处理；协助患者完成生活护理如穿衣、卫生、淋浴、进食、如厕等；当患者有能力自理时，不要替患者去做，以免增加其依赖性。病室环境应安静舒适，注意劳逸结合。

3. 针对性护理 防止脑血流量减少，患者采取水平卧位，增加脑部血供，禁用冰袋冷敷头部以免造成血管收缩、血流减少而加重病情。

4. 心理护理 对神志清醒患者，应向其解释病因及诱发因素，安慰患者，使其保持良好的情绪。

5. 用药护理

(1)静脉应用扩血管药物时，滴速宜慢，每分钟30滴左右，并注意血压的变化。

(2)使用改善微循环的药物，如低分子右旋糖酐时，可能会发生过敏反应(如发热、皮疹)，应注意观察。

(3)用溶栓、抗凝药物时，严格掌握药物的剂量，观察有无出血倾向。

(4)口服阿司匹林的患者，应注意观察其有无胃肠道反应或黑便。

(5)应密切观察病情变化，如患者再次出现偏瘫、原有症状加重等，应立即通知医生进行处理。

(6)对于脑血栓形成的患者，缺血后数小时易导致脑水肿，应按医嘱使用脱水剂、溶栓制剂、脑细胞营养剂。

(7)对于短暂脑缺血发作的患者，应积极治疗心脏病、高血压、高血糖、高血脂等疾病，长期服用小剂量的阿司匹林以抗高凝状态。

6. 健康指导

(1)肢体的康复锻炼。在无出血的情况下，一般在发病一周后即开始锻炼，活动量由小到大，活动时间由短到长，活动形式主动与被动相结合，床上与床下相结合，健肢与患肢相结合，逐渐提高患者肌力，持之以恒地进行康复锻炼。

(2)争取全面康复。全面康复包括身体康复、精神康复、职业康复、社会康复，即通过各种手段恢复患者身体各系统功能、工作能力和正常的社会生活能力。

(3)积极治疗原发病，如心脏病、高血压、高脂血症、糖尿病等；积极治疗TIA，是减少脑血栓形成、脑栓塞发病率的一个重要环节。

(4)低脂、低胆固醇、高维生素饮食，忌烟酒；适度参加体育活动。

(5)嘱患者注意保暖、避免受凉、避免感冒，按医嘱定时用药，有不适时随诊，并告诉患者及其家属本类疾病发病时的前驱症状和常用药物的副作用。

(6)叮嘱患者坚持进行肢体锻炼和语言功能训练。老年人晨间睡醒时不要急于起床，以防体位性低血压导致脑血栓形成。

(7)要求患者定期到医院复查，如出现应激情况及时就诊。

(六)护理评价

1. 患者焦虑是否减轻、情绪是否稳定。

2. 患者及家属是否树立战胜疾病的信心。

3. 患者及家属是否认识到受伤的危险因素，能用安全的方法预防受伤。

（吴晓琴　袁赛霞）

第三节　发作性疾病患者的护理

学习目标

1. 掌握癫痫的分类标准、临床表现（尤其是癫痫持续状态的临床表现）、护理诊断和护理措施。
2. 掌握偏头痛的护理。
3. 熟悉癫痫在日常生活中的健康指导。
4. 熟悉偏头痛的概念和临床表现。

一、癫痫患者的护理

DAORU QINGJING

导入情景

情景描述：

胡某，男性，16岁，在学校食堂就餐排队时突然一声尖叫，跌倒在地，呼之不应，随后口吐白沫，全身抽搐。由班主任和同学护送来医院。在急诊室患者意识已基本清醒，经询问，患者对抽搐发作经过无法回忆，但称自幼就有类似发作，每次发作前无任何先兆，间断服药治疗。自诉近期面临考试睡眠不佳。医疗诊断：癫痫发作。

若你是当班护士，请问：

1. 患者可能发生了什么情况？

2. 应如何护理该患者？

癫痫（epilepsy）是一组由不同病因导致大脑神经元高度同步化异常放电引起暂时性中枢神经系统功能障碍的慢性脑部疾病，具有突然发作、反复发作的特点。临床上表现为运动、感觉、意识、精神、行为和自主神经等不同程度的功能障碍，可一种或几种表现同时存在。

（一）分类

1. 按病因分类

（1）原发性癫痫：又称特发性癫痫，病因不明，一般认为主要由遗传因素引起，可为单基因或多基因遗传，多在儿童或青年期首次发病，药物治疗效果较好。本部分主要讨论原发性癫痫。

(2)继发性癫痫:又称症状性癫痫,主要是由各种原因的脑损伤引起,如颅脑损伤、脑炎和脑膜炎、脑血管病、脑肿瘤、脑外伤等,药物疗效较差。

2. 按临床表现分类　癫痫每次发作和每种发作的短暂过程称为痫性发作,具有多种发作形式[国际抗癫痫联盟(ILAE,1981)癫痫发作分类]。

(1)部分性发作:①单纯部分性发作,无意识障碍。②复杂部分性发作,有意识障碍。③部分性发作继发全面性发作,部分性发作起始发展为全面性发作。

(2)全面性发作:包括失神发作、强直性发作、阵挛性发作、强直阵挛性发作、肌阵挛发作、失张力发作。

(3)不能分类的发作。

(二)病因和发病机制

癫痫的发病机制尚未明确,主要是由于大脑神经元异常的、过度的同步放电所致。目前认为可能与下列因素有关:①遗传因素:原发性癫痫近亲中患病率为1%～6%,明显高于一般人群;②环境因素:包括内分泌失调、睡眠不足、疲劳、饥饿、便秘、饮酒、情绪激动等均可诱发癫痫发作。

(二)护理评估

1. 健康状况　评估患者有无家族史、脑部病变和外伤史,发作前有无诱因等。

2. 身体状况

(1)部分性发作　为痫性发作最常见的类型,源于大脑半球局部神经元的异常放电。

1)单纯部分性发作:发作持续时间一般不超过1min,可分为四种类型:①部分运动性发作:多见于一侧口角、眼睑、手指或足趾。发作自局部开始后沿大脑皮质运动区分布顺序缓慢移动,如自一侧手指—腕部—前臂—肘部—肩部—口角—面部逐渐扩展,称为Jackson发作。②部分感觉性发作:躯体感觉性发作表现为一侧肢体麻木感和针刺感,多发生于口角、手指、足趾等部位;特殊感觉性发作可表现为视觉性(闪光和黑蒙)、听觉性、嗅觉性和味觉性发作;眩晕性发作表现为坠落感或飘动感。③自主神经发作:表现为全身潮红、多汗、呕吐、腹痛等。④精神性发作:表现为各种类型的记忆障碍、情感障碍、错觉、幻觉等。可单独出现,也可为复杂部分性发作的先兆,还可继发全面性强直阵挛性发作。

2)复杂部分性发作:占成人癫痫发作的50%以上。发作时对外界刺激无反应,以精神症状和自动症为特征,也称精神运动性发作。

3)部分性发作继发全面性发作:先出现部分性发作,继而出现全面性发作。

(2)全面性发作　特征是发作初期就伴有意识障碍或以意识障碍为首发症状,神经源性放电起源于双侧大脑半球。

1)全面强直阵挛性发作(GTCS):也称癫痫大发作,以意识丧失和全身抽搐为特征,发作可分为三期:①强直期:持续10～20s,患者突然意识丧失、跌倒在地,全身骨骼肌呈持续性收缩;上睑抬起,眼球上窜,喉肌痉挛、发出叫声,口先强张后突闭,可咬伤舌尖;颈部和躯干先屈曲后反张。②阵挛期:持续约30～60s,不同肌群收缩和松弛交替出现,由肢端延及全身。以上两期均可发生舌咬伤,并伴心率增快、血压升高、口腔和支气管分泌物增多,瞳孔散大以及对光反射消失等自主神经征象。③发作后期:尚有短暂阵挛,造成牙关紧闭和大小便失禁;呼吸首先恢复,继而心律、血压、瞳孔等恢复正常,肌张力松弛,意识逐渐苏醒。自发作开始至意识恢复 5～10min，清醒后常感到头昏、头痛、疲乏无力，对抽搐全无记忆。

2)失神发作：也称癫痫小发作。儿童期起病，青春期前停止发作。表现为意识短暂丧失，患者突然停止当时的活动，呼之不应、两眼凝视不动，状如"愣神"，手中持物可坠落，5～10s 后可恢复。事后对发作全无记忆，每日发作数次到数百次不等。

3)强直性发作：多见于弥漫性脑损害的儿童，常在睡眠中发作。表现为与强直阵挛性发作中强直期相似的全身骨骼肌强直性收缩，常伴有面色潮红等自主神经症状，一般持续数秒至数十秒。

4)阵挛性发作：几乎都发生于婴幼儿，重复阵挛性抽动伴意识丧失，无强直期，一般持续1 分钟至数分钟。

5)肌阵挛发作：可见于任何年龄，常见于预后较好的特发性癫痫患者。出现快速、短暂、触电样肌肉收缩，可局限于某个肌群、肢体，或遍及全身。

6)失张力发作：部分或全身肌肉张力突然降低，导致垂颈、张口、肢体下垂和跌倒，一般持续数秒至 1 分钟。

(3)癫痫持续状态　是指一次癫痫发作持续 30min 以上，或连续多次发作致发作间期意识或神经功能未恢复至通常水平。停药不当和不规范治疗是癫痫持续状态常见的诱因。

3. 辅助检查

(1)脑电图检查　癫痫最常见、最重要的辅助检查，典型表现为棘波、尖波、棘-慢或尖-慢复合波。24 小时脑电图检测可以提高阳性诊断率。

(2)神经影像学检查　CT 和 MRI 可确定脑结构异常或损伤。

(3)血液检查　通过检测血常规、血糖、血寄生虫等了解有无贫血、低血糖、寄生虫病等。

4. 心理-社会状况

本病发作突然，且易反复发作，患者常处于焦虑、紧张之中，且常会产生自卑感。

5. 处理原则

(1)病因治疗　如调整低血糖、低血钙等代谢紊乱，颅内占位性病变首选手术治疗。

(2)对症治疗

1)发作时治疗：就地平卧，保持呼吸道通畅，吸氧，防止外伤和自伤；给予地西泮或苯妥英钠控制发作。

2)发作间歇期治疗：一旦确诊，即须服用抗癫痫药物控制发作。

常用抗癫痫药物包括卡马西平、苯妥英钠、丙戊酸钠、苯巴比妥、氯硝西泮、拉莫三嗪、奥卡西平、左乙拉西坦、加巴喷丁等。强直性发作、部分性发作和部分性发作继发全面性发作首选卡马西平；全面强直阵挛性发作、失神发作、肌阵挛发作、阵挛性发作首选丙戊酸钠。

用药的原则为，①尽可能单药治疗：从单一药物开始，一种药物增大到最大剂量且已达到有效血药浓度，仍不能控制发作者，换用或加用第二种药物。换药或加药时，两种药物应有约 1 周的重叠用药期，递减要撤换的药物，递增新用药物直至有效剂量。②小剂量开始：剂量由小到大，逐渐增加至最低有效量(最大限度地控制发作而无不良反应或不良反应很轻)。③长期规律用药：不宜随意减量或停药，以免诱发癫痫持续状态。一般来说，全面强直阵挛性发作、强直性发作、阵挛性发作完全控制需 4～5 年，失神发作停止半年后可考虑停药。停药前根据患者情况逐渐减量，1～1.5 年以上无发作者方可停药。

(四)常见护理诊断/问题

1. 有窒息的危险　与癫痫发作时，喉头痉挛、气道分泌物增多有关。

2. 有受伤的危险　与癫痫发作时，意识突然丧失或判断力受损有关。

3. 有孤独的危险　与癫痫反复发作，不能正常生活有关。

4. 知识缺乏　缺乏自我保健知识。

(五)护理目标

1. 清理呼吸道分泌物，保持呼吸通畅。
2. 癫痫发作前做好保护性措施，防止意外伤害。
3. 建立良好的人际关系，学会沟通，消除孤独和自卑。
4. 了解本病的基本知识，对家属进行指导，及时防范疾病的发生和采取相应的措施。

(六)护理措施

1. 病情观察　监测患者生命体征、神志变化，尤其是呼吸频率和节律的变化；观察发作的次数和发作的类型。

2. 一般护理　病室保持安静，温度和湿度适宜；全面性发作患者应专人守护，床旁加床栏；极度烦躁患者必要时可用约束带，发作时取头低足高位，下颌稍向前；间歇期给予营养丰富易消化的食物。

3. 对症护理　取头低侧卧位或平卧头偏向一侧，解开患者的衣领和腰带；取下活动性义齿；及时吸出口鼻和气道内的分泌物；及时使用牙垫或压舌板防止舌被咬伤，必要时用舌钳将舌拖出，防止舌后坠阻塞呼吸道；避免摔伤和擦伤，有前驱症状时立即平卧，对突然发作跌倒而易受擦伤的关节处，用棉花或棉垫加以保护；防止骨折或脱臼，抽搐发作时不可用力按压患者的肢体；大小便失禁者及时清理；备好床旁吸引器和气管切开包。

4. 用药护理　向患者及其家属强调长期规律用药的重要性，不可擅自少服或停药，以免导致癫痫发作或癫痫持续状态。大部分抗癫痫药物均有胃肠道反应和嗜睡的不良反应，告知患者一般于餐后服药，以减少胃肠道不适，并将较大剂量用药在睡前服用。苯妥英钠和卡马西平因其治疗浓度与中毒反应浓度较为接近，需定期监测血中药物浓度。观察药物严重的不良反应，如卡马西平、拉莫三嗪可引起皮疹；丙戊酸钠、卡马西平可导致肝损伤、血小板减少等。若出现此类现象须及时报告医生，考虑减药、停药或换药。

5. 癫痫持续状态的护理

(1)迅速控制发作。迅速控制发作是抢救患者的关键，地西泮是首选药物，另外可用苯妥英钠、异戊巴比妥钠、10%水合氯醛等。

(2)建立静脉通路。遵医嘱给药，脑水肿者快速静脉滴注20%的甘露醇，控制感染或预防性应用抗生素。

(3)保持呼吸道通畅。及时给氧，必要时可气管切开。

(4)高热者物理降温。

(5)保持水和电解质平衡。

(6)加强营养支持：插胃管鼻饲，防止误吸。

(7)监测心电、血压、呼吸、脑电图等，定时检查血液生化、动脉血气分析等。

6. 健康指导

(1)告诉患者癫痫是可治性疾病,大多预后良好。

(2)叮嘱患者食物应以营养丰富、清淡为宜,避免辛辣食物,戒烟酒。生活要有规律,避免过劳、惊吓、妊娠与分娩、长时间看电视、玩游戏等诱发因素。

(3)鼓励患者参加适当的体力和脑力劳动,禁止危险活动,如攀高、游泳、驾驶等。

(4)解释控制癫痫发作长期服药的重要性,定期门诊监测肝功能、血常规等。

(5)随身携带患者治疗卡,以便发作时及时处理和联系家属。

(七)护理评价

1. 呼吸是否通畅。

2. 癫痫发作前是否做好保护性措施,有无发生意外伤害。

3. 有无建立良好的人际关系,学会沟通,消除孤独和自卑感。

4. 患者及其家属是否了解本病的基本知识,对家属进行指导,及时防范疾病的发生或发生时能采取相应的措施。

癫痫的预后

癫痫为可治疗性疾病,大多数患者预后较好。不同类型的癫痫预后差异很大。未经治疗的癫痫患者,5年自发缓解率在25%以上,最终缓解率为39%。80%左右的患者应用目前的抗癫痫药物能完全控制发作,正规治疗后,50%的患者终生不再发作。

来源:《内科护理学》,尤黎明,吴瑛

二、偏头痛患者的护理

DAORU QINGJING

导入情景

情景描述:

杨某,女,45岁,务农。患者自述一周前晨起左侧枕部胀痛,连及同侧颈项,时伴有牵拉感,并未在意。第2日晨起头疼加剧,由枕部向同侧顶颞部波及,呈胀痛,如爆炸样,两太阳穴有跳动感,伴有恶心,甚至呕吐。

若你是当班护士,请问:

1. 患者可能发生了什么情况?

2. 应如何护理该患者?

偏头痛是反复发作的多为单侧,中重度、搏动样疼痛,可伴有恶心、呕吐,为临床常见的原发性头痛。以女性多见,可有家族史,全球患病率约10%,终生患病率约14%。

(一)病因

1. 遗传 偏头痛约60%的患者有家族史,其亲属发生偏头痛的风险是一般人群的3~6倍。

2. 内分泌因素　女性较男性易患偏头痛，常始于青春期，月经期发作频繁，妊娠期或绝经后发作减少或停止。

3. 其他因素　紧张、劳累、焦虑、抑郁、睡眠障碍、气候变化，部分摄食奶酪、红酒、巧克力、咖啡、茶、柑橘类水果等可诱发。

（二）发病机制

1. 血管源学说　认为偏头痛先兆症状与颅内外血管的舒缩功能障碍有关。

2. 神经血管假说　下丘脑和边缘系统的功能障碍与偏头痛的前驱症状有关，先兆和头痛的发生与神经元功能障碍继发血管改变有关。

3. 神经递质　5-羟色胺（5-HT）在偏头痛的发病中具有重要作用。儿茶酚胺、组胺、血管活性肽、前列环素和内源性阿片物质等神经递质与偏头痛的发生有关。

（三）护理评估

1. 健康状况　询问患者偏头痛发作史，包括疼痛的性质、程度、部位、持续时间；有无前驱症状；影响因素、发作频率以及伴随症状等。

2. 身体状况

（1）先兆偏头痛　约占偏头痛患者的10%。起病初最常见有闪光、暗点、视野缺损、视物变形和物体颜色改变等视觉先兆；其次为一侧肢体或（和）面部麻木、感觉异常等躯体感觉性先兆；先兆症状可持续数分钟至1小时；继而出现一侧眶后或额颞部搏动性头痛，可扩展至一侧头部或全头部，常伴有恶心、呕吐、畏光、畏声、易激惹、颞动静脉突出等症状。头痛可因活动或摇动头颈部而加重，睡眠后减轻。头痛消退后常有疲劳、倦怠、烦躁等症状。发作频率从每周至每年1次或数次不等。

（2）无先兆偏头痛　是偏头痛中最常见的类型，约占偏头痛患者的80%。头痛多呈搏动性，发病时为一侧或双侧额颞部搏动性疼痛，常伴恶心、呕吐、畏光、出汗等。如头痛严重且持续，称为偏头痛持续状态。

（3）特殊类型的偏头痛　根据发作时的神经系统症状和体征，还有以下几种类型：眼肌麻痹型偏头痛；偏瘫型偏头痛；基底动脉型偏头痛；偏头痛等位发作。

3. 辅助检查

（1）脑电图检查　一般认为，偏头痛患者无论是在发作期或间歇期，脑电图的异常发生率皆比正常对照组高，但是偏头痛患者的脑电图改变不具有特异性。

（2）脑血流图检查　患者在发作期和间歇期脑血流图的主要变化是两侧波幅不对称，呈现出一侧偏高或偏低。

（3）脑血管造影检查　对严重的头痛发作高度怀疑为蛛网膜下腔出血的患者进行脑血管造影。除此之外，可检查有无颅内动脉瘤、动静脉畸形等。

（4）脑脊液检查　淋巴细胞可增高。

4. 心理-社会状况　本病易反复发作，患者常处于焦虑、紧张之中，且常会产生自卑感。

5. 处理原则　治疗目的是减轻或终止头痛发作，缓解伴发症状，预防再发。

（1）发作期治疗　选用地西泮、阿司匹林、对乙酰氨基酚、萘普生、布洛芬、吲哚美辛等；无效时可选择麦角碱类药物如麦角胺或曲普坦类药物如舒马普坦佐米格，但长期大量应用可引起高血压和肢体缺血性坏死。因具有强烈的血管收缩作用，禁用于严重高血压、心脏病患者和孕妇。

(2)预防性治疗　首先应消除或避免偏头痛的诱因,其后可酌情给予普萘洛尔、维拉帕米和抗抑郁药等。

(四)常见护理诊断/问题

1. 头痛　与颅内外血管舒缩功能障碍有关。

2. 焦虑　与偏头痛长期反复发作有关。

3. 知识缺乏　缺乏自我保健知识。

(五)护理目标

1. 患者头痛缓解或消失。

2. 患者正确认识及对待疾病,焦虑减轻。

3. 患者对疾病的发生发展有较好的认识。

(六)护理措施

1. 心理护理　加强对患者的巡视与交流,建立良好的护患关系,提供心理支持。

2. 减少刺激　避免强光、噪声、紧张等刺激,保持身心愉悦。

3. 健康指导

(1)指导患者避免诱因,告知患者可能诱发或加重头痛的因素如情绪,进食奶酪、红酒、巧克力等食物。

(2)告知患者药物的作用、不良反应,指导患者遵医嘱用药,避免形成对药物的依赖或成瘾。

(3)指导患者合理休息,注意劳逸结合,有先兆症状时,应卧床休息,保持环境安静;注意气候变化,保证充足睡眠。

(七)护理评价

1. 患者头痛是否缓解或消失。

2. 患者是否正确认识及对待疾病,焦虑有无减轻。

3. 患者是否对疾病的发生发展有较好的认识。

(吴晓琴　徐　虹)

第四节　周围神经疾病患者的护理

——吉兰-巴雷综合征患者的护理

学习目标

1. 掌握吉兰-巴雷综合征的护理。
2. 熟悉吉兰-巴雷综合征的概念和临床表现。

DAORU QINGJING

导入情景

情景描述：

患儿，男，9岁，因“腹痛、腹胀8天，四肢无力4天”入院。既往有水痘病史半月余。入院前8天无明显诱因出现腹痛、腹胀，4天前出现四肢无力、饮水稍呛咳，病情进行性加重，入神经内科治疗。入院诊断为“吉兰-巴雷综合征”。

若你是当班护士，请问：应如何护理该患者？

急性炎症性脱髓鞘性多发性神经病(acute inflammatory demyelinating polyradiculoneuropathies，AIDP)，又称吉兰-巴雷综合征(Guillain-Barre syndrome，GBS)。为急性或亚急性起病的大多可恢复的多发性脊神经根(可伴脑神经)受累的一组疾病。主要病理改变是周围神经广泛炎症性节段性脱髓鞘，以及小血管周围淋巴细胞和巨噬细胞的炎性反应。临床特征为对称性、弛缓性肢体无力和脑脊液蛋白-细胞分离现象，病情严重者出现延髓和呼吸肌麻痹而危及生命。各年龄组均可发病，男性略多于女性，一年四季均可发病。

(一)病因和发病机制

病因和发病机制尚未明确，但目前认为是一种免疫介导性疾病。患者发病前1～4周可有非特异性病毒感染或疫苗接种史。

分子模拟学说认为，由于病原体某些组分与周围神经某些组分相似，机体免疫系统发生错误识别，产生自身免疫性T细胞和自身抗体，如抗周围神经髓鞘抗体或对髓鞘有害性细胞因子等，引起患者免疫系统对周围神经发生免疫应答，导致周围神经髓鞘脱失。

(二)护理评估

1. 健康状况 评估患者发病前1～4周有无非特异性病毒感染或疫苗接种史。

2. 身体状况 多为急性或亚急性起病，起病后逐渐加重，常在1～2天内迅速加重，数日至2周达高峰，部分患者3～4周仍在进展，发病4周时肌力开始恢复。

(1)运动障碍 常为首发症状，典型表现为四肢对称性、进行性、弛缓性无力。多数先发生四肢远端对称性无力，迅速加重向近端发展，少数发展方向与之相反。腱反射减弱或消失，病理反射阴性。严重者可累及躯干。若累及肋间肌和膈肌可导致呼吸肌麻痹，出现呼吸困难、发绀，甚至引起呼吸衰竭，是本病的主要死因。

(2)感觉障碍 典型表现为肢体远端呈手套、袜套样感觉减退或消失。多数患者有肢体感觉异常，如麻木、刺痛、烧灼感。感觉障碍可先于运动障碍或与之同时出现。

(3)脑神经损害 以双侧周围性面瘫多见；其次为舌咽、迷走神经麻痹，出现构音障碍和吞咽困难，偶见视神经盘水肿。

(4)自主神经症状 主要有多汗、皮肤潮红、手足肿胀和营养障碍。严重者出现窦性心动过速、直立性低血压等。

(5)并发症 常见有肺炎、肺不张、窒息、心肌炎和心力衰竭。

3. 辅助检查

(1)脑脊液腰椎穿刺 抽取脑脊液检查可发现蛋白含量增高(为神经根的广泛炎症反

应)、细胞数正常,称为蛋白-细胞分离现象,是本病的重要特点,通常在起病后第3周最明显。

(2)肌电图检查　早期可能仅有F波或H反射异常(提示神经近端或神经根损害),对GBS的诊断颇有意义。

(3)心电图检查　其他自主神经功能障碍时,心电图可出现窦性心动过速、T波低平甚至倒置。必要时可行腓肠神经活检,作为诊断的参考。

4. 心理-社会状况　患者容易感到焦虑。严重者呼吸肌麻痹引起呼吸困难,会感到恐惧。

5. 处理原则

(1)呼吸麻痹患者辅助呼吸　极重型GBS治疗的关键是抢救呼吸肌麻痹,呼吸困难者可行气管插管或气管切开,外接呼吸机辅助呼吸。

(2)病因治疗　主要是抑制免疫反应,消除致病因子对神经的损害,促进神经再生。

①血浆置换:可清除与发病有关的抗体、补体和细胞因子等。适用于重症或呼吸肌麻痹患者,每周进行此疗法2～4次,可改善症状、缩短疗程,减少并发症,缩短需用呼吸机的时间。严重感染、心功能不全、心律失常和凝血功能异常患者禁用。

②静脉滴注免疫球蛋白:用于急性病例,可获得与血浆置换相近的疗效。禁用于免疫球蛋白过敏或存在IgA型抗体、心力衰竭和肾功能不全患者。

③肾上腺糖皮质激素:慢性GBS对激素有良好的反应。慎用或禁用于已用人工呼吸机、免疫功能低下、肺部感染者。

④抗生素:考虑有胃肠道空肠弯曲菌感染者,可用大环内酯类药物治疗。

⑤其他:B族维生素、辅酶A、ATP、细胞色素C、神经生长因子等可用于辅助治疗。

(三)常见护理诊断/问题

1. 低效性呼吸形态　与呼吸肌麻痹有关。

2. 躯体移动障碍　与四肢肌肉弛缓性瘫痪有关。

3. 清理呼吸道无效　与呼吸肌麻痹、咳嗽无力及肺部感染所致分泌物增多等有关。

4. 营养失调　与吞咽困难有关。

5. 语言沟通障碍　与脑神经功能异常有关。

6. 恐惧　与失去活动能力和呼吸困难、濒死感有关。

(四)护理目标

1. 患者能够维持呼吸功能。

2. 患者躯体活动能力增强。

3. 患者吞咽能力增强,摄入充足的营养。

4. 患者积极参加语言功能锻炼,语言沟通能力增强。

5. 患者恐惧减轻。

(五)护理措施

1. 病情观察　严密观察患者生命体征,特别是呼吸变化。注意有无烦躁不安、心率加快、血压升高、四肢末端发绀等表现。

2. 一般护理　肠麻痹患者给予静脉高营养,直到患者肠鸣音恢复;吞咽困难者,喂食速度宜慢，严重者给予鼻饲流质，注意水电解质平衡，待吞咽功能正常后，逐渐由口进食。告诉患者切勿强行进食，以防发生吸入性肺炎，进食及食后30分钟宜抬高床头，避免发生窒息。注意营养均衡，选择高热量、高维生素、易消化的饮食，适当补充维生素B_{12}。

3. 对症护理

(1)保持呼吸道通畅　鼓励患者做深呼吸和有效咳嗽，协助患者翻身拍背或体位引流，及时排出呼吸道分泌物，必要时吸痰。

(2)给氧　持续给予鼻导管吸氧，严密观察患者缺氧症状有无改善。

(3)辅助呼吸　在床边准备气管插管、气管切开的器械或人工呼吸机，当患者出现发绀等缺氧症状，肺活量降至20～25mL以下，血氧饱和度下降，动脉血氧分压低于70mmHg时，应及早使用辅助呼吸设备。

4. 用药护理　遵医嘱用药，注意药物的疗效以及副作用，尤其是糖皮质激素及免疫抑制剂等。

5. 心理护理　本病发病突然、进展迅速、恢复慢，患者易恐惧、焦虑。应及时了解患者的心理情况，关心患者，解释病情，告诉患者本病大多预后良好，增强患者战胜疾病的信心，配合治疗及护理。

6. 并发症护理

(1)窒息卧位　患者取平卧位或侧卧、头低足高位，以利于口腔和呼吸道分泌物引流。

(2)关节僵直、挛缩和肌肉失用性萎缩　瘫痪肢体应保持在功能位置，进行关节被动活动每天至少2次。

(3)深静脉血栓形成和肺栓塞　应保证患者足够的液体入量，辅助进行物理治疗，穿弹力长袜等。

(4)压疮　下肢瘫痪患者长期卧床，应保持患者床单干燥平整，协助患者定时翻身，按摩受压部位。

(5)其他　坠积性肺炎可遵医嘱应用广谱抗生素；尿潴留可下腹按摩，无效时则需留置导尿；便秘者可用番泻叶或肥皂水灌肠；一旦出现肠梗阻迹象应禁食。

7. 健康指导

(1)患者应建立健康的生活方式，补充营养，加强锻炼，增加机体抵抗力，避免受凉、感冒等诱因。

(2)坚持康复功能锻炼，促进功能恢复。

(六)护理评价

1. 患者能否维持呼吸功能。
2. 患者躯体活动能力是否增强。
3. 患者吞咽能力是否增强，是否摄入充足的营养。
4. 患者是否积极参加语言功能锻炼，语言沟通能力是否增强。
5. 患者恐惧是否减轻。

吉兰-巴雷综合征的预后

本病预后大多良好，预后情况取决于患者年龄、感染史，以及治疗方法和时机等。通常在病情稳定后2～4周开始恢复，多数患者在2个月至1年内可完全或接近完全康复，10%患者可遗留神经功能缺损，多发生在病情严重、进展快、轴索变性和需要长期辅助通气的患者。本病早期主要死亡原因是心搏骤停、ARDS或辅助通气意外，后期主要是肺栓塞和感染。

来源：《内科护理学》，尤黎明，吴瑛

（吴晓琴　徐　虹）

第五节　锥体外系疾病患者的护理

学习目标

1. 掌握帕金森病的临床表现和护理。
2. 熟悉帕金森病的治疗、锥体外系疾病的概念和分类。

DAORU QINGJING

导入情景

情景描述：

刘某，女，68岁。5年前无明显诱因的情况下出现右侧手脚抖动，多见于安静状态下，活动或劳累时加剧。就诊于当地医院，诊断为帕金森病，未住院，口服"美多巴"治疗，症状有所缓解。但服用美多巴后感觉发热、口干、胸闷难受，未规律服用，症状严重时偶用一两次。此后症状进行性加剧，出现面部表情呆板，活动或劳累时抖动幅度加剧。近两年出现右膝关节僵硬，右侧肢体活动欠佳，行走时动作缓慢，无起步、止步困难，现为求进一步治疗，来院求诊。发病以来精神、食欲尚可，大小便正常。医疗诊断：帕金森病。

若你是当班护士，请问：应如何护理该患者？

运动障碍疾病（movement disorders）又称锥体外系疾病，主要表现为随意运动调节功能障碍，肌力、感觉和小脑功能不受影响。运动障碍疾病源于基底节功能紊乱，通常分为动作减少-张力强直综合征和动作增多-张力不全综合征两大类，前者以帕金森为典型，病变主要在黑质；后者表现为舞蹈症、手足徐动症、扭转痉挛等，病变主要在纹状体和（或）苍白球。基底节递质生化异常和环路活动紊乱是产生各种运动障碍症状的主要病理基础。

帕金森病（Parkinson disease，PD）也称震颤麻痹，是一种较常见的锥体外系统疾病，以静止性震颤、肌强直、运动减少和体位不稳为主要临床特征。

(一)病因及发病机制

病因迄今未明，发病机制十分复杂，可能与年龄老化、环境因素和遗传因素有关。本病多见于中老年人，40 岁以前发病的人很少，60 岁以上人口的患病率高达 1%，因此认为年老对本病可能有促进作用。

神经生化变化在本病的发生中起了重要作用。脑部最主要的多巴胺神经能通路是黑质-纹状体系统，当纹状体内多巴胺递质减少 80%以上、黑质多巴胺能神经元减少 15%～50%时，才会出现本病的运动障碍。约 10%的患者有家族史，包括常染色体显性遗传或常染色体隐性遗传。

(二)护理评估

1. 健康状况　患者最早的感受是肢体震颤或肢体动作不便。体格检查时可发现运动减少，常出现肢体动作不灵活、发硬或举动僵直不便等症状。

2. 身体状况　中老年人常见，男性稍多于女性。起病缓慢，进行性发展。首发症状多为震颤（占 60%～70%），其次为步行障碍（占 12%）、肌强直（占 10%）和运动迟缓（占 10%）。

(1)静止性震颤　多从一侧上肢开始，常为规律性的手指屈曲和拇指对掌动作，类似“搓丸样”动作。随着病情进展，震颤可波及下颌、唇、舌、颈部和四肢；静止时震颤明显，动作时减轻，入睡后消失，故称为“静止性震颤”。

(2)肌强直　多从一侧上肢或下肢近端开始，逐渐累及远端的、对侧的以及全身的肌肉，患肢呈“铅管样”或“齿轮样”肌强直，面肌强直表现为“面具脸”。

(3)运动迟缓，随意动作减少、减慢　开始时多为动作困难和缓慢，精细动作不能顺利进行，言语减少、语言低沉，严重时进食或饮水呛咳。因联合运动和协同运动障碍，而表现为“慌张步态”。书写时，手抖并有字越写越小的倾向，称为“写字过小症”。

3. 辅助检查

(1)生化检测　采用高效液相色谱可检测到脑脊液和尿中高香草酸(HVA)含量降低。

(2)基因检测　DNA 印迹技术、PCR、DNA 序列技术等可能会发现少数家庭性 PD 患者基因突变。

(3)功能显像检测　采用 PET-CT 或特定的放射性核素检测，可发现脑内 DAT(多巴胺转运体)功能显著降低以及多巴胺递质合成减少。

4. 心理-社会状况　患者是否因震颤等给工作和生活带来不便，而出现自卑、恐惧的情绪。

5. 处理原则

(1)药物治疗　早期无须特殊治疗，应鼓励患者多做主动运动，若疾病影响患者的日常生活和工作能力，则需采用药物治疗。

①抗胆碱能药物：可协助维持纹状体递质平衡，适用于震颤明显的年轻人。常用药有苯海索(安坦)、东莨菪碱等。

②金刚烷胺：可促进神经末梢释放多巴胺，并阻止其再吸收，对少动、强直、震颤均可改善。

③复方左旋多巴：是治疗帕金森病最基本、最有效的药物，可透过血脑屏障进入脑内，常

用多巴丝肼(美多巴)。

④多巴胺受体激动剂:直接激动纹状体,产生和多巴胺相同的作用,减少和推迟运动并发症的发生。常用普拉克索和吡贝地尔。

⑤儿茶酚-氧位-甲基转移酶(COMT)抑制剂:通过抑制左旋多巴在外周的代谢,使血浆左旋多巴浓度保持稳定,并增加入脑量。常用恩他卡朋。

⑥单胺氧化酶B抑制剂:可抑制多巴胺分解代谢,增加脑内多巴胺含量。常用司来吉兰。

(2)外科治疗　手术的目的是改善症状,不能根治,术后仍需用药。手术方式有立体定向神经核毁损术和脑深部电刺激术。

(3)康复治疗　对患者进行语言、进食、走路及各种日常生活的训练和指导,可以较好地改善患者的生活质量。

(三)常见护理诊断/问题

1. 躯体移动障碍　与震颤、肌强直、运动迟缓有关。

2. 营养失调　与吞咽困难、饮食减少等有关。

3. 潜在并发症　外伤、压疮、感染。

4. 知识缺乏　缺乏自我保健知识。

(四)护理目标

1. 患者躯体活动能力逐渐增强。

2. 合理饮食,营养均衡,不发生呛咳或窒息。

3. 不发生外伤、压疮、感染等并发症。

4. 能说出药物治疗的知识和自我护理的知识。

(五)护理措施

1. 生活护理　加强巡视,主动了解患者的需要,既要指导和鼓励患者自我护理,做自己力所能及的事情,又要协助患者洗漱、进食、沐浴、大小便,同时做好安全防护。患者宜穿柔软、宽松的棉布衣服,勤换被褥衣服,勤洗澡;对震颤、动作笨拙者,应谨防烧伤、烫伤,尽量选用不易打碎的不锈钢餐具;对于行动不便、起坐困难者,应配备高位坐厕、高脚椅、手杖、床铺护栏、室内或走道扶手等必要的辅助设施,选用高度适宜的床,传呼器置于患者床边,生活日用品固定放置于患者伸手可及处等;定时翻身拍背、帮助患者饭后漱口和每日温水全身擦拭,并注意做好皮肤护理。

2. 运动护理　运动的目的在于防止和延迟关节强直和肢体挛缩。早期尽量鼓励患者参与各种形式的活动,如散步、太极拳、床旁体操等,注意保持身体和各关节的活动强度与最大活动范围;要有计划、有目的地进行锻炼,在起步困难和步行突然僵住不能动时,要学会放松,尽量跨大步伐;向前行走时,脚要抬高、双臂要摆动、目视前方,不要目视地面;转弯时,不要碎步移动,否则会失去平衡;在协助患者行走时,不要强拉患者;当患者感到脚粘在地上不能动时,告诉患者可先向后退一步再往前走;如感到从椅子上起立或坐下有困难,应每天做完常规运动后,反复练习起坐动作。晚期患者出现显著的运动障碍,要帮助患者活动关节,按摩四肢肌肉,注意动作轻柔,勿造成患者疼痛。

3. 心理护理　PD患者早期动作迟钝笨拙,表情淡漠,语言断续,流涎等,往往产生自卑忧郁心理，回避人际交往，拒绝社交活动，整日沉默寡言、闷闷不乐；随着病程延长，病情进行性加重，患者丧失劳动能力，生活自理能力也逐渐下降，会产生焦虑、恐惧甚至绝望心理。应告诉患者本病病程长、进展缓慢，治疗周期长，而疗效的好坏常与患者精神情绪有关，鼓励其保持良好心态。

4. 用药护理　告知患者及其家属本病需要长期甚至终生服药治疗，介绍常用的药物种类、用法、服药注意事项、疗效和不良反应的观察与处理。

(1)左旋多巴与复方左旋多巴制剂常见的不良反应

①早期会有食欲减退、恶心、呕吐、腹痛、直立性低血压、失眠等不良反应，一般选择进食时服药或减小服药剂量，症状会逐渐消失；避免与维生素 B_6、氯氮、利舍平、氯丙嗪、奋乃静等药物同服，以防发生直立性低血压；当出现幻觉、妄想等严重精神症状时，应报告医生，积极处理。

②长期服用左旋多巴制剂会出现运动障碍和症状波动等长期治疗综合征。运动障碍又称“异动症”，一般可在减量或停药后改善或消失。症状波动最常见的表现为“开-关现象”和“剂末现象”。“开-关现象”一般与服药时间和剂量无关，不可预料，适当加用多巴胺受体激动剂，可以防止或减少其发生；而“剂末现象”与有效血药浓度有关，增加每日总剂量或分开多次服用可以预防。

(2)抗胆碱能药物常见的不良反应　口干、眼花（瞳孔扩大）、少汗、便秘、排尿困难等，有青光眼和前列腺肥大者禁用。

(3)金刚烷胺常见的不良反应　口渴、失眠、食欲不振、头晕、足踝水肿、视力障碍、心悸、精神症状等。有严重肾病者禁用。

(4)多巴胺受体激动剂常见的不良反应　恶心、呕吐、头晕、乏力、皮肤瘙痒、便秘等，剂量过大时，还可出现精神症状、直立性低血压等，应从小剂量开始服用，逐步缓慢加量直至有效维持。

5. 饮食指导　给予高热量、高维生素、低盐、低脂、适量优质蛋白的易消化饮食，并根据病情变化及时调整和补充各种营养素。多食新鲜蔬菜、水果，保持大便通畅，减轻腹胀和便秘。由于高蛋白饮食会降低左旋多巴类药物的疗效，故不宜给予过多的蛋白质；同时还要避免刺激性食物，戒烟酒、槟榔（富含拟胆碱，降低抗胆碱药物疗效）。进食或饮水时，保持坐位或半卧位，集中注意力，并给予患者充足的时间缓慢用餐；流涎过多的患者可使用吸管；对于咀嚼能力和消化功能减退的患者，应给予易消化、易咀嚼、细软、无刺激性的软食或半流质，并少量多餐；对于进食困难、饮水呛咳的患者，要防止误吸、窒息或吸入性肺炎；不能进食者，遵医嘱及时给予鼻饲和静脉营养，并做好相应护理。

6. 健康指导

(1)遵医嘱按时正确用药和坚持用药，定期复查肝、肾功能和监测血压变化。

(2)坚持参加适量的力所能及的活动和体育锻炼。根据病情和体能把握好活动方式、强度与时间；加强关节活动范围和肌力的锻炼；重视日常生活动作、平衡功能、语言功能的康复训练。

(3)注意安全，防止伤害事故发生。不要独自外出，若需外出必须有人陪伴，防止跌倒、摔伤。

(六)护理评价

1. 患者躯体活动能力是否逐渐增强。

2. 患者是否合理饮食,有无发生呛咳或窒息。

3. 患者有无发生外伤、压疮、感染等并发症。

4. 患者能否说出药物治疗的知识和自我护理的知识。

(胡建伟　吴晓琴)

第六节　急性脊髓炎患者的护理

学习目标

1. 掌握急性脊髓炎的临床表现和护理。
2. 熟悉急性脊髓炎的概念。

DAORU QINGJING

导入情景

情景描述:

患者,女,发热,鼻塞,流涕,咽痛 6 天,白细胞 8.0×10^9/L,中性粒细胞 80%,当地医院诊断为"上呼吸道感染",给予青霉素钠治疗,1 天前的晚 8 时许,突然双下肢乏力,不能行走,排尿困难,急诊入院。

体格检查:T:39℃,P:110 次/分,R:24 次/分,BP:16/11kPa。颅神经(一),双上肢肌力正常,双下肢肌力减退,腱反射迟钝,针刺觉存在,病理征(一)。

辅助检查:白细胞 7.8×10^9/L,中性粒细胞 72%,血钾浓度 4.2mmol/ L,腰穿:脑脊液细胞总数 295×10^6/L,白细胞 20×10^9/L,蛋白 1.2g/ L,糖、氯化物正常。医疗诊断:急性脊髓炎。

若你是当班护士,请问:你将如何护理?

急性脊髓炎(acute myelitis)为脊髓白质脱髓鞘或坏死所致的急性脊髓横贯性损害。常在感染后或疫苗接种后发病,表现为病变水平以下肢体运动障碍、各种感觉缺失以及自主神经功能障碍。当病变迅速上升波及高颈段脊髓或延髓时,称为上升性脊髓炎;若脊髓内有两个以上散在病灶,称为播散性脊髓炎。任何年龄均可发病,以青壮年较多见。

(一)病因和发病机制

本病确切的病因未明,多数为病毒感染或接种疫苗后引起的机体自身免疫反应。

(二)护理评估

1. 健康状况　了解患者起病的缓急,有无过劳、外伤或受凉等诱因。

2. 身体状况　急性起病，病前1～2周多有上呼吸道感染、腹泻等症状，或有疫苗接种史。

(1)运动障碍和感觉障碍　双下肢麻木、无力为首发症状。典型表现为病变以下肢体瘫痪、感觉缺失；严重者出现脊髓休克，即瘫痪肢体肌张力降低、腱反射消失、病理反射引不出等。2～4周后进入恢复期，表现肌张力增高、腱反射亢进、病理反射出现。

(2)括约肌功能障碍　出现尿潴留、尿失禁等，也可出现多汗、少汗等其他自主神经功能障碍。

(3)上升性脊髓炎　可出现吞咽困难、构音障碍、呼吸肌麻痹等，甚至导致死亡。

3. 辅助检查　急性期仅有外周血和脑脊液白细胞稍增高；脑脊髓液压力正常，压颈试验通畅，除少数病例脊髓严重肿胀外，一般无椎管梗阻现象；脑脊液蛋白质含量明显增高。

4. 心理-社会状况　患者突然瘫痪、生活不能自理，容易产生急躁、焦虑情绪；恢复期较长，往往合并压疮、尿路感染等，容易产生孤独、忧郁心理。

5. 处理原则　减轻症状，防治并发症，加强功能训练，促进康复。

(1)药物治疗　急性期以糖皮质激素为主，如甲泼尼龙，可减轻脊髓水肿，控制病情发展。B族维生素可帮助神经功能恢复。选用合适的抗生素预防感染。

(2)对症治疗　累及呼吸肌者要给予呼吸管理；吞咽困难者做好鼻饲；尿潴留和尿失禁者给予留置导尿；便秘患者必要时进行导泻。

(3)防治并发症　防治肺炎、尿路感染、深静脉栓塞、褥疮等。

(4)康复治疗　早期宜进行被动活动、按摩、针灸、理疗等康复治疗，早期肢体活动可防止发生肌肉挛缩和失用综合征。

(三)常见护理诊断/问题

1. 躯体移动障碍　与脊髓病变所致截瘫有关。

2. 感知觉紊乱　脊髓病变水平以下感知觉缺失，与脊髓损害有关。

3. 排尿异常　与脊髓损害所致自主神经功能障碍，引起尿潴留或尿失禁有关。

4. 潜在并发症　压疮、肺炎、尿路感染。

(四)护理目标

1. 患者躯体活动功能和日常生活能力逐渐增强。

2. 感知觉功能逐渐恢复正常。

3. 未发生压疮、肺炎、尿路感染等并发症。

(五)护理措施

1. 饮食指导　患者应进食高蛋白、高维生素、易消化的食物，保证充足的热量与水分，多吃新鲜蔬菜和水果，减轻便秘。

2. 病情监测　评估患者运动和感觉障碍的平面是否上升；观察患者如果存在呼吸困难、吞咽困难等，应及时通知医生。

3. 评估排尿情况　护士应观察排尿的方式、次数、频率、时间、尿量和颜色，了解排尿是否困难，有无尿路刺激征，检查膀胱是否膨隆，区分是尿潴留还是充盈性尿失禁。对于排尿困难或有尿潴留的患者可给予膀胱区按摩、热敷或进行针灸、穴位封闭等治疗，促进膀胱肌收缩、排尿。

4. 皮肤护理 尿失禁患者容易造成压疮，应保持床单整洁、干燥，定时翻身，全身温水擦拭，保护外阴部和臀部皮肤免受尿液刺激，必要时行体外接尿或留置导尿管。

5. 呼吸道护理 鼓励患者做深呼吸、有效咳嗽，保持呼吸道通畅，饭后漱口，保持口腔清洁，预防口腔和肺部感染。

6. 健康指导

(1)疾病知识指导 急性脊髓炎如无严重并发症，3～4 周后可进入恢复期，通常 3～6 个月基本恢复，少数病例有不同程度的后遗症。指导患者及其家属掌握疾病康复知识和自我护理方法，帮助分析和去除对疾病治疗与康复不利的因素，如受凉、疲劳等。

(2)生活与康复指导 合理安排饮食，多食瘦肉、鱼，多喝水，多吃新鲜的蔬菜和水果。肌力开始恢复后，应加强肢体的被动与主动运动，鼓励患者进行日常生活动作训练，做力所能及的家务和劳动。劳逸结合，持之以恒，不可急于求成。

(3)避免感染 告诉患者及其家属膀胱充盈和尿路感染的表现，鼓励患者多喝水，保持会阴部清洁，避免发生感染。

(六)护理评价

1. 患者躯体活动功能和日常生活能力是否逐渐增强。
2. 感知觉功能是否恢复正常。
3. 有无发生压疮、肺炎、尿路感染等并发症。

(吴晓琴 胡建伟)

第七节 颅内压增高患者的护理

学习目标

1. 掌握颅内压增高患者的护理评估、护理措施和脑疝急救方法。
2. 熟悉颅内压增高的病因和治疗原则。
3. 了解颅内压正常的生理调节。
4. 运用所学知识能评估颅内压增高患者病情的异常变化，能及时采取护理措施；能进行脑室引流管护理，体现出严格的无菌观念。

DAORU QINGJING

导入情景

情景描述：

王先生，56 岁，因颅内肿瘤收治入院。早晨解大便后突然出现烦躁不安、头痛加剧、呕吐等症状。

若你是当班护士，请问：

1. 患者可能发生了什么情况？

2. 你将如何护理?

颅内压(intracranial pressure,ICP)是指颅内容物对颅腔所产生的压力,一般以脑脊液静水压来表示,可通过侧卧时腰椎穿刺或直接穿刺脑室测定。成人颅内压为70～200mm H_2O(0.7～2.0kPa),儿童为50～100mm H_2O(0.5～1.0kPa)。

颅内容物包括脑组织、脑脊液和血液,三者与颅腔容积相适应,维持正常的颅内压。正常颅内压可随呼吸、血压有细微波动,其中的任一项颅内容物体积或量的增加,其他两项内容物体积或量则相应的缩减,才能维持颅内压于正常水平。在病理情况下,脑组织不会在短时间内被压缩,对颅腔容积代偿作用很小,脑脊液和血液对颅腔容积代偿起着重要作用。通过脑脊液量的增减其代偿作用为8%～10%;当颅内压增高时,在保证脑组织代谢最低需要的情况下,血液代偿作用为3%。但这种代偿是有限度的,当引起颅内压增高的因素持续存在,病变体积不断扩大,最终超出了代偿范围时,即可发生颅内压增高(intracranial hypertension)。颅内压增高是指颅内压持续在200mm H_2O以上,并出现头痛、呕吐、视神经盘水肿等临床表现的一种综合征。持续颅内压增高可导致脑疝(brain hernia),脑疝是颅脑疾病患者死亡的主要原因。

(一)病因

1. 颅内容物体积或量的增加　①脑体积增加:如脑组织损伤、炎症、缺血缺氧、中毒等导致脑水肿。②脑脊液过多:脑脊液分泌和吸收失调导致脑积水。③脑血流增加:如颅内动静脉畸形、恶性高血压、高碳酸血症等。④颅内占位性病变:如肿瘤、血肿、脓肿和脑寄生虫病等。

2. 颅腔容量缩减　如狭颅畸形、颅底陷入症、向内生长的颅骨肿瘤、大片凹陷性颅骨骨折等均可使颅腔狭小。

(二)护理评估

1. 健康状况　了解有无颅脑外伤、颅内感染、脑肿瘤、高血压、颅脑畸形等疾病史,初步明确颅内压增高的原因;有无呼吸道梗阻、咳嗽、癫痫、便秘等诱发颅内压增高的因素,并了解有无合并其他系统疾病。

2. 身体状况

(1)头痛　是最早和最主要的症状,系脑膜血管和神经受刺激所致,多位于前额和两颞,以胀痛和撕裂样痛为多见,以清晨和夜间为重,头痛程度与颅内压力大小成正比关系,咳嗽、打喷嚏、用力、弯腰和低头时,头痛可加重。

(2)呕吐　常出现在剧烈头痛时,呈喷射状,可伴有恶心,系迷走神经受刺激所致,与进食无直接关系,但多见于餐后,呕吐后头痛可缓解。

(3)视神经盘水肿　是重要的客观体征,因视神经受压、眼底静脉回流受阻所致。表现为视神经乳头充血、水肿、边缘模糊不清、生理凹陷变浅或消失,视网膜静脉曲张等,严重者乳头周围可见火焰状出血。早期视力无明显障碍或仅有视野缩小,继而视力下降甚至失明。

临床上通常将头痛,呕吐,视神经盘水肿称为颅内压增高“三主征”。

(4)意识障碍　急性颅内压增高患者意识障碍呈进行性发展,由嗜睡、迟钝逐渐发展至昏迷;慢性者表现为神志淡漠、反应迟钝或时轻时重。

（5）生命体征紊乱　早期代偿时，表现为血压增高，脉搏缓慢有力，呼吸加深变慢（即"两慢一高"）；后期失代偿时，表现为血压下降，脉搏细快，呼吸浅快不规则，此种生命体征的变化称为库兴（Cushing）反应。

库兴（Cushing）反应的来历

库兴于1900年曾用等渗盐水灌入狗的蛛网膜下腔以造成颅内压增高，当颅内压增高接近动脉舒张压时，出现血压升高、脉搏缓慢、脉压增大，继之出现潮式呼吸、血压下降、脉搏细弱，最终呼吸、心跳停止导致死亡。因为这一实验结果与临床上急性颅脑损伤所见情况十分相似，所以颅内压急剧增高时，患者出现生命体征变化（全身血管加压反应）即称为库兴反应。

来源：《外科学》，人民卫生出版社

（6）其他　一侧或双侧外展神经麻痹、复视、阵发性黑蒙、头晕、猝倒、头皮静脉怒张、头颅增大、囟门饱满、颅缝增宽、破罐头颅等。

（7）脑疝　脑疝是颅内压增高的严重并发症。当颅腔某分腔有占位性病变时，该分腔的压力大于邻近分腔的压力，脑组织从压力高处向压力低处移位，压迫脑干、血管和神经而产生的一系列严重临床症状和体征，称为脑疝。根据脑疝发生部位和脑组织移位的不同，可分为小脑幕切迹疝（颞叶钩回疝）、枕骨大孔疝（小脑扁桃体疝）、大脑镰下疝等（图5-5）。

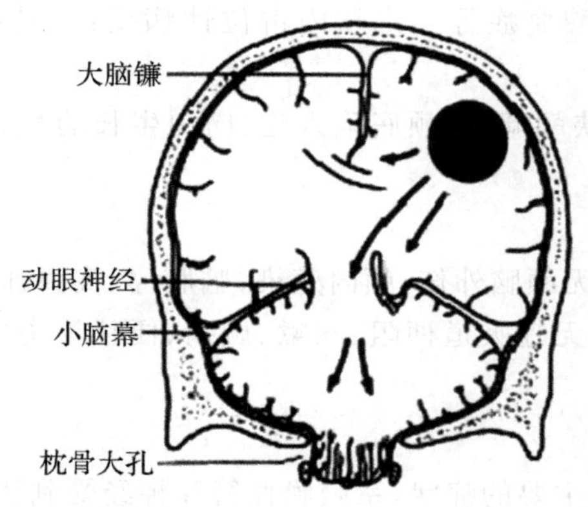

图5-5　小脑幕切迹疝（颞叶钩回疝）、枕骨大孔疝（小脑扁桃体疝）、大脑镰下疝

①小脑幕切迹疝：是幕上占位性病变引起颅内压增高，使颞叶海马回、钩回通过小脑幕切迹向幕下移位，故又称颞叶钩回疝。表现为：a. 剧烈头痛和频繁呕吐。b. 意识障碍进行性加重。c. 患侧瞳孔短暂缩小后逐渐扩大，对光反射迟钝或消失；晚期双侧瞳孔明显散大，对光反射消失，眼球固定。d. 病变对侧肢体自主活动减少或消失。e. 表现为呼吸深而慢，血压升高，脉搏变慢；晚期出现潮式或叹息样呼吸，脉搏快而弱，血压、体温下降，最后呼吸心跳停止。

②枕骨大孔疝：是在颅内压不断增高时，小脑扁桃体经枕骨大孔向椎管内移位，故又称小脑扁桃体疝。表现为：a. 剧烈头痛和频繁呕吐。b. 枕下疼痛是移位脑组织压迫上颈部神

经所致,或枕骨大孔区硬脑膜、血管壁和神经受牵拉所致。c. 颈项强直、强迫头位为机体保护性作用,以防止因头部的变动而致延髓受压。d. 生命体征紊乱出现较早,可迅速出现呼吸、循环衰竭,出现呼吸减慢、潮式呼吸乃至呼吸心跳停止。

枕骨大孔疝与小脑幕切迹疝不同之处在于呼吸、循环障碍出现较早,而意识障碍与瞳孔变化较晚;小脑幕切迹疝则是意识障碍与瞳孔变化出现较早,生命体征变化较晚。

3. 辅助检查

(1)影像学检查

①X 线:表现为颅缝增宽、蝶鞍骨质稀疏、蝶鞍扩大、蛛网膜颗粒压迹增大加深、脑回压迹增多等。

②CT、MRI:CT 是诊断颅内占位性病变的首选检查,CT 和 MRI 检查均能较准确的定位诊断并可帮助定性诊断。

③脑造影检查:包括脑血管造影、脑室造影、数字减影血管造影(DSA)等,主要用于疑有脑血管畸形或动脉瘤等疾病的病例,可提供定位和定性诊断。

(2)腰椎穿刺　能间接反映颅内压状态,并可检查脑脊液的生化指标,但有引起脑疝的危险,对颅内压增高症状和体征明显者应禁用。

4. 心理-社会状况　头痛、呕吐等可致患者烦躁不安、焦虑等心理反应。了解患者对疾病的认知程度;了解患者家属对疾病的认知和心理反应以及对患者的关心和支持程度。

5. 处理原则

(1)病因治疗　是最理想有效的治疗方法,如手术清除颅内血肿、异物,切除颅内肿瘤等。

(2)降低颅内压　对病因不明或暂时不能解除病因者,针对不同情况,采取不同降颅压措施。

①脱水治疗:原理是提高血液的渗透压,造成血液与脑组织的脑脊液渗透压差,使脑组织水分向血液循环内转移,减少脑组织中的水分、缩小脑体积,达到降低颅内压的作用。常用的脱水方法有渗透性脱水(如 20%的甘露醇)与利尿性脱水(如呋塞米)两种。

②糖皮质激素治疗:可加速消退水肿,减少脑脊液生成,降低毛细血管通透性,稳定血脑屏障,预防和缓解脑水肿。

③过度换气或给氧,使脑血管收缩,减少脑血流量。

④冬眠低温治疗,降低脑代谢和耗氧量。

⑤紧急情况下,采用脑室穿刺引流脑脊液,以缓解颅内压增高。

(3)对症处理　疼痛者给镇痛剂,但禁用吗啡和哌替啶;抽搐者给抗癫痫药物;外伤和感染者给抗生素;呕吐者应禁食和维持水、电解质和酸碱平衡。

(三)常见护理诊断/问题

1. 组织灌注量改变　与颅内压增高有关。

2. 疼痛　与颅内压增高有关。

3. 营养失调　与呕吐、不能进食和脱水治疗等有关。

4. 焦虑和恐惧　与颅脑疾病的诊断、手术与预后不佳等有关。

5. 潜在的并发症　脑疝、窒息等。

(四)护理目标

1.患者脑组织灌注正常,意识障碍得到改善,生命体征平稳。

2.患者主诉头痛减轻,舒适感增强。

3.患者营养状态得到改善,体液恢复平衡。

4.患者焦虑与恐惧程度减轻,情绪稳定。

5.患者呼吸道通畅,无脑疝、呛咳、误咽的发生。

(五)护理措施

1. 一般护理

(1)休息与体位　患者应绝对卧床休息,保持病室安静。床头抬高15°～30°,以利头部静脉回流,减轻脑水肿,降低颅内压。昏迷者应取侧卧位,以免呕吐物误吸。

(2)给氧　持续或间断吸氧,使脑血管收缩,降低脑血流量,降低颅内压。

(3)饮食与补液　神志清醒者,给予低盐普食;不能进食者,成人每日输液量控制在1500～2000mL,其中生理盐水不超过500mL,输液速度不宜过快,每分钟15～20滴,24小时尿量不少于600mL即可;使用脱水剂时,应注意水、电解质的平衡。

(4)维持正常体温　中枢性高热应用物理降温为主,药物为辅,必要时使用冬眠疗法。一般体温达到38.0℃可应用头部物理降温,达到38.5℃以上应全身降温。

(5)加强基础护理　做好口腔护理;定时翻身、拍背、雾化吸入,清醒者鼓励其深呼吸、有效咳嗽,防止发生肺部并发症;保持会阴部、臀部的清洁、干燥,以防发生压疮;对留置导尿管者,做好导尿管护理,防止泌尿系感染;昏迷者眼分泌物多时,应定时清洗,必要时用抗生素眼药水或眼膏,以防眼部感染;眼睑不能闭合者,涂以眼膏或用眼罩以防暴露性角膜炎;注意安全,防止损伤。

2. 病情观察　密切观察患者意识、瞳孔变化,生命体征、肢体活动和癫痫发作情况,有条件者可做颅内压监测(详见第八节颅脑损伤患者的护理)。

3. 防止颅内压骤升的护理

(1)安静休息　患者应避免情绪激动,以免血压骤升,引起颅内压升高。

(2)保持呼吸道通畅　引起呼吸道梗阻的原因有呼吸道分泌物积聚、呕吐物误吸、卧位不正确导致气管受压或舌根后坠等。护理要点包括及时清除呼吸道分泌物、呕吐物;卧位时,防止颈部屈曲或胸部受压;舌后坠者,托起下颌或放置口咽通气管;痰液黏稠者,行雾化吸入;对意识不清或咳痰有困难者,应配合医生尽早行气管切开。

(3)避免剧烈咳嗽和便秘　剧烈咳嗽、用力排便均可使胸腹腔内压骤然升高而引起脑疝,应避免并及时治疗感冒、咳嗽。多吃蔬菜和水果或给缓泻剂以防止便秘;对便秘者,给予开塞露或低压、小剂量灌肠,禁忌高压灌肠,必要时戴手套掏出粪块。

(4)及时控制癫痫发作　癫痫发作可加重脑缺氧和脑水肿,要注意观察有无癫痫症状,一旦发生,应及时报告医生,按医嘱定时、定量给予抗癫痫药物。

4. 对症护理

(1)高热　可造成脑组织相对缺氧,加重脑损害,必须采取降温措施,必要时应用冬眠低温疗法。

(2)头痛　减轻头痛最好的方法是应用高渗性脱水剂,适当应用止痛剂,但禁用吗啡和哌替啶，以免抑制呼吸中枢。避免咳嗽、打喷嚏、弯腰、低头等使头痛加重因素。

(3)躁动　寻找原因（如呼吸不畅、尿潴留、卧位不适、衣服、被子被大小便或呕吐物浸湿等），并及时处理，慎用镇静剂，禁忌强制约束，以免患者挣扎而使颅内压进一步增高，必要时加床栏，防止坠床等意外伤害。

(4)呕吐　及时清除呕吐物，防止误吸，观察并记录呕吐物的量和性状。

5. 药物治疗的护理

(1)脱水治疗的护理　颅内压增高者常用高渗性和利尿性脱水剂。脱水药物按医嘱定时、反复使用，停药前逐渐减量或延长给药间隔，以防颅内压反跳。使用20%甘露醇250mL，15～30min内快速滴完，使用呋塞米需注意有无血糖升高。在脱水期间要观察血压、脉搏、尿量变化，了解脱水效果以及有无血容量不足、水电解质失衡等副作用，注意观察和记录24小时出入水量。

(2)激素治疗的护理　肾上腺皮质激素如地塞米松、氢化可的松等，可预防和缓解脑水肿，但激素可引起消化道应激性溃疡和增加感染机会，应加强观察和护理。

6. 脑疝的急救与护理

(1)快速静脉输注20%甘露醇200～400mL，利用留置导尿管以观察脱水效果。

(2)保持呼吸道通畅并给氧，呼吸功能障碍者，应气管插管行人工辅助呼吸。

(3)密切观察患者意识和瞳孔、呼吸、心跳的变化，配合医生完成必要的诊断性检查（如CT）。

(4)做好紧急手术的准备。

7. 脑室外引流的护理

(1)妥善固定　引流管开口需高于侧脑室平面10～15cm，以保持正常颅内压。

(2)保持引流通畅　防止引流管受压、扭曲、折叠、成角等，活动、翻身时避免牵拉引流管。

(3)注意引流速度和量　禁忌流速过快，避免颅内压骤降造成危险，每日引流量不超过500mL为宜。

(4)严格执行无菌操作　每天定时更换引流袋，更换时先夹闭引流管，防止脑脊液逆流，以防颅内感染。注意整个装置无菌。

(5)观察和记录　观察和记录脑脊液性状、量。若有大量鲜血，提示脑室内出血；若呈混浊，则提示有感染。

(6)拔管　引流管放置一般不宜超过7天，开颅术后脑室引流管一般放置3～4天。拔管前行夹管试验，观察有无颅内压增高征象；拔管后如有脑脊液漏，应告知医生妥善处理，以免引起颅内感染。

8. 冬眠低温疗法的护理

(1)安置于单人房间，光线宜暗，室温18～20℃。

(2)用药前测量体温、脉搏、呼吸、血压。

(3)用药半小时内不能搬动患者或为患者翻身，防止体位性低血压。给冬眠药物半小时后，机体御寒反应消失，进入睡眠状态后，方可加用物理降温，降低温度以每小时下降1℃为宜，以维持肛温在32～34℃为宜。

(4)密切观察意识、瞳孔、生命体征和神经系统征象，收缩压＜80mmHg，或脉搏＞100

次/min、呼吸次数减少或不规则时，应停止冬眠疗法。

(5)液体输入量每日不宜超过1500mL；鼻饲者，饮食温度应与当时体温相同。

(6)预防肺部、泌尿系感染，防止冻伤和压疮等并发症。

(7)冬眠低温治疗时间一般为3～5天，先停止物理降温，然后停冬眠药物，注意保暖，让体温自然回升。

(8)疑有颅内血肿在观察中的患者，禁用冬眠疗法。

9. 心理护理 及时发现患者的心理异常和行为异常，查找并去除原因；协助患者对人物、时间、地点的辨识，用爱心、细心、同情心、责任心照顾患者，有助于改善患者的心理状况。

10. 健康指导

(1)心理指导 颅脑疾病后，患者及其家属均对脑功能的康复有一定的忧虑，担心影响今后的生活和工作，应鼓励患者尽早自理生活，对恢复过程中出现的头痛、耳鸣、记忆力下降等给予适当的解释，树立患者信心。

(2)康复训练 颅脑疾病手术后，可能遗留语言、运动或智力障碍，伤后1～2年内仍有恢复的可能，制订康复计划，进行语言、记忆力等方面的训练，以改善生活自理能力和社会适应能力。

(六)护理评价

1.患者脑组织灌注是否正常，意识障碍有无改善。

2.患者头痛、呕吐是否得到有效控制。

3.患者基本营养是否得到满足，体液平衡是否得到维持。

4.患者心理及社会反应是否减轻。

5.患者并发症是否发生或发生后是否被及时发现和处理。

(叶国英 庄一新)

第八节 颅脑损伤患者的护理

学习目标

1.掌握颅脑损伤患者的护理评估和护理措施。
2.熟悉颅脑损伤的病因和治疗原则。
3.了解颅脑损伤的分类。
4.运用所学知识能评估颅脑损伤患者的病情的异常变化，能及时采取护理措施。

DAORU QINGJING

导入情景

情景描述：

急诊室来了一位头部外伤10小时的男性患者。亲属叙述患者伤后即不省人事，持续约2小时，以后神志苏醒。2小时前，患者再次不省人事，频繁呕吐。

如果你是急诊科护士，请问：

1. 该患者初步考虑是什么情况？

2. 你将如何护理？

颅脑损伤(head injury)约占全身损伤的15%～20%，仅次于四肢损伤，其伤残率和死亡率均居首位，常与其他部位损伤并存。颅脑损伤包括头皮损伤、颅骨骨折和脑损伤，三者可单独或合并存在。对预后起决定作用的是脑损伤的程度及其处理效果。

一、头皮损伤患者的护理

头皮损伤(scalp injury)是因外力作用使头皮完整性或皮内发生改变，是最常见的颅脑损伤。头皮损伤包括头皮血肿、头皮裂伤和头皮撕脱伤。

(一)病因和分类

1. 头皮血肿　头皮分5层(图5-6)。头皮血肿多因钝器伤所致，按血肿的部位分为皮下血肿、帽状腱膜下血肿和骨膜下血肿。

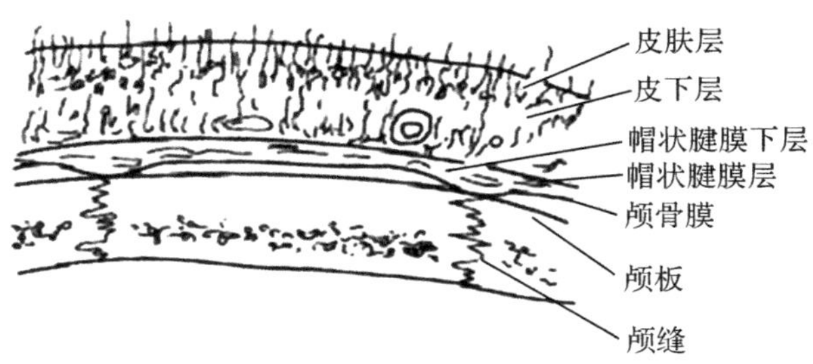

图5-6　头皮各层示意图

2. 头皮裂伤　多为锐器或钝器打击所致。锐器伤者，伤口整齐，污染轻。钝器伤者，裂伤创缘常不整齐，伴皮肤挫伤，可有明显污染。头皮血管丰富，出血较多。

3. 头皮撕脱伤　头皮撕脱伤是最严重的头皮损伤，因头皮受到强力牵拉，大块头皮自帽状腱膜下层连同颅骨骨膜被撕脱或整个头皮甚至连额肌、颞肌和骨膜一并撕脱，使骨膜或颅骨外板暴露。因剧烈疼痛和大量失血常导致创伤性休克。

(二)护理评估

1. 健康状况　了解受伤的经过，评估患者有无暂时性意识障碍，有无其他部位损伤等，同时应了解现场急救情况。

2. 身体状况

(1)头皮血肿　①皮下血肿：位于皮肤层和帽状腱膜之间，因皮肤借纤维隔与帽状腱膜紧密连接，血肿不易扩散，范围较局限，张力高，边缘隆起，中央凹陷，压痛明显，易误诊为凹陷性骨折。②帽状腱膜下血肿：位于帽状腱膜和颅骨膜之间，常因斜向暴力使头皮发生剧烈滑动，撕裂该层间的血管所致。该处组织松弛，出血易扩散，可蔓延至全头部，波动感明显，失血量多。③骨膜下血肿：位于颅骨膜和颅骨外板之间，常由颅骨骨折引起，因颅骨膜在骨缝处紧密连接，血肿以骨缝为界，局限于某一颅骨范围内，张力较高。

(2)头皮裂伤　伤口大小、深度不一，创缘多不规则，可有组织缺损，出血量大，不易自行停止，严重者可伴有休克。

(3)头皮撕脱伤　头皮缺失，颅骨外露，剧烈疼痛和大量出血可导致休克。

3. 辅助检查　单纯头皮损伤的诊断一般不难，要注意检查有无颅骨骨折、颅脑损伤和休克等，必要时做 X 线、CT、MRI 等检查。

4. 心理-社会状况　由于头皮损伤出血多，常引起患者紧张，焦虑。因此，了解患者情绪变化和对疾病的认知程度。

5. 处理原则

(1)头皮血肿　小血肿无须特殊处理，1～2 周可自行吸收，伤后给予冷敷以减少出血和疼痛，24 小时后改用热敷以促进血液吸收，忌用力揉搓；血肿较大时，在无菌操作下穿刺抽血后加压包扎。同时，应警惕合并颅骨损伤和脑损伤的可能。

(2)头皮裂伤　现场急救时加压包扎止血，及早进行清创缝合，清创缝合时间可放宽至 24 小时(因头皮血供丰富)。注射破伤风抗毒素，应用抗生素预防感染。

(3)头皮撕脱伤　用无菌敷料覆盖创面，加压包扎止血，同时给予破伤风抗毒素、抗生素和止痛药。完全撕脱的头皮不做任何处理，用无菌敷料包裹，采用干燥冷藏法随患者一起送至医院。不完全撕脱者，争取在伤后 6～8h 内清创后行头皮再植；无法再植者，做全厚或中厚皮片植皮，术后加压包扎。及时止血和补充血容量，防治休克。

(三)常见护理诊断/问题

1. 焦虑和恐惧　与头皮损伤和出血有关。

2. 有感染的危险　与头皮损伤有关。

(四)护理措施

1. 病情观察　密切监测血压、脉搏、呼吸、尿量和神志变化，注意有无休克和脑损伤的发生。

2. 伤口护理　观察创面有无渗血，有无皮瓣坏死和感染，保持敷料清洁和干燥。头皮撕脱伤者，患者需日夜端坐，为了保证植皮存活，植皮区不能受压。

3. 预防感染　严格无菌操作规程，观察有无全身和局部感染的表现，常规应用抗生素。

4. 疼痛护理　必要时给予镇静剂和镇痛剂，但对合并脑损伤者禁用吗啡类药物。

5. 心理护理　给予精神和心理上的支持，鼓励患者，消除患者紧张、恐惧的心理。

二、颅骨骨折患者的护理

颅骨骨折(skull injury)是指颅骨受暴力作用致颅骨结构改变，常合并脑损伤。按骨折部位分为颅盖骨折和颅底骨折；按骨折与外界是否相通分为开放性骨折和闭合性骨折；按骨折形态可分为线形骨折和凹陷型骨折。

(一)护理评估

1. 健康状况　了解受伤经过，如暴力的性质、大小、方向和着力点及患者身体状况等，当时有无意识障碍、口鼻流血流液等情况，了解有无其他合并伤及其他疾病。

2. 身体状况

(1)颅盖骨折　①线性骨折：局部压痛、肿胀，可伴有头皮血肿、头皮裂伤等，应警惕合并脑损伤和颅内血肿。确诊主要依靠X线和CT检查。②凹陷性骨折：局部可扪及颅骨凹陷。若骨折位于脑重要功能区，可出现偏瘫、失语、癫痫等神经系统定位病症。

(2)颅底骨折　多因间接暴力作用于颅底所致，常为线性骨折。依骨折部位分为颅前窝、颅中窝和颅后窝骨折。颅底部的硬脑膜与颅骨贴附紧密，故颅底骨折时易撕裂硬脑膜，产生脑脊液外漏而成为开放性骨折。颅前窝、颅中窝和颅后窝骨折，其临床表现见表5-3。

表5-3　颅底骨折的临床表现

骨折部位	脑脊液漏	瘀斑部位	可能累及的脑神经
颅前窝	鼻漏	眶周、球结膜下（“熊猫眼”征）	Ⅰ～Ⅱ
颅中窝	鼻漏或耳漏	乳突区（Battle征）	Ⅶ～Ⅷ
颅后窝	无	乳突部、咽后壁	Ⅸ～Ⅻ

3. 辅助检查　X线可帮助了解骨折片陷入的深度和有无合并脑损伤，但对颅底骨折的诊断意义不大。CT可确定有无颅底骨折，并有助于脑损伤的诊断。

4. 心理-社会状况　患者常因头部损伤而表现焦虑、恐惧等心理反应，对伤后的恢复缺乏信心，了解患者的心理反应。同时了解患者的家属对疾病的认识和对患者的关心和支持程度。

5. 处理原则

(1)颅盖骨折　①单纯线性骨折：无须特殊处理，卧床休息，对症治疗如止痛、镇静，观察有无继发性脑损伤的发生。②凹陷性骨折：凹陷不深，范围不大者可等待观察。若凹陷骨折位于脑重要功能区表面，有脑受压症状或颅内压增高表现者，或凹陷直径＞5cm，或凹陷深度＞1cm，或开放性粉碎性凹陷骨折，应手术复位或摘除碎骨片。

(2)颅底骨折　本身无须特殊治疗，重点在于观察有无脑损伤和处理脑脊液漏、脑神经等合并伤。脑脊液漏多在1～2周内自行愈合，超过4周应手术修补硬脑膜。使用破伤风抗毒素(TAT)和抗生素预防感染，防止逆行颅内感染。

(二)常见护理诊断/问题

1. 知识缺乏　缺乏脑脊液外漏的护理知识。

2. 焦虑和恐惧　与颅脑损伤和担心治疗效果有关。

3. 潜在并发症　颅内压增高、颅内出血、感染等。

(三)护理措施

1. 观察病情　密切观察患者意识、瞳孔、生命体征、颅内压增高症状和肢体活动等情况，及时发现和处理并发症。

2. 明确诊断　协助患者做好辅助检查。

3. 脑脊液外漏的护理　①取头高位：床头抬高15°～30°，维持到脑脊液漏停止后5～7

天。其目的是借助重力作用，使脑组织移向颅底，贴附于硬脑膜漏孔处，使漏口粘连封闭。②保持外耳道、鼻腔、口腔清洁，及时用盐水、乙醇棉签清除外耳道、鼻前庭的血迹、污垢，防止脑脊液引流受阻而逆流，并于鼻孔前或外耳道口松松地放置干棉球，随湿随换，24 小时计算棉球数，估计脑脊液外漏量，并做好记录。③严禁从鼻腔吸痰和放置胃管，禁止耳鼻滴药、冲洗和堵塞，禁忌腰穿。④避免用力咳嗽、打喷嚏、擤鼻涕和用力排便，以免导致气颅或脑脊液逆流。⑤观察有无颅内感染的迹象，如体温、脑膜刺激征等。⑥按医嘱应用抗生素和破伤风抗毒素（TAT）。

4. 心理护理　指导患者正确面对损伤，调整心态，配合治疗。

5. 健康指导　告知颅骨缺损患者如何保护头颅，嘱咐其可在第一次手术切口愈合后 3～6 个月做颅骨成形术。

三、脑损伤患者的护理

脑损伤（brain injury）是指脑膜、脑组织、脑血管和脑神经的损伤。

（一）病因、分类和发病机制

1. 根据伤后脑组织是否与外界相通分为开放性和闭合性脑损伤

开放性脑损伤多为锐器或火器伤，常伴头皮破裂、颅骨骨折和脑膜破裂；闭合性脑损伤多为钝器伤或间接暴力所致，脑膜完整。

2. 根据暴力作用于头部的方式分为直接损伤、间接损伤和旋转损伤

直接损伤是外力导致颅骨变形，并使头颅产生加速或减速运动，亦可使头颅产生直线性或旋转性运动，使脑组织受到压迫、牵拉、滑动和负压吸附等多种应力产生的损伤。①加速性损伤：运动的物体撞击静止头部，使头部呈加速运动时产生的脑损伤。②减速性损伤：运动的头部撞击静止物体，使头部运动突然停止时产生的脑损伤。③挤压伤：两个相反方向的暴力同时作用于头部，造成整个颅骨变形，颅内压急剧上升而产生的脑损伤。

间接损伤是暴力作用于身体其他部位，然后传导至头部造成的脑损伤。①传递性损伤：外力通过下肢、脊柱传递至颅底发生的损伤，如坠落时，双足或臀部着地。②挥鞭样损伤：外力作用于躯干，引起躯干急骤运动，头部运动落后于躯干，使头部发生过屈或过伸如挥鞭样运动造成的脑干和脊髓损伤。③创伤性窒息：胸腹部受猛烈挤压时，胸腹腔压力骤升，上腔静脉血逆流，引起脑、头面部毛细血管破裂。

旋转损伤是外力作用方向没有通过头部轴心，使头颅沿其他轴线做旋转运动，颅底蝶骨嵴、大脑镰、小脑幕的锐利边缘等导致脑损伤。通常将受力侧的脑损伤称为冲击伤，其对侧损伤称为对冲伤。

3. 根据损伤病理改变分为原发性和继发性脑损伤两种

原发性脑损伤是指暴力作用头部后立即发生的脑损伤，包括脑震荡（cerebral concussion）和脑挫裂伤（cerebral contusion and laceration）；继发性脑损伤是指受伤一段时间后出现的脑受损病变，包括脑水肿和颅内血肿等。

（二）护理评估

1. 健康状况　详细了解受伤经过，如暴力性质、大小、方向、速度和身体状况，有无意识障碍以及意识障碍的程度和持续时间，有无中间清醒期、逆行性遗忘，有无恶心、呕吐、头痛等症状，有无口鼻耳流血和脑脊液外漏。了解急救情况和既往健康状况。

2. 身体状况

(1)脑震荡　为一过性脑功能障碍，无肉眼可见的神经病理改变。表现为伤后立即出现的短暂意识障碍，一般不超过30分钟；同时出现皮肤苍白、出汗、血压下降、生理反射迟钝等；清醒后不能回忆损伤前及当时情况，称逆行性遗忘；常伴有头痛、头晕、恶心、呕吐等症状；神经系统检查无阳性体征，脑脊液检查无明显改变，CT检查无阳性发现。

(2)脑挫裂伤　脑挫裂伤为脑实质性损伤，包括脑挫伤和脑裂伤，两者常并存。表现为：①意识障碍：伤后立即出现，意识障碍程度与持续时间与损伤程度和范围相关，昏迷时间常超过30分钟，昏迷持续时间越长，伤情越重。②局灶症状和体征：依损伤程度和部位而不同，如在功能区，立即出现相应症状和体征，如失语、偏瘫、锥体束征等。③头痛、呕吐：与颅内压增高、自主神经功能紊乱或蛛网膜下腔出血相关。若有蛛网膜下腔出血，还可出现脑膜刺激征，脑脊液检查有红细胞。④颅内压增高与脑疝：因继发性脑水肿和颅内血肿所致，表现为颅内压增高"三主征"、意识障碍和瞳孔改变等。⑤生命体征紊乱：由颅内压增高、脑疝或脑干损伤所致，表现为呼吸节律紊乱、心率和血压明显波动，中枢性高热等。

原发性脑干损伤是脑挫裂伤中最严重的特殊类型，脑干是呼吸循环中枢所在部位，伤后早期会出现严重的生命体征紊乱。由于网状上行激活系统受损，患者昏迷深而持久。上下行神经传导束都经过脑干，伤后会出现双侧锥体束征阳性，甚至出现去脑强直。第3对至第12对脑神经核团位于脑干，脑干伤后会引起所属脑神经的临床症状和体征。

(3)颅内血肿　按血肿部位不同可分为硬脑膜外血肿、硬脑膜下血肿和脑内血肿三种类型。按发病时间不同可分为急性(3日内)、亚急性(3日～3周)和慢性(3周以上)血肿三种类型。因血肿压迫脑组织，引起占位性病灶症状和体征及颅内压增高等，可导致脑疝危及生命。

①急性硬脑膜外血肿：临床症状取决于血肿的大小、出血速度和部位。除颅内压增高征象外，常因血肿挤压脑组织导致颞叶钩回疝。典型病例意识状态改变有"中间清醒期"，即昏迷-清醒-再昏迷；患侧瞳孔进行性散大，对光反射迟钝或消失；对侧肢体瘫痪以及生命体征变化。

②硬脑膜下血肿：急性硬脑膜下血肿，多见于额颞部，患者昏迷时间较长，常无"中间清醒期"；颅内压增高症状明显，脑疝出现迅速；慢性硬脑膜下血肿，好发于老年人，因致伤力小，出血缓慢，临床症状常不典型，通常表现为头痛、呕吐、神经定位体征或精神症状。

③脑内血肿：多见于额颞部，脑内血肿的临床症状和体征与硬脑膜下血肿相近，神经系统定位症状和体征表现更为突出。

3. 辅助检查

(1)影像学检查　CT检查是首选项目，脑震荡常无异常改变；CT可显示脑挫裂伤的部位、范围，脑水肿程度和有无脑室受压及中线结构移位等，可明确定位颅内血肿，并计算出血量，对开放性脑损伤可了解伤道、碎骨片和异物位置等。

(2)脑脊液检查　脑挫裂伤时，脑脊液常有红细胞。

4. 心理-社会状况

了解患者及其家属，对颅脑损伤及其功能恢复的心理反应，了解家属对患者的关心程度和支持能力。

5. 处理原则

(1)脑震荡　一般卧床休息1～2周,可适当给予止痛、镇静等药物对症处理,可完全恢复。对于伤后超过半年,遗留所谓"脑震荡综合征"者,需加强心理护理。

(2)脑挫裂伤　局限性脑挫裂伤给予止血、脱水、补液及一些对症处理。重度脑挫裂伤患者治疗原则如下。

①保持呼吸道畅通:对严重脑损伤者,行气管切开或气管内插管辅助呼吸。

②防治脑水肿:是治疗脑挫裂伤的关键。用脱水剂、利尿剂、激素、过度换气和吸氧等对抗脑水肿和降低颅内压,并严格限制入水量,必要时应用冬眠低温治疗。

③防治高热:对于中枢性高热患者,采用物理或药物降温,如冬眠合剂、全身冰毯机等。

④防治癫痫:对于严重脑挫裂伤和伤后癫痫患者,应用抗癫痫药物。

⑤清创、减压:对开放性脑损伤应及早进行清创;重度脑挫裂伤,出现脑疝迹象时,应行减压术或局部病灶清除术。

⑥营养支持:维持水、电解质和酸碱平衡。

⑦预防并发症:特别要重视预防和治疗呼吸道感染、消化道出血、泌尿系统感染、颅内感染以及压疮等。

⑧促进脑功能恢复:应用神经营养药物和高压氧治疗等。

⑨严密观察病情:定期观测呼吸、脉搏、血压、意识、瞳孔、肢体活动,及时发现并处理颅内压增高和脑疝等并发症。

(3)颅内血肿　对急性颅内血肿,一经确诊应立即手术清除血肿;对慢性硬膜下血肿,多采用颅骨钻孔引流术。

(三)常见护理诊断/问题

1. 意识障碍　与脑损伤、颅内压增高有关。

2. 清理呼吸道无效　与意识障碍有关。

3. 营养失调　与呕吐、长期不能进食有关。

4. 焦虑和恐惧　与脑损伤和担心治疗效果有关。

5. 潜在并发症　颅内压增高、脑疝、癫痫、感染、压疮、失用综合征等。

(四)护理目标

1. 患者意识逐渐恢复,能够进行有效语言沟通。

2. 患者呼吸道畅通,无缺氧征象。

3. 患者营养状况得到改善,体液平衡得到维持。

4. 患者情绪稳定,能配合治疗和护理,遵从用药指导。

5. 患者未发生并发症或发生并发症后能够被及时发现和处理。

(五)护理措施

1. 现场急救

(1)保持呼吸道畅通　颅脑损伤患者常有不同程度的意识障碍,正常咳嗽反射和吞咽功能减弱或丧失,呼吸道分泌物不能有效咳出,脑脊液漏液、呕吐物等可引起误吸;舌根后坠可引起窒息。因此,应将患者侧卧,尽快清除口咽部血块、呕吐物和分泌物;昏迷者置口咽通气管，必要时行气管切开或人工辅助呼吸。

(2)妥善处理伤口 开放性颅脑损伤应剪短伤口周围头发，并消毒，伤口局部不冲洗、不用药；外露的脑组织周围用消毒纱布卷架空保护，外加干纱布适当包扎，避免局部受压；尽早应用抗生素和破伤风抗毒素预防感染。

(3)防治休克 有休克征象出现时，应平卧、保暖、补充血容量等，同时协助医生查明有无颅脑以外其他部位损伤。

(4)做好护理记录 准确记录受伤经过、急救处理经过以及生命体征、意识、瞳孔、肢体活动等情况，为进一步治疗提供依据。

2. 病情观察

病情动态观察是鉴别原发性与继发性脑损伤的重要手段。每 15～30min 观察记录一次，病情稳定后可适当延长。

(1)意识状态 可反映大脑皮层和脑干结构的功能状态，意识障碍的程度可反映脑损伤的轻重。意识障碍出现的迟早和有无加重，可作为区别原发性和继发性脑损伤的重要依据。对意识障碍程度的分级有两种：①意识障碍分级法，分为清醒、模糊、浅昏迷、昏迷和深昏迷五级(表 5-4)。②Glasgow 昏迷评分法，分别对患者的睁眼、言语、运动三方面的反应进行评分，最高分为 15 分，最低分为 3 分，8 分以下为昏迷，分数越低表明意识障碍越严重。

表 5-4 意识状态的分级

意识状态	语言刺激反应	痛刺激反应	生理反应	大小便自理	配合检查
清醒	灵敏	灵敏	正常	能	能
模糊	迟钝	不灵敏	正常	有时不能	尚能
浅昏迷	无	迟钝	正常	不能	不能
昏迷	无	无防御	减弱	不能	不能
深昏迷	无	无	无	不能	不能

(2)瞳孔 瞳孔变化可因动眼神经、视神经和脑损伤引起。密切观察患者瞳孔大小、形态、对光反射、眼裂大小、眼球位置和活动情况，注意两侧对比。正常瞳孔等大、等圆、直径 3～4mm、直接和间接对光反射灵敏。伤后一侧瞳孔散大、对侧肢体瘫痪，提示脑受压或脑疝；双侧瞳孔散大、对光反应消失、眼球固定，多为原发性脑干损伤或临终状态；双侧瞳孔缩小，对光反应迟钝，可能为脑桥损伤或蛛网膜下腔出血；双侧瞳孔大小多变，对光反射消失伴眼球分离，提示中脑损伤。有无间接对光反射可鉴定视神经损伤与动眼神经损伤。某些药物、中毒可影响瞳孔变化，吗啡、氯丙嗪使瞳孔缩小；阿托品、麻黄碱使瞳孔散大。

(3)生命体征 伤后可出现生命体征紊乱，为避免患者躁动影响测量结果的准确性，可先测呼吸，再测脉搏，最后测血压。因组织创伤反应可出现中度发热；若累及脑干，可出现体温不升或中枢性高热；伤后数日后体温升高，常提示有感染存在。注意呼吸、脉率、血压和脉压的变化，及时发现颅内血肿和脑疝。

(4)神经系统体征 原发性脑损伤引起的局灶症状，伤后立即出现，不再继续加重；继发性脑损伤的症状，在伤后逐渐出现，多呈进行性加重。

(5)其他　剧烈头痛、频繁呕吐,标志着颅内压急剧升高,可能是脑疝的先兆,尤其是躁动时血压升高,脉搏无相应加快,可能已有脑疝存在。

(6)CT 和颅内压监测　①CT 监测:可发现早期脑水肿和迟发性颅内血肿。②颅内压监测:用颅内压监护仪连续观察和记录患者颅内压的动态变化。

3. 一般护理　参见颅内压增高患者的护理相关内容。

4. 避免颅内压突然升高　保持呼吸道、大便通畅,控制咳嗽、癫痫发作等,以免诱发脑疝。

5. 对症护理　参见颅内压增高患者的护理相关内容。

颅脑损伤患者的监测技术

对颅脑损伤的认识已由患者体征变化的推测到根据伤后患者的病理生理和生化改变来指导治疗,这是颅脑损伤治疗逐渐进展和深入的过程。近年来,在颅脑损伤患者救治过程中,应用的颅脑监测技术主要包括颅内压、脑灌注压、脑血流、脑组织氧分压、脑组织温度和微透析技术监测等。各种监测技术均有各自的优缺点,如能综合运用,相互补充,对临床治疗更有指导的价值。

来源:《神经外科学》,人民卫生出版社

6. 并发症护理

(1)颅内压增高和脑疝护理　参见颅内压增高患者的护理相关内容。

(2)外伤性癫痫护理　伤后应注意有无癫痫症状,一旦发生应立即报告医生,并注意防止意外损伤;按医嘱给予抗癫痫药物,如地西泮,苯妥英钠等,癫痫完全控制后,继续服药 1～2 年,逐渐减量后才能停药,突然停药可使癫痫再发。

(3)应激性溃疡护理　严重颅脑损伤及激素应用可诱发急性胃肠黏膜病变。以预防为主,观察有无呕血、便血,一旦出现立即报告医生,暂禁食、吸氧,按医嘱补充血容量,停用激素,应用西咪替丁等药物。

7. 心理护理　鼓励患者或家属说出心理感受,帮助其接受疾病带来的改变,指导患者学习康复知识与技能。

8. 健康指导

(1)心理指导　鼓励和指导患者尽早自理生活,对恢复过程中出现的头晕、头痛、记忆力减退给予适当解释和安慰,鼓励患者树立正确的人生观,克服悲观消极情绪,树立战胜疾病的信心。

(2)加强安全意识教育　遵守交通规则,防止意外创伤;外伤性癫痫患者,应按时服药,不可单独外出、登高、游泳等,防止意外伤害。

(3)康复训练　脑外伤遗留的语言、运动和智力障碍,伤后 1～2 年内有部分恢复的可能,制订康复计划,进行功能训练,尽可能改善患者的生活自理能力和社会适应能力。

(六)护理评价

1. 患者意识状态是否逐渐恢复,生活需要是否得到满足。

2. 患者呼吸道是否通畅,呼吸是否平稳,有无缺氧征象。

3. 患者营养状态如何，营养供给是否得到保证。

4. 患者是否正确对待损伤所致的反应。

5. 患者的并发症是否发生或发生后是否被及时发现和处理。

（叶国英　庄一新）

第九节　脑脓肿患者的护理

学习目标

1. 掌握脑脓肿患者的护理评估和护理措施。
2. 熟悉脑脓肿的病因和治疗原则。
3. 运用所学知识能评估脑脓肿患者病情的异常变化，能及时采取护理措施。

脑脓肿(intracerebral abscess)是细菌侵入脑组织引起化脓性炎症，并形成局限性脓肿。

（一）病因

1. 耳源性脑脓肿　最多见，约占脑脓肿的48％，常继发于慢性化脓性中耳炎或乳突炎。多数位于同侧颞部，部分发生于同侧小脑半球，多为单发脓肿。

2. 血源性脑脓肿　约占脑脓肿的30％，脓毒血症或身体其他部位的化脓性感染病灶中致病菌经血液循环进入脑组织，常为多发脓肿。

3. 其他　鼻源性、外伤性、医源性和原因不明的隐源性脑脓肿。

（二）病理

病理过程分为三期：①急性脑炎期；②化脓期；③包膜形成期。包膜形成的时间取决于细菌的毒力和机体的防御能力，一般在10～14天初步形成，3～8周趋于完善。脑脓肿常伴发局限性浆液性脑膜炎和局限性蛛网膜炎，脑表面与脑膜粘连，逐渐扩大的脓腔和周围脑组织水肿，可引起颅内压增高，甚至脑疝。脓腔壁较薄时，可突发破裂，造成急性化脓性脑膜炎或脑室炎。

（三）护理评估

1. 健康状况　详细询问病史，多数患者有近期感染史，如慢性中耳炎或副鼻窦炎的急性发作史，身体其他部位的化脓性感染或有颅脑外伤史等。

2. 身体状况

(1)病变早期　病变早期表现为脑炎、脑膜炎和全身中毒症状，如畏寒、发热、头痛、呕吐、颈项强直等症状与体征。

(2)脓肿形成后　脑脓肿为占位性病变，可导致颅内压增高，严重者可引起脑疝；因脑脓肿导致脑组织的破坏和脓肿的压迫，常产生局灶性症状，如额叶脓肿，常有精神和性格改变，记忆力减退、局部或全身性癫痫等；颞叶脓肿可出现中枢性面瘫，同侧偏盲或感觉性失语等；小脑半球脓肿，可出现共济失调，水平性眼球震颤等症状。脓肿破裂可引起急性化脓性脑膜炎或脑室炎，表现为突发性高热、昏迷、全身抽搐、角弓反张，甚至死亡。

3. 辅助检查

(1)实验室检查　血常规检查呈炎症改变。疾病早期，脑脊液检查显示白细胞数明显增多，糖和氯化物含量正常或降低；脓肿形成后，脑脊液压力明显增高，白细胞数可正常或略升高，糖和氯化物含量正常，蛋白含量增高；若脓肿破裂，脑脊液白细胞数增多，甚至呈脓性。

(2)CT、MRI　是诊断的主要手段，可确定脓肿部位、大小、数目和脑室受压情况。

4. 心理-社会状况　评估患者及其家属的心理状况，了解患者有无焦虑和恐惧心理，以及对疾病的认知程度，了解家属对患者的关心和支持程度。

5. 处理原则

(1)抗感染治疗　应用高效广谱抗生素控制感染，直至感染症状完全消除。

(2)降低颅内压　给脱水剂等，以缓解颅内压升高和预防脑疝发生。

(3)手术治疗　适用于已形成包膜的脑脓肿，包括穿刺抽脓、脓肿引流术和脓肿切除术。

(四)护理诊断/问题

1. 体温过高　与颅内感染有关。

2. 潜在并发症　颅内压增高、脑疝等。

(五)护理措施

1. 病情观察　观察患者意识、瞳孔、生命体征等，发现异常及时通知医师。

2. 控制感染　按医嘱使用抗生素，体温正常，血常规和脑脊液正常可停药。

3. 防止意外发生　避免咳嗽、打喷嚏、用力排便等颅内压增高因素，防止颅内压骤升；癫痫和共济失调的患者应注意安全。

4. 加强营养及增强抵抗力　适当补充蛋白质和维生素，维持水、电解质和酸碱平衡，必要时输入高营养液、血液或血浆。

5. 引流管的护理　①引流管置于脓腔中心，引流高度至少低于脓腔30cm。②保持引流管固定和通畅。③严格无菌操作。④术后24h才能进行脓腔冲洗，可避免颅内感染扩散，冲洗时先用生理盐水缓慢注入腔内，再轻轻抽出，注意不可加压。冲洗后注入抗生素，然后夹闭引流管2～4h。⑤脓腔闭合后及时拔管。

6. 心理护理　向患者解释和说明疾病相关的问题，给予心理支持。

7. 健康指导　及时治疗中耳炎、鼻窦炎等各种感染，加强营养，增强抵抗力，防止并发症的发生。指导脑功能的康复训练，加强运动和语言等功能的康复训练。出院后病情随访，出现颅内压增高症状时，及时复诊。

（叶国英）

第十节　颅内和椎管内肿瘤患者的护理

学习目标

1. 掌握颅内和椎管内肿瘤患者的护理评估和护理措施。
2. 熟悉颅内肿瘤的病因和治疗原则。
3. 了解颅内肿瘤和椎管内肿瘤的分类。
4. 运用所学知识能评估颅内肿瘤患者病情的异常变化，能及时采取护理措施。

一、颅内肿瘤患者的护理

颅内肿瘤(intracranial tumors)是指颅内占位性新生物，分原发性和继发性两类。原发性颅内肿瘤是指起源于脑组织、脑血管、脑垂体、松果体、颅神经和脑膜等组织的肿瘤。可发生于任何年龄，以20～50岁多见。成年患者多为神经上皮组织肿瘤，以星形细胞瘤最多见，其次为脑膜瘤和垂体瘤等；发病部位以大脑半球最多，其次为鞍区、脑桥小脑角。儿童颅内肿瘤约占全身肿瘤的7%，发病率仅次于白血病，以后颅窝和中线部位肿瘤为多，如髓母细胞瘤和颅咽管瘤等。继发性颅内肿瘤是指身体其他部位恶性肿瘤转移或侵入颅内的肿瘤。

(一)病因和分类

病因目前尚不清楚，主要有遗传因素、物理和化学因素和生物因素等。颅内肿瘤的分类方法多样。目前国内多使用北京神经外科研究所的分类：①神经上皮组织肿瘤：包括星形细胞瘤、少突胶质细胞瘤、室管膜肿瘤、脉络丛肿瘤、松果体肿瘤、胶质母细胞瘤、髓母细胞瘤。②脑膜肿瘤：包括各类脑膜瘤、脑膜肉瘤。③神经鞘细胞肿瘤：包括良性、恶性神经鞘瘤，良性、恶性神经纤维瘤。④垂体前叶肿瘤：包括嫌色性腺瘤、嗜酸性腺瘤、嗜碱性腺瘤、混合性腺瘤。⑤先天性肿瘤：包括颅咽管瘤、上皮样囊肿、畸胎瘤、神经错构瘤等。⑥血管性肿瘤：血管网状细胞瘤、血管网状细胞瘤。⑦转移性肿瘤。⑧邻近组织侵入性肿瘤：如软骨和软骨肉瘤、鼻咽癌、中耳癌、颈静脉球瘤等侵入颅内的肿瘤。⑨未分类肿瘤。

(二)护理评估

1. 健康状况　详细询问病史、有无脑肿瘤家族史、有无接触化学、物理和生物致癌因素等其他病史。

2. 身体状况

(1)颅内压增高　约90%的患者可出现颅内压增高症状和体征。常呈慢性、进行性发展，包括头痛、呕吐和视神经盘水肿，还可出现视力减退、黑蒙、复视、头晕、意识障碍等，严重者可出现脑疝。

(2)局灶症状和体征　局灶症状和体征是由于肿瘤刺激、压迫或破坏脑组织或脑神经，使其功能受到损害的结果。不同部位的肿瘤所产生的局灶症状和体征是不同的，如中央前回肿瘤出现中枢性瘫痪和癫痫发作，额叶前部肿瘤出现精神障碍，额叶后部肿瘤可有对颜面、上下肢的全瘫或轻瘫，顶叶肿瘤主要表现为感觉功能障碍，颞叶肿瘤可出现某些幻觉，枕叶肿瘤可出现视力障碍，语言中枢肿瘤可出现运动性失语或感觉性失语，听神经鞘瘤可产生听力和前庭功能障碍，鞍区肿瘤出现垂体功能低下或亢进，松果体区肿瘤出现性早熟，脑干肿瘤出现交叉性瘫痪，小脑肿瘤可引起一系列共济失调性运动障碍等。首发症状和体征常表明脑组织最先受损的部位，有定位诊断意义。

3. 辅助检查 CT 或 MRI 是诊断颅内肿瘤的首选方法，能明确诊断，且能确定肿瘤的位置、大小、肿瘤的周围组织情况。发现垂体腺瘤，还需做内分泌激素的测定。

4. 心理-社会状况 评估患者及其家属的心理状况，了解患者有无焦虑、恐惧、悲伤、绝望的心理，有无自杀动机和行为，了解患者及其家属对疾病和手术治疗的认知程度，了解家属对患者的关心程度和支持能力。

5. 处理原则

(1)降低颅内压 缓解症状以争取治疗时间，包括脱水治疗、激素治疗、脑脊液外引流等。降低颅内压的根本方法是切除肿瘤。

(2)手术治疗 是最直接、最有效的方法，包括肿瘤切除术、内减压术、外减压术和脑脊液分流术等。

(3)放疗 适用于位于重要功能区或深部等不宜手术的肿瘤，全身情况差不宜手术者和对放疗较敏感的肿瘤，分为内照射和外照射两种。

(4)化疗 应选择容易通过血-脑屏障，无中枢神经毒性的药物，注意防止颅内压增高、肿瘤坏死出血和骨髓抑制等副作用的发生。

(5)其他治疗 如免疫治疗、中医药治疗和基因药物治疗等。

γ-刀聚焦治疗的原理

γ-刀治疗是利用 γ 射线几何学聚焦原理，在精准的三维立体定向仪的辅助下，将规划好的大剂量射线在短时间内经准直器集中投射到颅内预选的靶目标上，一次性、致死性的摧毁靶点内的组织或病变，给局部组织或病变造成永久性、不可恢复的损伤和死亡而达到治疗疾病的目的。经准直器各小孔通过的极细的 γ 射线束不会对颅内血管、脑神经和细胞造成损伤，其治疗照射范围与正常组织界限非常明显，边缘如刀割一样，人们形象地称之为“伽马刀”。

来源：《神经外科学》，人民卫生出版社

(三)常见护理诊断/问题

1. 自理缺陷 与肿瘤压迫及开颅手术有关。

2. 营养失调 与呕吐、食欲下降、放疗、化疗有关。

3. 焦虑和恐惧和预感性悲哀 与肿瘤诊断和担心疗效有关。

4. 潜在并发症 颅内压增高、脑疝、癫痫、感染等。

(四)护理措施

1. 一般护理

(1)体位　采取头高足低位,有利于头面部静脉回流,减轻脑水肿。

(2)营养支持　采取均衡饮食,保证足够的蛋白质和维生素的摄入,无法进食者采用鼻饲或胃肠外营养,维持患者水、电解质和酸碱平衡。

(3)保持呼吸道畅通　及时清理口鼻腔呕吐物和分泌物,必要时行气管切开;定时协助患者翻身、拍背,必要时雾化吸入,防止肺部感染。

(4)癫痫发作的护理　癫痫发作时,易造成损伤,应限制患者活动范围,保护患者安全,及时应用抗癫痫药物。

(5)加强生活护理　给予患者生活上的照顾,保持安静、舒适的环境,保证足够的休息和睡眠;下床活动时,注意安全,防止意外伤害发生;加强皮肤护理,防止压疮发生;语言、听力、视力障碍的患者应注意与患者交流,了解患者的意图,满足患者的生理需要。

(6)心理护理　给予患者心理支持,使患者和家属能面对现实,耐心倾听患者诉说,减轻患者的心理压力;告知患者可能采用的治疗计划及应如何配合,帮助家属学会照顾患者的方法。

2. 术前护理　除了术前常规准备外,强调:①消除引起颅内压增高的因素,及时施行降低颅内压的措施。②剃去头发并消毒,做好皮肤准备。③术前应用阿托品,以减少呼吸道分泌和抑制迷走神经。

3. 术后护理

(1)一般护理

①体位:全麻未醒患者,取侧卧位;意识清醒、血压平稳者取头高足低位;幕上开颅术后取卧向健侧,幕下开颅术后早期取无枕侧卧或侧俯卧位;体积较大肿瘤切除术后24h内术区应保持高位。

②病情观察:观察患者意识、瞳孔、生命体征、肢体活动状况,尤其注意颅内压增高症状的评估。

③营养支持和输液:一般颅脑手术后,次日即可进流质,第2～3天给半流饮食,以后逐渐过渡至普通饮食。较大的颅脑手术或全麻术后伴恶心呕吐或消化道功能紊乱者,应禁食1～2日。颅后窝手术或听神经瘤手术后应禁食水,采用鼻饲供给营养,待吞咽功能恢复后逐渐练习进食。昏迷患者经鼻饲供给营养,必要时应用全胃肠外营养。颅脑手术后均有脑水肿反应,应适当控制输液量,每日以1500～2000mL为宜。定期监测电解质、血气分析、记录24h液体出入水量,维持水、电解质和酸碱平衡。

④保持呼吸道畅通、吸氧,定时协助患者翻身、拍背,必要时给予雾化吸入。

⑤疼痛护理:了解头痛的原因、性质和程度。切口疼痛多发生于24h内,一般止痛剂可奏效。颅内压增高性头痛,多发生在术后2～4日脑水肿高峰期,应给予脱水剂和激素等降低颅内压。

⑥引流管的护理:观察引流管是否牢固和有效,观察引流液量、颜色和性状,不可随意放低或抬高引流瓶,3～4天后血性脑脊液已转清,拔除引流管。

⑦遵医嘱给予抗癫痫药物和抗生素。

⑧加强生活护理：注意口腔卫生，帮助患者排便、排尿，训练定时排便功能，保持会阴部清洁。注意与患者沟通，了解并满足其生活需要。帮助家属学会对患者的照顾方法和技巧。

(2)并发症的预防和护理　①颅内出血：是脑手术后最危险的并发症，多发生在术后1～2日，常表现为意识障碍和颅内压增高或脑疝征象，及时报告医师并做好再次手术的准备。②感染：切口感染，常发生于术后3～5日，表现为伤口疼痛、红肿、压痛和皮下积液。肺部感染常发生于术后一周左右，防治措施包括严格无菌操作，加强营养和基础护理以及使用抗生素等。③中枢性高热：下丘脑、脑干部位病变可引起中枢性高热，多出现于术后12～48h内，体温高达40℃以上，一般物理降温效果较差，需采用冬眠低温疗法。④其他：包括尿崩症、胃出血、顽固性呃逆、癫痫发作等，应注意观察，及时发现和处理。

(3)做好化疗、放疗的护理。

(4)健康指导　向患者指出放疗和化疗可能出现的副反应，让患者做好心理准备，鼓励患者尽快适应社会和自身形象的改变。指导患者功能锻炼，包括肢体训练、语言训练和记忆力恢复训练。教会患者家属对患者的护理方法，尽可能提高患者的生活质量。

二、椎管内肿瘤

椎管内肿瘤(intraspinal tumor)又称脊髓肿瘤，指发生于脊髓本身和椎管内与脊髓邻近组织的原发性或转移性肿瘤，可发生于任何年龄，以20～50岁多见，男性多于女性。胸段最多见，其次为颈段和腰段。

根据肿瘤与脊髓、脊膜的关系可分为硬脊膜外肿瘤、硬脊膜下肿瘤和髓内肿瘤三大类。以硬脊膜下肿瘤多见，占65%～70%，主要病理类型是神经鞘瘤和脊膜瘤。硬脊膜外肿瘤约占25%，主要病理类型是神经鞘瘤、脊膜瘤、血管瘤、脂肪瘤和转移瘤等。髓内肿瘤少见，占5%～10%，病理类型有室管膜瘤、星形细胞瘤和胶质母细胞瘤等。

(一)护理评估

1. 健康状况　详细询问病史、家族史，有无接触化学、物理和生物致癌因素等病史。

2. 身体状况　随着肿瘤增大，肿瘤进行性压迫而损害脊髓和神经根，临床上分为三期：①刺激期：瘤体较小，主要表现为神经根痛，疼痛部位固定且沿神经根分布区域扩散，咳嗽、用力、屏气、排便时加重，部分患者可出现夜间痛和平卧痛，为椎管内肿瘤特征性表现之一。②脊髓部分受压期：肿瘤增大直接压迫脊髓，出现传导束受压症状，表现为受压平面以下肢体运动和感觉障碍。③脊髓瘫痪期：脊髓功能因肿瘤长期压迫而完全丧失，表现为受压平面以下的运动，感觉和括约肌功能完全丧失，并可出现皮肤营养不良征象。

3. 辅助检查　脑脊液检查蛋白含量增高，细胞数正常，称为蛋白细胞分离现象，是重要的诊断依据。MRI是最有价值的检查方法。

4. 心理-社会状况　评估患者及其家属的心理状况，了解患者有无焦虑、恐惧、悲伤、绝望的心理，了解家属对患者的关心程度和支持能力。

5. 处理原则　手术切除肿瘤是目前唯一有效的治疗手段。良性肿瘤切除后，患者预后良好；恶性肿瘤切除后，做充分减压，辅以放疗，能使病情得到一定程度的缓解。

(二)护理诊断/问题

1. 有受伤危险　与感觉减退和运动功能障碍有关。

2. 潜在并发症　肺部感染、脊髓血肿、脊髓水肿、失用综合征等。

(三)护理措施

1. 一般护理

(1)卧硬板床,保持床单干燥、整洁、柔软,定时翻身,防止压疮发生。翻身时要呈直线,防止脊髓损伤。

(2)术后取俯卧位或侧卧位,必须使头部和脊柱的轴线保持一致,防止脊柱屈曲或扭转。

2. 观察病情　观察患者意识、瞳孔、生命体征、肢体活动状况,及时发现术后脊髓血肿和水肿征象等。

3. 呼吸道护理　及时清除呼吸道分泌物并保持通畅,防止肺部感染的发生。

4. 防止腹胀　术后常出现迟缓性胃肠麻痹,腹胀严重者可用肛管排气。

5. 防止大小便失禁或便秘和尿潴留　出现时应及时处理。

6. 防止意外伤害　因神经麻痹、瘫痪,患者对冷、热、疼痛感觉减退或消失和运动功能障碍等,应防止烫伤、冻伤和坠床等意外伤害。

7. 心理护理　给予患者心理支持,减轻患者的心理压力。告知患者可能采用的治疗计划及应如何配合,帮助家属学会对患者的照顾方法。

8. 加强生活护理　尽早进行功能锻炼,防止失用综合征的发生。

(叶国英　庄一新)

第十一节　颅内动脉瘤和动静脉畸形患者的护理

学习目标

1. 掌握颅内动脉瘤和动静脉畸形患者的护理评估和护理措施。
2. 熟悉颅内动脉瘤和动静脉畸形的病因和治疗原则。
3. 运用所学知识能评估颅内动脉瘤和动静脉畸形患者病情的异常变化,能及时采取护理措施。

一、颅内动脉瘤患者的护理

颅内动脉瘤(intracranial aneurysm)是颅内动脉壁的囊性膨出,是造成蛛网膜下腔出血的首位原因,在脑血管意外中,仅次于脑血栓和高血压,居第三位。好发于 40～60 岁人群,多位于大脑动脉环的前部和邻近的动脉主干上。

(一)病因和病理

发病原因不明,先天性缺陷学说认为动脉壁先天性平滑肌缺乏;后天性退变学说认为,颅内动脉粥样硬化和高血压,使动脉内弹力板破坏,逐渐膨出形成。另外,体内感染病灶脱落的栓子，侵蚀脑动脉壁可形成感染性动脉瘤，头部外伤也可导致动脉瘤的形成。颅内动脉瘤根据位置不同可分为两类：①约 90％颈内动脉系统动脉瘤，包括颈内动脉-后交通动脉瘤，前动脉-前交通动脉瘤，中动脉动脉瘤等；②约 10％椎基底动脉系统动脉瘤，包括椎动脉瘤，基底动脉瘤和大脑后动脉瘤等。

（二）护理评估

1. 健康状况 详细询问病史、家族史，有无动脉粥样硬化、高血压、头部外伤等病史。

2. 身体状况

（1）局灶症状 小动脉瘤（直径＜0.5cm）未出血者可无症状，巨大动脉瘤（直径＞2.5cm）可压迫邻近组织出现局灶症状，如动眼神经麻痹、视力障碍等。

（2）动脉瘤破裂出血症状 动脉瘤破裂出血多突然发生，部分患者可有情绪波动、运动、咳嗽等诱因，表现为严重的蛛网膜下腔出血症状，患者可有剧烈头痛、呕吐、意识障碍、定向力下降、脑膜刺激症等，严重者因急性颅内压增高引发脑疝而危及生命。多数动脉瘤破口会被凝血封闭而出血停止，病情趋于稳定。如未及时治疗，随着破口周围血块溶解，动脉瘤可能于 2 周内再次出血，再出血率为 15％～20％。蛛网膜下腔出血可诱发脑动脉痉挛，甚至导致脑梗死发生。

3. 辅助检查 数字减影脑血管造影（DSA）是确诊颅内动脉瘤的必检方法，CT 和 MRI 有助诊断，腰椎穿刺应慎用。

4. 心理-社会状况 了解患者及其家属的心理状况，以及对手术治疗和预后有无充分的思想准备 。

5. 处理原则 主要是防止出血或再次出血。发现病变应及时手术或介入栓塞治疗，开颅夹闭动脉瘤壁是首选方法；介入栓塞治疗适宜于不宜手术者，具有微创、简便、相对安全、恢复快等优点。动脉瘤破裂出血者应绝对卧床休息，保持安静，避免情绪激动，同时处理颅内压增高和脑血管痉挛等。

（三）常见护理诊断/问题

1. 知识缺乏 缺乏防止动脉瘤破裂的防治知识。

2. 潜在并发症 颅内动脉瘤破裂、颅内压增高、脑血管痉挛等。

（四）护理措施

1. 预防出血或再次出血

（1）卧床休息 减少不必要的活动，抬高床头 15°～30°，有利于静脉回流。尽量减少外界不良因素的刺激，保持情绪稳定，保证充足睡眠，预防再出血。

（2）保持适宜的颅内压 维持颅内压在 100mm H_2O，颅内压骤降会加大血管壁内外压力差，诱发动脉瘤的破裂。因此，在应用脱水剂时，控制输注速度，不能加压输入；行脑脊液引流者，引流速度要慢；脑室引流者，引流瓶位置不能过低。同时避免颅内压增高的诱因，如用力排便、咳嗽等。

（3）维持血压稳定 动脉瘤破裂可因血压骤升而诱发，因此要维持血压稳定。一旦出现血压升高，遵医嘱使用降压药物，使血压下降 10％即可。用药期间注意血压的变化，避免血压过低造成脑缺血。

2. 术前护理 除术前常规准备外，介入治疗者应双侧腹股沟区皮肤做好准备；大脑动脉环前部的颅内动脉瘤患者行封闭治疗，为建立侧支循环，术前进行颈动脉压迫试验和练习。方法是用手指或用特制的颈动脉压迫装置按压患侧颈总动脉直到该侧颞浅动脉搏动消失。开始每次压迫 5min，以后逐渐延长压迫时间，直到持续压迫 20～30min，患者不出现眼黑、头昏、对侧肢体无力和发麻等表现时，方可进行手术治疗。

3. 术后护理

(1)一般护理　参见颅内肿瘤患者的术后护理。

(2)并发症预防与护理

①脑血管痉挛：动脉瘤介入栓塞治疗或手术刺激脑血管，可诱发脑血管痉挛，表现为一过性神经功能障碍，如头痛、短暂的意识障碍、肢体麻木、失语等症状。为预防脑血管痉挛，术后常用尼莫地平治疗，给药期间观察有无胸闷、面色潮红、血压下降、心率减慢等不良反应。

②脑梗死：因术后血栓形成或血栓栓塞引起，可表现为一侧肢体无力、偏瘫、失语，甚至出现意识障碍等症状。术后患者若处于高凝状态，应用肝素预防。患者发生脑梗死，应绝对卧床休息，保持平卧位，遵医嘱给予扩血管、扩容、溶栓治疗。

③穿刺部位局部血肿：常发生于介入栓塞治疗术后 6h 内。可能因动脉硬化、血管弹性差或术中肝素过量、凝血机制障碍或术后穿刺侧肢体活动频繁、局部压迫力量不够等所致。因此，介入治疗后患者绝对卧床休息 24h，术侧下肢制动 8～12h，穿刺点加压包扎，并用沙袋压迫 8～10h。

(3)健康指导　注意休息，保持心态平稳，避免情绪激动和剧烈运动；合理饮食，保持大便通畅；遵医嘱服用降压药；不要单独外出，以免发生意外；介入栓塞治疗后，要定期复查脑血管造影，一旦发现异常应及时就诊。

二、颅内动静脉畸形患者的护理

颅内动静脉畸形(arteriovenous malformations，AVM)是先天性脑血管发育异常，由一支或数支弯曲扩张的动脉和静脉形成的血管团，其体积随人体发育而生长，常在 20～30 岁发病，畸形周围的脑组织因缺血而萎缩。可发生在大脑半球的任何部位，多呈楔形指向侧脑室。

(一)护理评估

1. 健康状况　了解胎儿期其母有无特殊感染和放射线接触及服药情况，是否有异常分娩等病史。

2. 身体状况

(1)出血　是最常见的首发症状，畸形血管破裂导致脑内、脑室内或蛛网膜下腔出血，表现为头痛、呕吐和意识障碍等。

(2)癫痫　常发生在颅内出血时，也可单独出现，与脑缺血、胶质样变有关。

(3)头痛　约一半患者有头痛病史，单侧局部或全头痛，呈间断性或迁移性。与供血动脉、引流静脉及窦的扩张有关。出血和颅内压增高可引起头痛。

(4)神经功能障碍　因周围脑组织缺血萎缩、血肿压迫或合并脑水肿等，引起神经功能障碍，包括运动、感觉、视野和语言功能障碍，病变广泛者可出现智力障碍和精神症状。婴幼儿可因颅内血管短路引起心力衰竭。

3. 辅助检查 脑血管造影是确诊颅内动静脉畸形的必检方法，CT 和 MRI 有助于诊断，脑电图可帮助癫痫的诊断。

4. 心理-社会状况 了解患者及其家属的心理情况以及对手术治疗和预后有无思想准备。

5. 处理原则 手术切除是最根本的治疗方法，对位于脑深部位或主要功能区的直径<3cm 的畸形，可考虑放射治疗，对血流丰富和体积较大者行血管栓塞术。各种治疗后应复查脑血管造影，对残存的畸形血管继续治疗。

(二)常见护理诊断/问题

1. 知识缺乏 缺乏防止颅内动静脉畸形破裂的防治知识。

2. 潜在并发症 颅内动静脉畸形破裂、颅内压增高、术后出血等。

(三)护理措施

规律生活，避免情绪激动和剧烈运动；合理饮食，保持大便通畅，避免暴饮暴食和酗酒；对于高血压和癫痫患者，遵医嘱服用降压药和抗癫痫药。其他护理措施参考颅内血管瘤。

(叶国英)

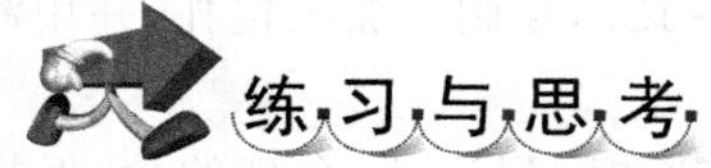

内科部分

(一)选择题

A1 型题

1. 短暂性脑缺血发作的特点是 ( )
   A. 持续时间不超过 8 小时 B. 持续时间不超过 12 小时 C. 持续时间不超过 24 小时
   D. 持续时间不超过 24 天 E. 持续时间不超过 48 天
2. 内囊出血最具特征性的表现是 ( )
   A. 进行性头痛 B. 深大、血压升高 C. 频繁呕吐
   D. “三偏征” E. 失眠
3. 动脉粥样硬化性脑血栓形成患者最佳溶栓时间是 ( )
   A. 发病 6 小时以内 B. 发病 8 小时以内 C. 发病 10 小时以内
   D. 发病 24 小时以内 E. 发病 48 小时以内
4. 脑梗死易发生在夜间休息状态下的主要原因是 ( )
   A. 晚餐过少 B. 睡眠差 C. 血液黏稠、血压低
   D. 低枕平卧 E. 入睡过早
5. 吉兰-巴雷综合征患者四肢无力伴有肢体远端感觉麻木等，患者不宜 ( )
   A. 经常翻身、拍背 B. 使用热水袋 C. 温水擦浴
   D. 睡于软床上 E. 酒精按摩

6. 吉兰-巴雷综合征引起的瘫痪主要为 ( )
A. 弛缓性瘫痪 B. 交叉性瘫痪 C. 截瘫 D. 痉挛性瘫痪 E. 中枢性瘫痪
7. 帕金森病的临床表现中不会出现 ( )
A. 面具脸 B. 流涎 C. 上视困难 D. 运动迟缓 E. 写字过小
8. 帕金森病起病时，肢体累及方式常见为 ( )
A. 一侧上、下肢先累及 B. 双下肢先累及 C. 左上肢、右下肢先累及
D. 右上肢、左下肢先累及 E. 双上肢先累及
9. 帕金森病主要病变部位在 ( )
A. 下丘脑 B. 黑质-纹状体 C. 中脑 D. 基底节 E. 迷走神经
10. 癫痫大发作的特点是 ( )
A. 全身抽搐及意识丧失 B. 24 小时以上意识障碍 C. 无意识障碍
D. 上肢肢体抽搐为主 E. 愣神状

A2 型题

11. 患者，男性，65 岁，高血压病史 10 年，情绪激动后出现意识障碍，呼之不醒。首选确诊疾病类型的检查为 ( )
A. 心电图 B. CT C. 磁共振成像 D. 脑电图 E. DSA
12. 患者，男性，22 岁，打篮球时出现剧烈头痛、喷射性呕吐等蛛网膜下腔出血的表现，其脑脊液检查可为 ( )
A. 脑脊液压力降低 B. 蛋白含量增高，细胞数正常
C. 外观均匀一致血性 D. 蛋白含量减少，细胞数增多
E. 氯化物含量增高
13. 患者，女性，高血压病史 30 年，糖尿病病史 10 年，今晨出现左上肢瘫痪、口角歪斜，诊断为动脉粥样硬化性脑血栓形成，请问此疾病最易好发的部位是 ( )
A. 小脑 B. 中脑 C. 基底节区，累及内囊
D. 脊髓 E. 脑室
14. 患者，男性，高血压病史 10 年，剧烈运动后突然倒地昏迷，右侧上、下肢瘫痪，口斜眼歪，以脑出血收入院，主要治疗措施为 ( )
A. 抗休克治疗 B. 降低颅内压、控制血压 C. 抗凝治疗
D. 控制感染 E. 手术治疗
15. 患者，男性，56 岁，晨起时觉上、下肢麻木，但可自行去厕所，回卧室时因左下肢无力而跌倒。入院时无意识障碍，左侧上、下肢瘫痪。应首先考虑 ( )
A. 短暂性脑缺血发作 B. 脑出血 C. 脑血栓形成
D. 颅脑骨折 E. 蛛网膜下腔出血
16. 患者，男性，高血压病史 15 年，与人争吵后突然倒地昏迷，查体有一侧上、下肢瘫痪，口斜眼歪，应考虑为 ( )
A. 癫痫 B. 颅脑骨折 C. 脑血栓形成
D. 脑出血 E. 蛛网膜下腔出血

17. 患者，男性，40 岁。工作时突然出现剧烈头痛 6 小时，伴喷射状呕吐。检查四肢体活动自如，脑膜刺激(+)，应考虑为 ( )
A. 脑膜炎　B. 脑出血　C. 脑血栓形成
D. 短暂性脑缺血发作　E. 蛛网膜下腔出血

18. 患者，女性，25 岁，风心病二尖瓣狭窄伴房颤 6 年，晨起半身麻木，栓塞部位考虑是 ( )
A. 主动脉　B. 肠系膜上动脉　C. 脑动脉
D. 下肢动脉　E. 肾动脉

19. 患者，女性，22 岁，急性脱髓鞘性多发性神经炎入院，今日突然出现呼吸困难，面部青紫，抢救方法最适当的是 ( )
A. 吸痰　B. 体位引流　C. 气管插管或气管切开
D. 尼可刹米　E. 人工呼吸

20. 患者，女性，上呼吸道感染 2 周，今晨出现四肢对称无力伴感觉异常，中午出现呼吸困难，应采取的措施是 ( )
A. 去枕平卧，吸痰　B. 人工呼吸　C. 高流量给氧
D. 给予尼可刹米等呼吸兴奋剂　E. 气管插管或切开

21. 患者，女性，35 岁，吉兰-巴雷综合征入院治疗，该疾病最常见的脑神经损害是 ( )
A. 嗅神经　B. 面神经　C. 听神经　D. 视神经　E. 外展神经

22. 患者，男性，60 岁，以急性炎症性脱髓鞘性多发性神经病入院治疗，其首发症状多为 ( )
A. 心动过速　B. 面神经麻痹　C. 四肢对称性无力
D. 肢体远端感觉减退　E. 呼吸困难

23. 患者，男性，75 岁，动脉粥样硬化病史 25 年。2 年前出现行动不便，伴有头部和肢体震颤，诊断为帕金森病，下列哪项饮食护理措施不妥 ( )
A. 规定患者进食时间　B. 食物切成小块　C. 增加纤维素摄入
D. 增加热量摄入　E. 给予粗大把手的叉子

24. 患者，男性，75 岁，帕金森病病史 2 年，请问对患者的护理下列不妥的是 ( )
A. 保持大小便通畅　B. 康复锻炼　C. 给予社会和心理支持
D. 保证充足营养　E. 鼓励其独立生活

25. 患者，男性，22 岁，上课时突然倒地，意识丧失、全身抽搐，口吐白沫、眼球上翻，5 分钟后逐渐清醒，对所发生的事情全无记忆，最有可能的疾病是 ( )
A. 癫痫　B. 癔症　C. 帕金森病　D. 脑血栓形成　E. 低血糖伴昏迷

26. 患者，男性，22 岁，癫痫大发作病史 3 年，药物治疗 2 年，不正确的指导是 ( )
A. 开车要有人陪同　B. 禁止高空作业　C. 禁止攀岩
D. 避免情绪波动　E. 避免劳累

27. 患者，男性，20 岁，突然意识丧失、全身肌肉抽搐、口吐白沫、眼球上翻，持续 10 分钟未能缓解。请问处理时应 ( )
A. 用力压住肢体，减少抽搐　B. 解开衣领，保持呼吸道通畅

C. 快速给予脱水剂　　D. 松开衣领和裤带
E. 立即给予地西泮

28. 患者，男性，20 岁，突然意识丧失、牙关紧闭、全身肌肉抽搐、口吐白沫，持续 35 分钟不能唤醒，首要处理是 (　　)
A. 卧床休息　B. 控制发作　C. 吸氧　D. 抗感染　E. 抗休克

29. 患儿，男性，5 岁，吃饭时妈妈发觉小孩眼睛发直，随即饭碗坠地，数秒后恢复正常，最有价值的检查是 (　　)
A. 血常规检查　B. 生化检查　C. CT　D. 心电图检查　E. 脑电图检查

A3/A4 型题

（30—31 题共用题干）

患者，男性，58 岁，上班过程中突然头痛、眩晕，伴呕吐，走路不稳，查血压 185/110mmHg，心率 60 次/分，右指指鼻欠稳准，右侧巴氏征阳性。

30. 进一步明确诊断的可靠依据为 (　　)
A. MRI　B. 脑电图　C. 头颅 CT　D. 心电图　E. 生化检查

31. 最有可能的疾病是 (　　)
A. 脑桥出血　B. 内囊出血　C. 小脑出血　D. 脑栓塞　E. 脑血栓形成

（32—35 题共用题干）

患者，男性，18 岁，2 年来常出现发作性意识丧失，每次发作均伴有全身抽搐、口吐白沫，意识恢复后，对抽搐全无记忆。

32. 发作时首要处理是 (　　)
A. 迅速给予地西泮　B. 掐人中　C. 脑电图检查
D. 保持呼吸道通畅　E. 询问病史

33. 首先考虑的诊断是 (　　)
A. 癔症　B. 短暂性脑缺血发作　C. 癫痫大发作
D. 低血糖　E. 脑栓塞

34. 首选的检查是 (　　)
A. 脑脊液检查　B. 脑电图　C. 多普勒超声
D. CT　E. MRI

35. 不宜采取的护理措施是 (　　)
A. 迅速扶患者躺下　B. 放置侧卧位　C. 解开患者领带、裤带
D. 用纱布包裹的压舌板塞入患者上下臼齿间
E. 用力按压肢体，减少抽搐

（36—37 题共用题干）

患者，女性，20 岁，6 年来时常出现发作性意识丧失。发作时四肢抽搐、眼球上翻、口吐白沫。发作停止后昏睡 1 小时，待意识恢复后，对抽搐全无记忆。

36. 最有可能的疾病是 (　　)
A. 脑出血　B. 脑血栓　C. 脑栓塞　D. 失神发作　E. 癫痫大发作

37. 发作时最重要的护理措施是（　　）

A. 皮肤护理　B. 口腔护理　C. 防止受伤　D. 用药护理　E. 心理护理

(二)填空题

38. 脑膜刺激征包括________、________、________等。

39. 运动障碍包括________、________、________、________、________。

40. 急性脑血管病是一组由于________或________所致的脑组织供血障碍性疾病，以________为主要临床特征。

41. 短暂脑缺血发作 TIA 一般在________小时内症状体征消失。

42. 脑出血患者急性期降压宜________，不宜下降________，以免影响________。

43. 脑出血的并发症有________、________、________、________等。

44. 蛛网膜下腔出血的主要病因是________________。

(三)名词解释

45. 脑出血

46. 癫痫持续状态

47. 偏瘫

48. 蛋白—细胞分离现象

49. 三偏征

(四)简答题

50. AIDP 的常见并发症有哪些？

51. 请简述帕金森病患者的生活护理措施有哪些？

52. 如何抢救及护理癫痫持续状态患者？

(五)病例分析

53. 杨某，男性，75 岁。因“突发头痛、左侧肢体乏力，活动困难”入院。

病史：患者于 2007 年 7 月 15 日与邻居发生争吵时，突然跌倒在地，并出现头痛、头晕、左侧肢体活动障碍，伴意识模糊、尿失禁。送入医院。入院查体：BP 240/150mmHg，神志模糊，伸舌左偏。瞳孔对光反射正常，脑膜刺激征(－)，腹部(－)。左侧上下肢肌力 2 级，右侧肢体肌力正常。生理反射存在，余无殊。CT：右侧内囊出血。

请问：

(1)请提出该患者目前存在的护理诊断及其相关因素。

(2)请简述该患者的治疗原则。

(3)请问如何对该患者开展有效的护理？

54. 张某，男性，60 岁，清晨起床时家人发现其左侧上下肢麻木、口角歪斜，送入医院检查，神志清楚。

请问：

(1)为了明确诊断，患者应行哪些检查？

(2)请提出该患者目前存在的护理诊断及其相关因素。

(3)请问如何对该患者开展有效的护理？

55. 王某，女性，23 岁，癫痫病史 6 年余。患者在 6 年前无明显诱因下出现发作性头痛、双眼凝视，数秒后自动恢复，无抽搐。近 3 年来症状加重，出现发作性四肢抽搐，且呈强直一阵挛发作，发作时口吐白沫，伴意识丧失。1 天前该患者上述症状持续再发，发作间歇期意识未清醒，而急诊入院。

根据以上资料，请问：

(1)如何对该患者进行护理评估？

(2)请提出该患者目前存在的护理诊断及其相关因素。

(3)请简述该患者的治疗原则。

(4)如何对该患者开展有效的护理？

(5)出院后如何对该患者开展健康教育？

外科部分

(一)选择题

A1 型题

1. 颅内压增高最常见的症状是　　(　　)

A. 呕吐　　B. 头痛　　C. 视力减退　　D. 意识障碍　　E. 视神经盘水肿

2. 颅内压增高最客观的证据是　　(　　)

A. 头痛　　B. 呕吐　　C. 视神经盘水肿　　D. 血压升高　　E. 心跳缓慢

3. 颅内压增高时降低颅内压的措施不包括　　(　　)

A. 20%甘露醇 250mL 静滴　　B. 哌替啶 50mg 肌注　　C. 过度换气　　D. 冬眠低温治疗　　E. 地塞米松 10mg 肌注

4. 颅内压增高的护理措施不包括　　(　　)

A. 体温 39℃以上用冰枕降温　　B. 头痛时用吗啡止痛　　C. 避免咳嗽、打喷嚏等因素　　D. 躁动时适当镇静，但禁忌强制约束　　E. 保持呼吸道通畅

5. 形成脑疝的根本原因是　　(　　)

A. 急性颅内压增高　　B. 慢性颅内压增高　　C. 严重脑挫裂伤　　D. 严重颅骨骨折　　E. 颅内各分腔压力差

6. 关于小脑幕切迹疝的表现，以下不正确的是　　(　　)

A. 颅内压增高症状进行性加重　　B. 意识障碍进行性加重　　C. 患侧瞳孔先缩小再散大　　D. 患侧肢体中枢性瘫痪　　E. 晚期双侧瞳孔散大

7. 下列哪项不符合枕骨大孔疝的特点　　(　　)

A. 头痛剧烈　　B. 反复呕吐　　C. 颈项强直　　D. 早期即可出现呼吸骤停　　E. 意识障碍出现早

8. 格拉斯哥昏迷计分法的依据是　　(　　)

A. 生命体征、感觉　　B. 瞳孔、反射、感觉

C. 头痛、呕吐、视神经盘水肿　　D. 睁眼、言语、运动反应
E. 感觉、运动、言语

9. 对颅内高压患者行脱水治疗时，20%甘露醇 250mL 静脉滴注的时间是　(　)
A. 5～15 分钟　B. 15～30 分钟　C. 30～45 分钟　D. 45～60 分钟　E. 60～90 分钟

10. 关于颅内压增高成年患者的输液护理，以下哪项是不正确的　(　)
A. 输液总量控制在 1500～2000mL/24 小时　B. 生理盐水量不超过 500mL/24 小时
C. 尿量维持在不少于 600mL/24 小时　D. 输液速度控制在 60 滴/分
E. 观察颅内压增高症状有无加重

11. 头皮血肿局限于某一颅骨，以骨缝为界且有波动感的是　(　)
A. 皮下血肿　B. 帽状腱膜下血肿　C. 骨膜下血肿
D. 硬膜外血肿　E. 硬膜下血肿

12. 颅底骨折患者，禁忌堵塞鼻腔和耳道的目的是　(　)
A. 防止颅内感染　B. 防止脑疝形成　C. 防止颅内血肿
D. 防止颅内压增高　E. 防止颅内出血

13. 颅前窝骨折合并脑脊液漏患者的护理，下述哪项是错误的　(　)
A. 用抗生素溶液冲洗鼻腔　B. 床头抬高 15～30cm　C. 禁止腰椎穿刺
D. 枕部垫无菌巾　E. 禁止堵塞鼻腔

14. 诊断颅底骨折最可靠的依据是　(　)
A. 头部外伤史　B. 脑电图检查　C. 临床表现
D. 头部 X 光照片　E. 头部超声波的中线波偏移

15. 关于颅内动脉瘤的叙述哪项是不正确的　(　)
A. 颅内动脉瘤是颅内动脉壁的囊性膨出　B. 是造成蛛网膜下腔出血的首位原因
C. 好发于 20～30 岁青年人　D. 小动脉瘤未出血者可无症状
E. 可因运动、情绪波动、咳嗽等诱因而突发破裂出血

16. 小脑幕切迹疝时肢体活动障碍的特点是　(　)
A. 病变同侧肢体瘫痪　B. 病变同侧上肢和对侧下肢瘫痪
C. 病变对侧肢体瘫痪　D. 病变对同侧肢体瘫痪
E. 四肢瘫痪

17. 冬眠低温疗法护理的注意点，下列哪项是错误的　(　)
A. 单人房间，光线宜暗，室温 18～20℃　B 直肠内体温不低于 32℃
C. 先物理降温，后冬眠　D. 收缩压不低于 10.6kPa
E. 防止发生冻伤和肺炎

18. 关于颅内压增高患者的护理，下列哪项是错误的　(　)
A. 避免情绪激动　B. 保持呼吸道通畅　C. 39℃以上用冬眠低温疗法
D. 持续给氧　E. 适当镇静并强制约束

19. 关于脑疝的急救与护理，下列哪项是错误的　(　)
A. 20%甘露醇 250mL，静脉输注　B. 保持呼吸道通畅并给氧
C. 密切观察病情　D. 做好紧急手术的准备　E. 躁动时给予哌替啶

20. 关于颅内压增高脑室引流患者的护理,下列哪项是错误的 ( )
A. 严格无菌操作 B. 妥善固定引流管并确保通畅
C. 引流高度 12cm D. 观察并记录脑脊液性状和量
E. 拔管前应夹管或降低引流袋
21. 颅内压增高的临床表现不包括 ( )
A. 头痛,呕吐 B. 视盘水肿 C. 意识障碍
D. 库兴反应 E. 半切综合征
22. 与颅内压增高相关因素叙述中哪项是不正确的 ( )
A. 婴幼儿及小儿代偿能力强 B. 老年人代偿能力弱
C. 病变进展越快,调节能力越小 D. 缺血缺氧加重病变
E. 颅后窝的病变易引起压力增高
23. 急性硬膜外血肿的典型意识改变是 ( )
A. 持续昏迷状态 B. 伤后昏迷—清醒—再昏迷
C. 伤后无昏迷 D. 昏迷时浅时深 E. 伤后昏迷以后清醒了不再昏迷
24. 颅前窝骨折的特征是 ( )
A. 熊猫眼症 B. 中间清醒期 C. 逆行性健忘
D. 库兴反应 E. Ⅶ～Ⅷ颅神经损伤
25. 关于脑血管疾病的叙述哪项是不正确的 ( )
A. 脑血管疾病是人类死亡的三大疾病之一
B. 自发性蛛网膜下腔出血的常见原因是颅内动脉瘤和脑血管畸形
C. 颅内动脉瘤是造成蛛网膜下腔出血的首位原因
D. 脑血管造影是确诊颅内动静脉畸形的必检方法
E. 完全性脑卒中后神经功能障碍恢复较快
26. 枕骨大孔疝最后导致 ( )
A. 颅内压增高 B. 硬脑膜下血肿 C. 小脑挫裂伤
D. 呼吸循环中枢衰竭 E. 高血压危象
27. 应立即做手术准备的脑外伤是 ( )
A. 脑震荡 B. 颅底骨折伴脑脊液耳漏 C. 脑挫裂伤
D. 硬脑膜外血肿 E. 蛛网膜下腔出血
28. 脑干损伤瞳孔变化的特征为 ( )
A. 双侧瞳孔散大固定 B. 双侧瞳孔立即缩小
C. 一侧瞳孔进行性散大,对光反应消失 D. 双侧瞳孔散大、光反应消失、眼球固定
E. 两侧瞳孔等大,对光反射灵敏
29. 颅内动静脉畸形的临床特征不包括 ( )
A. 常在 20～30 岁发病 B. 最常见的首发症状是脑内、脑室内出血
C. 约一半患者有头痛病史 D. 婴幼儿可因颅内血管短路引起心力衰竭
E. 癫痫发作只在颅内出血时出现

30. 关于脑挫裂伤的临床表现的描述，下列哪项是错误的 ( )
A. 头痛 B. 呕吐 C. 颅内压增高
D. 伤后立即出现昏迷，昏迷时间不超过 30 分钟 E. 脑疝
31. 关于脑挫裂伤的治疗，下列哪项不妥 ( )
A. 保持气道通畅 B. 防治脑水肿 C. 支持疗法
D. 对症治疗 E. 立即行开颅手术
32. 关于脑卒中的叙述哪项是不正确的 ( )
A. 缺血性脑卒中多于出血性脑卒中 B. 缺血性脑卒中常在睡眠中发生
C. 短暂性脑缺血发作可自行缓解，多不留后遗症
D. 完全性脑卒中神经功能障碍长期不能恢复 E. 出血性脑卒中多位于内囊部
33. 关于脊髓肿瘤的护理，下列哪项措施是不正确的 ( )
A. 树立患者的信心 B. 取仰卧位或半坐卧位
C. 保持头部和脊柱的轴线一致 D. 保持呼吸道通畅
E. 早期功能锻炼
34. 脑脓肿的最危险的护理问题是 ( )
A. 有受伤的危险 B. 语言沟通障碍 C. 体温过高
D. 有感染的危险 E. 颅内压增高及脑疝
35 关于脑脓肿引流术后的护理，下列哪项不正确 ( )
A. 引流管置于脓腔中心 B. 引流高度至少低于脓腔 30cm
C. 保持引流管牢固和通畅 D. 严格无菌操作
E. 术后 2 小时即可进行脓腔冲洗

A2 型题

36. 一青年车祸后昏迷，20 分钟后诉轻微头痛，四肢活动自如，次日感头痛加剧呕吐数次，嗜睡而就诊，宜给予的处理是 ( )
A. 镇静、休息 1 周 B. 镇静、止呕、休息 1 周
C. 脱水、利尿、随诊 D. 脱水、利尿、进一步检查
E. 脱水、利尿、止呕、开颅探查
37. 患者，男性，32 岁，从高处坠落后昏迷，查体：呼唤能睁眼，说话含混不清，针刺肢体呈过伸反应，Glasgow 评分为 ( )
A. 6 分 B. 7 分 C. 8 分 D. 9 分 E. 10 分
38. 患者，男性，30 岁，司机。因车祸前额及眶部撞伤，眼睑青肿，结膜下出血，鼻部不断流出血性液体，诊断考虑 ( )
A. 额骨骨折 B. 面部挫伤 C. 颅前窝骨折
D. 颅中窝骨折 E. 鼻骨骨折
39. 患者，女性，20 岁。颅脑损伤后，意识障碍有中间清醒期，一侧瞳孔散大，对光反射消失，对侧肢体偏瘫，提示为 ( )
A. 脑挫裂伤 B. 脑干损伤 C. 脑硬膜外血肿
D. 枕骨大孔疝 E. 脑内血肿

40. 患者，女性，56岁。头颅外伤昏迷，下列对瞳孔观察的判断哪项不对　（　　）
A. 双侧瞳孔形圆，等大，直径约2mm，对光反射灵敏，属正常
B. 出现双侧瞳孔散大，光反射消失伴眼球固定，提示脑干损伤
C. 一侧瞳孔散大、对侧肢体瘫痪，提示脑受压或脑疝可能
D. 双侧瞳孔极度缩小，对光反应迟钝，提示桥脑损伤
E. 双侧瞳孔大小，形态多变，光反射消失伴眼球分离，提示中脑损伤

41. 患者，女性，33岁。头部外伤15h后入院。查体：昏迷，血压升高，呼吸缓慢，脉搏缓慢而有力，一侧瞳孔散大，对光反射迟钝。护士立即做出如下判断及护理，其中不正确的是　（　　）
A. 患者已有颅内压增高　B. 患者发生了枕骨大孔疝
C. 患者需要立即注射甘露醇　D. 立即向医生汇报病情
E. 立即给患者备血、剃头

42. 患者，男性，56岁。因头部受伤入院。体检发现：BP 18/12kPa，鼻腔有脑脊液流出，以下护理措施不正确的是　（　　）
A. 床头抬高15～30cm卧位　B. 清洁鼻前庭　C. 无菌棉球堵塞鼻腔
D. 避免经鼻腔吸痰　E. 避免经鼻置胃管

43. 患者，男性，32岁，头痛、左眼视力下降伴性功能障碍半年，首选检查　（　　）
A. 多普勒　B. B超　C. CT　D. 脑血管造影　E. 脑电图

44. 患者，男性，45岁、车祸后出现昏迷，下列护理措施中最重要的是　（　　）
A. 及时调整患者体位　B. 记录24小时出入水量
C. 按时测定并记录意识，瞳孔、脉搏、呼吸和血压
D. 避免坠床及误伤　E. 做好五官及皮肤护理

45. 患者，男性，56岁。反复发生眩晕、耳鸣、听力障碍、步态不稳2月余，发作时间数秒至数分钟，一日可多次发作，检查：脉搏86次/分，呼吸12次/分，血压26/14.5Pa。无其他阳性体征发现，诊断考虑　（　　）
A. 短暂性脑缺血发作　B. 完全性脑卒中　C. 出血性脑卒中
D. 可逆性脑卒中　E. 缺血性脑卒中

46. 患者，男性，40岁，左耳听力下降伴耳鸣半年，左侧面部感觉功能障碍，步态不稳，闭目站立不稳，诊断考虑　（　　）
A. 听神经瘤　B. 垂体腺瘤　C. 颅咽管瘤　D. 神经胶质瘤　E. 脑膜瘤

47. 患者，男性，60岁，急性出血性脑卒中，下列护理中哪项是不正确的　（　　）
A. 应绝对卧床休息　B. 取半坐卧位或仰卧头偏向一侧
C. 应适当控制输液量　D. 可适当应用吗啡和哌替啶
E. 外出须有陪护，防止意外发生

A3/A4 型题

（48—49题共用题干）

患者，男性，民工，32岁。从高处坠落，神志清楚，头面部有血肿，鼻孔持续流出粉红色血水，嗅觉和视力稍有减退，临床拟诊颅前窝骨折。

48. 拟诊颅前窝骨折的主要依据是（　　）
A. 头部外伤史　B. 脑脊液鼻漏　C. 眼眶周围青紫
D. 嗅觉障碍　E. 视力减退

49. 下列哪项护理措施是错误的（　　）
A. 去枕平卧位　B. 鼻腔不冲洗　C. 避免擤鼻涕
D. 不作腰椎穿刺　E. 按时使用抗生素

(50—53 题共用题干)

患者,男性,21 岁。因车祸致头部外伤,当时昏迷 10 分钟,清醒后诉头痛,不能回忆伤时情况,恶心并呕吐一次,诊断为脑震荡,留院观察。

50. 伤员送来医院后,对诊断为脑震荡有价值的重要依据是（　　）
A. 情绪不稳　B. 头痛、头晕　C. 记忆力减退
D. 逆行性健忘　E. 神经系统无阳性体征

51. 主要护理措施是（　　）
A. 注意体液平衡　B. 保证营养供应　C. 满足日常生活需要
D. 避免意外损伤　E. 仔细观察病情

52. 在病情观察过程中,发现该患者较烦躁、神志不清,检查右侧瞳孔直径为 5mm,左侧瞳孔直径为 3mm,左侧肢体无自主活动。根据病情变化,应考虑是（　　）
A. 脑挫裂伤　B. 原发性脑干损伤　C. 急性硬脑外血肿
D. 急性硬脑下血肿　E. 急性脑内血肿

53. 根据上述病情,你认为最根本的治疗措施是（　　）
A. 手术清除血肿　B. 静脉注射呋塞米　C. 静脉滴注糖皮质激素
D. 应用地塞米松　E. 静脉快速滴注甘露醇

(54—55 题共用题干)

患者,女性,41 岁。突然剧烈头痛、呕吐、右眼睑下垂,检查右眼球活动受限,呈外展位,瞳孔扩大,对光反射消失,颈项强直,克氏征(+)。

54. 根据上述症状体征,应考虑为（　　）
A. 颅内动脉瘤　B. 颈动脉海绵窦瘘　C. 脑血管畸形
D. 高血压脑出血　E. 脑梗死后出血

55. 若腰穿获得血脑脊液应与下列疾病鉴别,但不包括下列哪项（　　）
A. 颅内动静脉畸形　B. 高血压脑出血　C. 脑内肿瘤
D. 脊髓血管畸形　E. 外伤性蛛网膜下腔出血

(56—57 题共用题干)

患者,男性,60 岁。因头疼、呕吐、发热伴右侧肢体偏瘫 2 天入院,3 个月前曾患肺脓肿,经住院治疗后病情好转,临床拟诊为脑脓肿。

55. 根据病史,您认为感染来源最可能是（　　）
A. 耳源性　B. 外伤性　C. 血源性　D. 隐源性　E. 鼻源性

57. 感染后包膜初步形成的时间是（　　）
A. 7～10 天　B. 10～14 天　C. 14～21 天　D. 21～28 天　E. 3～8 周

（58—59 题共用题干）

患者，男性，40 岁。因右侧上睑下垂 1 个月，与人发生口角后头疼、呕吐伴意识障碍 2 小时入院，头部 CT 示蛛网膜下腔出血(SAH)。

58. 进一步诊断最可能为　　（　　）

A. 脑出血　B. 动静脉畸形　C. 动脉瘤　D. 肿瘤出血　E. 脑卒中

59. 确诊的主要手段是　　（　　）

A. X 平片　B. CT　C. 颅脑超声　D. MRI　E. DSA

（60—63 题共用题干）

患者，女性，54 岁，发热，头痛，呕吐 20 天，左侧肢体无力 6 天，发病前有皮肤感染史，实验室检查：周围血象白细胞总数 12.7×10^9/L，中性粒细胞 76%，核左移，颅脑 CT 发现右顶叶有环形低密度区，周围有等密度环，增强后呈不明显强化环，周围脑水肿明显，脑室受压，中线结构左移。

60. 下列神经系统检查中，哪项对诊断颅内压增高有价值　　（　　）

A. 双眼底视神经盘水肿　B. 颈部有抵抗感　C. 左侧鼻唇沟变浅

D. 左侧肢体肌力Ⅲ级　E. 左下肢 Babinski 征阳性

61. 在定性诊断时最可能的诊断是　　（　　）

A. 恶性胶质瘤　B. 转移瘤　C. 脑脓肿

D. 脑结核瘤　E. 脑包囊虫病

62. 最合适的治疗措施是　　（　　）

A. 开颅探查行局部病灶切除术　B. 钻孔穿刺术

C. 采用抗生素治疗　D. 使用抗寄生虫药

E. 使用脱水、激素、抗肿瘤药物治疗

63. 根据医嘱给予 20%甘露醇溶液，正确输液方法是　　（　　）

A. 快速推注　B. 缓慢滴注，防止静脉炎　C. 1～2h 内滴完 250mL

D. 15～30min 内滴完 250mL　E. 30～60min 内滴完 250mL

（二）填空题

64. 颅内高压三主症是指头痛，________，________。

65. 脑疝分为：________、________和大脑镰下疝。

66. 正常成人的颅内压是________ kPa，小儿颅内压是________ kPa，颅内压增高是由各种病导致颅内压持续________以上，从而引起相应症状的临床病理综合征。

67. 颅内血肿按出血来源和发生部位分为________血肿、________血肿和________血肿。

68. 造成蛛网膜下腔出血的首位原因是________。

69. 脑手术后最危险的并发症是________。

70. 脑脓肿患者术后________小时方可进行脓腔冲洗。

71. 幕上开颅术后取________卧位，幕下开颅术后早期取________卧位。

（三）名词解释

72. 颅内压

73. 颅内压增高

74. 库兴反应
75. 脑疝
76. 逆行性健忘
77. 中间清醒期
78. 小脑幕切迹疝
79. 枕骨大孔疝

(四)简答题

80. 如何对颅内压增高患者进行护理评估?
81. 颅内压增高患者的护理措施有哪些?
82. 如何进行颅脑损伤患者的护理评估?
83. 颅脑损伤患者的护理措施有哪些?
84. 如何进行颅内肿瘤患者的护理评估?

(五)病例分析

85. 患者周某某,男,23 岁,头部外伤 4 小时后入院。4 小时前被水泥砖击中头部,当即昏迷,鼻出血,约 30 分钟后清醒。25 分钟前诉头痛加剧,烦躁不安、恶心、呕吐 3 次,呈喷射状,为胃内容物,继而再次昏迷,急诊入院。经 CT 检查提示右颞骨线形骨折,右侧颅内血肿。

医疗诊断:右颞骨线形骨折、硬脑膜外血肿。

治疗:立即手术清除血肿。

请问:

(1)诊断急性硬脑膜外血肿有哪些依据?
(2)对颅脑损伤患者应从哪些方面进行病情观察?
(3)如何配合医生进行抢救?

附 1　实验实训指导

实验一　中枢神经系统

【实验要求】

1. 在标本上指出：脊髓圆锥、马尾、终池、脊神经前根、后根、中脑、脑桥、延髓、小脑、端脑、间脑、硬膜、蛛网膜、软膜、大脑镰、小脑幕、蛛网膜粒、上矢状窦、海绵窦、颈内动脉、椎动脉、大脑中动脉、大脑动脉环。

2. 在脑模型上指出：锥体、第四脑室底、小脑扁桃体、大脑脚、上丘、下丘、背侧丘脑、豆状核、尾状核、内囊、胼胝体、侧脑室、端脑五个叶、中央前回、中央后回、颞横回、距状沟皮质、四个语言中枢。

3. 在脑干模型上指出：第 3～12 对脑神经根。

4. 将脑干、小脑模型或标本放到颅后窝内，面对标本描述延髓、小脑扁桃体和枕骨大孔三者的位置关系。

【实验材料】

1. 离体脊髓标本。
2. 切除椎管后壁的脊髓标本。
3. 脊髓横切面模型。
4. 整脑标本。
5. 脑正中矢状切面标本。
6. 脑干标本。
7. 电动脑模型或脑神经核模型。
8. 小脑水平切面标本。
9. 大脑水平切面标本。
10. 基底核模型。
11. 脑室标本或模型。
12. 硬脑膜标本。
13. 包有蛛网膜的整脑标本。

【实验内容】

一、脊髓

（一）脊髓的外形：取离体脊髓标本，自上而下观察颈膨大、腰骶膨大、脊髓圆锥、马尾及终丝。

（二）脊髓的位置和脊髓节段：每对脊神经的根丝连接一段脊髓，称一个脊髓节段，故脊髓分为 31 个节段。

（三）脊髓的内部结构：脊髓中央管的位置，灰、白质的分部及结构。

二、脑

（一）概况

分脑干、间脑、小脑和端脑。端脑掩盖间脑。注意它们的位置关系。

（二）脑干

自下而上分为延髓、脑桥、中脑三部分。

1. 腹侧面观察：

延髓：前正中裂，前外侧沟；沟内有舌下神经相连；锥体和锥体交叉。

脑桥：基底沟，桥臂上连三叉神经。延髓脑桥沟内有展神经、面神经和前庭蜗神经。

中脑：大脑脚，脚间窝；窝内有动眼神经穿出。

2. 背侧面观察：

延髓：后正中沟，后外侧沟。后外侧沟内有舌咽、迷走和副神经连脑；前外侧沟内有舌下神经连脑；楔束结节、薄束结节。

脑桥：菱形窝。

中脑：上、下丘；下丘下方有滑车神经连脑。

3. 脑干内部结构：用脑干神经核电动模型显示脑干内神经核团及上、下行纤维束。

4. 第四脑室：在脑的正中矢状切面标本上，观察第四脑室的位置和形态，及其与中脑水管和中央管的通连关系。

（三）小脑

观察小脑外形，寻认小脑蚓、小脑半球、小脑扁桃体。

（四）间脑

间脑位于中脑上方，主要包括丘脑和下丘脑，观察其外形。

（五）端脑

在整脑标本上观察两大脑半球之间的大脑纵裂及其裂底的胼胝体，大脑半球和小脑之间的大脑横裂。

1. 大脑半球外形：取大脑半球标本，首先辨认其上外侧面、内侧面和下面。然后依次观察：大脑半球的叶间沟（外侧沟、中央沟、顶枕沟）和分叶（额叶、顶叶、枕叶、颞叶、岛叶），大脑半球上外侧面的主要沟和回（中央沟、中央前沟、中央后沟、中央前回、中央后回、额上沟、额下沟、额上回、额中回、额下回、颞上沟、颞横回），大脑半球内侧面的主要沟和回（距状沟、中央旁小叶、海马旁回、钩)。

2. 大脑半球的内部结构：在大脑水平切面标本上，由浅入深观察大脑皮质、基底核、内囊、联络纤维。取脑室标本或模型观察侧脑室的形态及脉络丛的形态，注意其沟通关系。

3. 脑和脊髓的被膜：取切除椎管后壁的脊髓标本，由外向内逐层观察硬膜、蛛网膜和软膜三层被膜。观察硬膜外隙、蛛网膜下隙，注意两者的形成、位置和内容。注意硬脑膜形成的特殊结构(大脑镰、小脑幕、上矢状窦、下矢状窦、横窦、乙状窦、直窦、窦汇、海绵窦)。

4. 脑的血管：大脑中动脉、大脑前动脉、椎动脉、大脑后动脉。在下丘脑周围观察大脑动脉环的形态和组成。大脑中动脉中央支的行程和分布。

(应志国)

实验二　周围神经系统

【实验要求】

1. 在标本上指出：肌皮神经、正中神经、尺神经、桡神经、腋神经、股神经、坐骨神经、腓总神经、胫神经、迷走神经颈段、面神经、三叉神经。

2. 在自体上摸出下列神经干(感到麻胀并向远侧放射)：

(1)臂中份内侧：正中神经、尺神经。

(2)臂中份后面：桡神经。

(3)肘横纹外侧端，肘横纹中、内 1/3 交界处：正中神经。

(4)肱骨内上髁与鹰嘴间的沟内：尺神经。

(5)桡骨头下方约 5cm 处：桡神经。

(6)腕前面远侧横纹上方，两条肌腱之间：正中神经。

(7)腹股沟韧带中点偏外侧处：股神经。

(8)坐骨结节与大转子连线中点处：坐骨神经。

(9)腓骨颈处：腓总神经。

(10)内踝与跟骨之间的沟内：胫神经。

(11)眶上切迹处：眶上神经。

(12)眶下孔处：眶下神经。

(13)颏孔处：颏神经。

【实验材料】

1. 脊神经标本。

2. 头颈及上肢肌血管和神经标本。

3. 胸神经标本。

4. 腹下壁、下肢肌血管和神经标本。

5. 头部正中矢状切面标本。

6. 三叉神经标本和模型。

7. 面部浅层结构标本。

8. 切除脑的颅底标本。

9. 迷走神经和膈神经标本。

【实验内容】

一、脊神经

(一) 脊神经分布概况

在脊神经标本上，自上而下计数和观察颈、胸、腰、骶和尾神经的对数，寻认它们穿出椎管的部位。

(二) 脊神经丛和胸神经前支

1. 颈丛：取头颈和上肢肌血管神经标本，在胸锁乳突肌后缘的中点，寻认颈丛各皮支并观察其行程和分布，追踪观察膈神经。

2. 臂丛：利用头颈及上肢肌血管和神经标本，先在锁骨中点的后方寻认臂丛，观察臂丛的主要分支，包括尺神经、正中神经、肌皮神经、桡神经和腋神经等，注意其行程及分布。

3. 胸神经前支：取胸神经标本观察肋间神经和肋下神经的行程，及其与肋间血管的关系。

4. 腰丛：取腹下壁、下肢肌血管和神经标本，先在腰大肌的深面观察腰丛的组成，然后观察其主要分支，包括髂腹下神经、髂腹股沟神经、闭孔神经和股神经等，观察各神经行程及分布。

5. 骶丛：取腹下壁、下肢肌的血管和神经标本，在盆腔内梨状肌的前方，观察该丛的组成，然后观察其主要分支，包括臀上神经、臀下神经、阴部神经、坐骨神经等，其中坐骨神经又分为胫神经和腓总神经，观察各神经行程及分布。

二、脑神经

脑神经共 12 对，它们各自的连脑部位已分别在脑干、间脑和端脑中观察，现在主要观察各对脑神经出颅时，所穿过的孔、裂及其行程、分支和分布。

1. 各对脑神经出颅时所穿的孔、裂：①嗅神经穿过筛板；②视神经穿视神经管入眶；③动眼神经、滑车神经、展神经和三叉神经的分支眼神经及上颌神经，穿过海绵窦后，除上颌神经经圆孔出颅外，其余各脑神经均经眶上裂入眶；④三叉神经的分支下颌神经，穿卵圆孔出颅腔；⑤面神经和前庭蜗神经入内耳门；⑥舌咽神经、迷走神经和副神经穿过颈静脉孔至颅外；⑦舌下神经则穿舌下神经管出颅腔。

2. 各对脑神经的行程、分支和分布：①嗅神经；②视神经、动眼神经、滑车神经及展神经；③三叉神经：三叉神经节、眼神经、上颌神经、下颌神经；④面神经；⑤前庭蜗神经；⑥舌咽神经；⑦迷走神经：喉上神经、颈心支、喉返神经；⑧副神经；⑨舌下神经。

三、内脏神经

内脏神经可分为内脏运动神经和内脏感觉神经两种。内脏运动神经按其功能和分布又可分为交感神经和副交感神经。

在脊柱的两侧观察呈串珠状的交感干，每条交感干有 21～26 个神经节，借节间支相连。交感干的神经节均借交通支与脊神经相连。交感干按其所在的位置可分为颈部、胸部、腰部和盆部。下端在尾骨的前面两干合并，终于一个单节，称奇神经节。

（应志国）

实验三　传导通路

【实验要求】

在电动教学模型上辨认（指出）：

1. 躯干、四肢本体觉和精细触觉传导通路。
2. 躯干、四肢浅感觉传导通路。
3. 头面部浅感觉传导通路。
4. 视觉传导通路。
5. 锥体系的运动传导通路。

【实验材料】

各种神经传导通路模型和电动教学模型。

【实验内容】

参照传导通路模型和电动教学模型，依次对深、浅感觉传导通路，视觉、运动传导通路进行观察。观察辨认各传导通路与脊髓纤维束的关系，整个传导通路的神经元及其胞体所在位置、纤维交叉部位及其与效应器或感受器的关系等。

（应志国）

实训　脑室外引流病人的护理

脑室外引流是经头颅骨钻孔或锥孔穿刺侧脑室，放置引流管将脑脊液引出体外，以缓解颅内压增高的应急性手术。主要用于颅内压增高、脑室出血、急性脑积水的急救，暂时缓解颅内高压；脑室内手术后安放引流管，引流血性脑脊液，减轻脑膜刺激症状，预防脑膜和蛛网膜粘连等，还可以通过脑室外引流装置监测颅内压变化，必要时向脑室内注射药物进行治疗。

【实训目标】

1. 知识目标 掌握脑室外引流的适应证、护理措施及注意事项。

2. 能力目标 熟练地完成脑室外引流的护理，能对患者和家属进行正确的健康指导。

3. 素质目标 有严格的无菌观念，具有高度责任感，能与病人有良好的沟通。

【实训方式】

教师可结合多媒体教学或视频教学，在模拟人身上进行脑室外引流护理的示教讲解，然后学生回示教、分组练习或模拟情境，最后抽考或小组评价，有条件的教学单位可让学生进行临床见习。

【实训内容与操作要求】

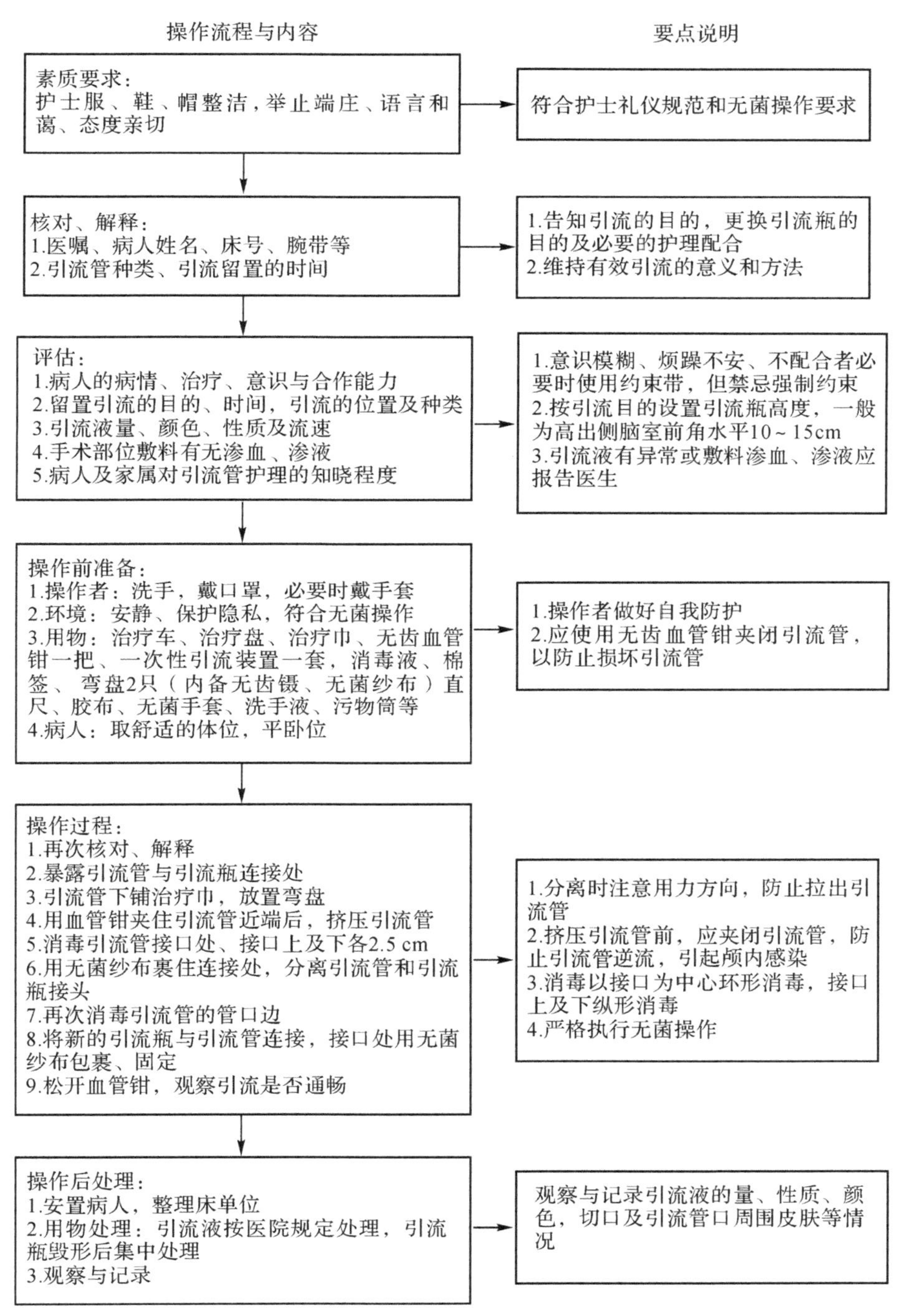

操作流程与内容	要点说明
素质要求： 护士服、鞋、帽整洁，举止端庄、语言和蔼、态度亲切	符合护士礼仪规范和无菌操作要求
核对、解释： 1.医嘱、病人姓名、床号、腕带等 2.引流管种类、引流留置的时间	1.告知引流的目的，更换引流瓶的目的及必要的护理配合 2.维持有效引流的意义和方法
评估： 1.病人的病情、治疗、意识与合作能力 2.留置引流的目的、时间，引流的位置及种类 3.引流液量、颜色、性质及流速 4.手术部位敷料有无渗血、渗液 5.病人及家属对引流管护理的知晓程度	1.意识模糊、烦躁不安、不配合者必要时使用约束带，但禁忌强制约束 2.按引流目的设置引流瓶高度，一般为高出侧脑室前角水平10～15cm 3.引流液有异常或敷料渗血、渗液应报告医生
操作前准备： 1.操作者：洗手，戴口罩，必要时戴手套 2.环境：安静、保护隐私，符合无菌操作 3.用物：治疗车、治疗盘、治疗巾、无齿血管钳一把、一次性引流装置一套，消毒液、棉签、弯盘2只（内备无齿镊、无菌纱布）直尺、胶布、无菌手套、洗手液、污物筒等 4.病人：取舒适的体位，平卧位	1.操作者做好自我防护 2.应使用无齿血管钳夹闭引流管，以防止损坏引流管
操作过程： 1.再次核对、解释 2.暴露引流管与引流瓶连接处 3.引流管下铺治疗巾，放置弯盘 4.用血管钳夹住引流管近端后，挤压引流管 5.消毒引流管接口处、接口上及下各2.5 cm 6.用无菌纱布裹住连接处，分离引流管和引流瓶接头 7.再次消毒引流管的管口边 8.将新的引流瓶与引流管连接，接口处用无菌纱布包裹、固定 9.松开血管钳，观察引流是否通畅	1.分离时注意用力方向，防止拉出引流管 2.挤压引流管前，应夹闭引流管，防止引流管逆流，引起颅内感染 3.消毒以接口为中心环形消毒，接口上及下纵形消毒 4.严格执行无菌操作
操作后处理： 1.安置病人，整理床单位 2.用物处理：引流液按医院规定处理，引流瓶毁形后集中处理 3.观察与记录	观察与记录引流液的量、性质、颜色，切口及引流管口周围皮肤等情况

【注意事项】

1. 妥善固定　引流管开口需高于侧脑室平面 10～15cm，以保持正常颅内压。

2. 保持引流通畅 防止受压、扭曲、折叠、成角，翻身时应避免牵拉引流管。

3. 注意引流速度和量 禁忌流速过快，避免颅内压骤降造成危险，每日引流量不超过500mL为宜，因正常脑脊液每天分泌量是400～500mL。不可随意调整和提拎引流瓶，做CT等检查时，须关闭引流开关，检查后须及时打开，速度宜缓慢。

4. 严格执行无菌操作 每天定时更换引流袋，更换时先夹闭引流管，以防脑脊液逆流，注意整个装置无菌。

5. 观察和记录 观察和记录脑脊液性状、量，若有大量鲜血提示脑室内出血，若为混浊则提示感染。

6. 拔管 引流管放置一般不宜超过5～7天，开颅术后脑室引流管一般放置3～4天，拔管前行夹管试验，观察有无颅内压增高征象；拔管后如有脑脊液漏，应告知医生妥善处理，以免引起颅内感染。

（叶国英）

附 2　课程见习手册

“神经系统疾病病人护理”课程

见习手册

班　　级____________________

姓　　名____________________

学　　号____________________

见习单位____________________

宁波卫生职业技术学院护理学院

目　　录

第一部分:课程见习大纲

(一)见习目标

以医院临床护理实际工作需要为中心,以岗位任务为引领,使学校教学与临床实践紧密对接,既巩固和加强理论知识,又增加发现问题、解决问题的实际应用能力,并使学生在实践过程中深入了解护理专业内涵,提升职业道德意识和工作责任感,最终培养高素质技术技能型护理人才。

(二)见习要求

1.自觉遵守学校、医院的一切规章制度,遵守见习大纲中各项规定,尊敬老师,关心患者,爱护公物。

2.坚持理论联系实际和实事求是的科学态度,认真学习,刻苦钻研,工作积极主动,认真负责。

3.能初步运用护理程序,在老师的指导下对患者初步实施整体护理。

4.完成见习大纲的要求。

(三)见习时间及学分

在校学习结束后,到医院神经系统相关科室(主要是神经内科、脑外科)见习1周,计1学分。

(四)见习内容

1.书写一份完整的神经系统护理病史。

2.完成一份完整的神经系统护理计划。

3.在带教老师的指导下,根据护理计划对患者实施基础护理和专科护理。

4.掌握神经系统常用药物的疗效及副作用,对患者提出的用药问题能做必要的解释,能发现药物不良反应并及时报告医护人员。

5.在带教老师的指导下,对本科室患者做好入院宣教和出院指导工作

6.在护理过程中与患者良好沟通,并随时开展必要的健康宣教。

7.在带教老师的指导下,进行脑室外引流管护理。

(五)见习方法

1.见习周的每个晚上:学生根据见习大纲要求及各科室提供的典型案例,预习及复习本科室常见疾病的相关理论知识。

2.上午跟医生带教老师查房,并观看常见的专科操作;下午跟护理带教老师,见习常见护理操作(基础护理及专科护理),所有操作均需在带教老师的指导下进行;参加医院护理部或病区组织的讲座或小讲课。

3.完成见习手册的整体护理病例(护理病历首页、护理计划单、护理病程记录、护理小结、出院指导等)书写。

4.每日书写"见习日记"。

5.与护理带教老师/学校带教老师开展典型案例讨论。

(六)见习成绩评定办法

项目名称	考核内容	比重	说明
临床带教老师评分	见习期间的出勤、积极性、主动性、参加小讲课情况及总体表现	30%	1周见习占《神经系统疾病病人护理》课程总评的10%
典型案例讨论参与情况	案例准备情况、讨论时的积极性、主动性等	20%	
见习手册书写评分	书写准确性、完整性、及时性及整洁度等	30%	
见习日记评分	真实性、及时性、丰富性等	20%	
合　计		100%	

第二部分：整体护理病历及见习内容完成记录

神经系统疾病病人护理病历——护理病历首页

科别：　　　　病室：　　　　床号：　　　　住院号：

姓名：　　　　性别：男□女□　　　　年龄：　　　　婚姻：
民族：　　　　籍贯：　　　　职业：　　　　文化程度：
工作单位：　　　　联系人：
入院日期：　　　　入院方式：
病史叙述者：　　　　可靠程度：
主管医生：　　　　主管护士：

主诉

现病史

既往史

既往健康状况：良好□　一般□　较差□
曾患疾病或传染病史：无□　有□（　　　　　）
外伤史：无□　有□（　　　　　）
手术史：无□　有□（　　　　　）
过敏史：无□　有□（过敏源：　　临床表现：　　）
输血史：无□　有□（　　　　　）
目前用药史：无□　有□（　　　　　）

功能性健康形态

健康感知与健康管理

自觉健康状况：良好□　一般□　较差□

家族遗传疾病史:无□　有□(　　　　　)

吸烟:无□　有□(约　　年,平均　支/日。戒烟:未□　已□年)

嗜酒:无□　有□(约　　年,平均　两/日。戒酒:未□　已□年)

其他个人嗜好:无□　有□(　　　　　)

遵从医务人员健康指导:是□　否□(原因:　　　　　)

对所患疾病原因:知道□　不知道□

环境中危险因素:无□　有□(　　　　　)

寻求促进健康的行为:无□　有□

营养与代谢

饮食形态:普食□(　　餐/日)　软食□(　　餐/日)　半流质□(　　餐/日)

流质□(　　餐/日)　禁食□(　　餐/日)　忌食□(　　　　　)

治疗饮食□(　　　　　)

食欲:正常□　亢进□　食欲减退□

饮水:正常□　多次□(　　mL/日)　限制饮水□(　　mL/日)

咀嚼困难:是□　否□(原因　　　　　)

吞咽困难:是□　否□(原因　　　　　)

排泄

排便:正常□　便秘□　腹泻□(　次/日)　失禁:无□　有□

造瘘:无□　有□(　　　　类型,能否自理:能□　否□)

应用泻药:无□　有□(药物名称:　　　　　,用法:　　　　　)

排尿:正常□　增多□(　　次/日)　减少□(　　次/日)　颜色(　　　　　)

排尿异常:无□　有□(类型:　　　　　)

活动与运动

生活自理能力:(在空格中相应数字下打钩,1=完全自理;2=部分自理;3=完全不能自理)

项目	1	2	3
进食			
转位			
洗漱			
如厕			
洗澡			
穿衣			
行走			
上下楼梯			
购物			
备餐			
理家			

活动耐力:正常□　容易疲劳□

咳嗽:无□　有□　　咳痰:易咳出□　不易咳出□　吸痰□

睡眠与休息

睡眠:正常□　入睡困难□　多梦□　早醒□　失眠□

睡眠/休息后精力充沛:是□　否□

辅助睡眠:无□　有□(药物:　　　　　)

认知与感知

疼痛:无□　有□(部位:　　　　　)

视力:正常□　近视□　远视□　失明□(左□　右□)

听力:正常□　耳鸣□　减退(左□　右□)　耳聋(左□　右□)

助听器:无□　有□

眩晕:无□　有□(原因:　　　　　)

定向力:正常□　障碍□

记忆力:良好□　减退□(短时记忆□　长时记忆□)　丧失□

注意力:正常□　分散□

语言能力:正常□　失语□　构音困难□

自我概念

自我感觉:良好□　不良□

情绪状态:满意□　喜悦□　快乐□　紧张□　焦虑□　抑郁□　愤怒□
　　　　　恐惧□　悲哀□　痛苦□　绝望□

角色与关系

就职情况:胜任□　短期不能胜任□　长期不能胜任□

家庭类型:(　　　　)　家庭生活周期:(　　　　)　家庭关系:(和睦□　紧张□)

社会交往:正常□　较少□　回避□

角色适应:良好□　不良□(角色冲突□　角色缺如□　角色强化□　角色消退□)

家庭及个人经济情况:足够□　勉强够□　不够□

性与生殖

月经:正常□　紊乱□　经量:正常□　较多□　较少□

孕次:(　　　　)产次:(　　　　)

压力与应对

对疾病和住院反应:否认□　适应□　依赖□

过去1年内重要生活事件:无□　有□

适应能力:能独立解决问题□　需要帮助□　依赖他人解决□

支持系统:照顾者:胜任□　勉强□　过于关心□

家庭应对:忽视□　能满足□　过于关心□

价值与信念

宗教信仰:无□　有□

身体评估

生命体征

体温：　　　℃　脉搏：　　　次/分□(1 规则　2 不规则)

呼吸：　　　次/分□(1 规则　2 不规则)　血压：＿＿/＿＿mmHg

一般状况

发育□:1 正常　2 不良　3 超常

营养□:1 良好　2 中等　3 不良　4 恶病质

表情□:1 自如　2 其他　　检查合作□:1 是　2 否

体型□:1 无力型　2 正力型　3 超力型　　步态□:1 正常　2 不正常

体位□:1 自动体位　2 被动体位　3 强迫体位

神志□:1 清楚　2 嗜睡　3 模糊　4 昏睡　5 浅昏迷　6 中度昏迷　7 深昏迷　8 谵妄

皮肤黏膜

色泽:正常□　苍白□　潮红□　发绀□　黄疸□　色素沉着□

湿度:正常□　潮湿□　干燥□

温度:正常□　热□　冷□

弹性:正常□　减退□

完整性:完整□　皮疹□　　皮下出血口(部位及分布：　　　　　)

破溃□　(描述：　　　　　　　　　　　　)

压疮:无□　　有□(描述：　　　　　　　　　　　　　　　　　)

瘙痒:无□　　有□(描述：　　　　　　　　　　　　)

水肿部位及程度：

肝掌□:1 无　2 有　　蜘蛛痣□:1 无　2 有(部位：　　　　)

其他：

淋巴结

浅表淋巴结肿大□:1 无　2 有(描述：　　　　　　　　　)

头部

头发分布□:1 正常　2 异常(描述：　　　　　　)　其他：

眼:突眼眼睑 结膜巩膜　角膜

瞳孔对光反射□:1 正常　　2 迟钝(左右)　　3 消失(左右)

瞳孔□:1 等圆等大　2 不等(左　mm,右　mm)　3 其他：

耳:外耳道分泌物□:1 无　2 有(左右性质)

乳突压痛□:1 无　2 有(左　右)

听力障碍□:1 无　2 有(描述：　　　　　　　)

鼻:鼻翼扇动□:1 无　2 有　分泌物□:1 无　2 有(性质：　　　)

副鼻窦压痛□:1 无　2 有(部位：　　　　　　)

口腔:唇黏膜舌扁桃体咽齿:

颈部:颈项强直□:1 无 2 有(下颌距胸骨: 横指:)

颈动脉□:1 搏动正常 2 搏动增强 3 搏动减弱

肝颈静脉回流征□:1 阴性 2 阳性

气管□:1 正中 2 偏移(左 右)

甲状腺□:1 正常 2 肿大(描述:)

血管杂音□:1 无 2 有(描述:)

胸部

胸廓□:1 正常 2 桶状胸 3 膨隆 4 扁平胸 5 凹陷(左右心前区)

乳房□1. 正常 2 异常

胸骨叩痛□:1 无 2 有

肺:视诊:呼吸运动□:1 正常 2 异常

触诊:语颤□:1 正常 2 异常

胸膜摩擦感□:1 无 2 有(左 右)

皮下捻发感□:1 无 2 有(部位:)

叩诊□:1 正常清音 2 异常(描述:)

听诊:呼吸音□:1 正常 2 异常(部位:)

心:视诊:心尖搏动:□1 正常 2 未见 3 增强 4 弥散

心尖搏动位置□:1 正常

2 移位(距左锁骨中线□:1 内厘米 2 外厘米)

触诊:心尖搏动□:1 正常 2 抬举性 3 负性搏动

震颤□:1 无 2 有(部位: 时期:)

叩诊:心相对浊音界□:1 正常 2 缩小 3 消失 4 扩大(左 右)

听诊:心率 次/分 心律□:1 整齐 2 不齐

心音□:1 正常 2 异常

杂音□:1 无 2 有:(部位: 时期: 性质:

强度: 传导:)

周围血管征及其他□:1 无 2 有:□大血管枪击音 □Duroziez 双重杂音

□毛细血管搏动 □奇脉 □交替脉 □水冲脉

□脉搏短促

腹部

腹部对称□:1 是 2 否 腹部隆起□:1 是 2 否

腹部瘢痕□:1 有 2 无 腹壁静脉曲张□:1 有 2 无

腹部疝□:1 有 2 无 妊娠纹□:1 有 2 无

腹部□:1 柔软 2 柔韧 3 僵硬 腹直肌分离□:1 有 2 无

腹部包块□:1 有 2 无

部位: 大小: 形状:

软硬度: 表面光滑度: 移动度: 压痛:

肝脏：　　　　脾脏：　　　　腹部压痛部位：

反跳痛部位：　　肌紧张：

腹部叩诊□：1 鼓音　　2 浊音　　3 移动性浊音　　4 肾区叩痛

其他

直肠肛门□：1 未查　2 正常　3 异常

外生殖器□：1 未查　2 正常　3 异常

脊柱□：1 正常　2 异常：畸形□　　压痛□（部位：　　　　　）

四肢□：1 正常　2 异常：关节红肿□（部位：　　　　　）

关节强直□（部位：　　　　　）

杵状指趾□

肌肉萎缩□

其他□

神经系统

肌张力：正常□　增强□　减弱□

肢体瘫痪：无□　有□（描述：　　　　　）

Babinski 征：阴性□　阳性□

重要的检查结果

确诊性检查

特殊专科检查（某些试验，体征，病理征）

实验室检查

像学检查（CT、MRI、X 线检查、超声等）

护理计划单

要求：

根据以上评估确定患者主要护理问题，制定相应的护理措施和护理目标，说明其护理措施依据，并评价你所护理的效果。

护理病程记录

姓名　　　　　　科别　　　　　　床号　　　　　　住院号

日期	时间	护理记录 （生命体征、出入量、病情动态、护理措施、药物效果及反应等内容）	签名

护理病程记录

姓名	科别	床号	住院号

日期	时间	护理记录	签名

护理小结

（患者主要健康问题、护理经过、目前存在的主要问题、下阶段拟实施的护理计划等内容）

出院指导

（患者活动、饮食、服药、伤口、随访等内容）

学校教师评语：

学校教师签名____________评分____________

见习小结与鉴定

病区见习时间：　　　年　　月　　日～　　　年　　月　　日
应见习天数：　　天　　实际见习天数：　　天

学生见习小结：

签名＿＿＿＿＿

临床带教老师评语及评分：

签名＿＿＿＿＿　评分＿＿＿＿＿

第三部分:参加小讲课和教学查房情况记录表

日期	学习主题	学习形式	组织部门	带教老师签名

第四部分：请假登记

请假原因	起止日期	见习科室	批准人

附3 练习与思考答案

第一章 神经系统解剖

1. A **2.** C **3.** B **4.** C **5.** B **6.** C **7.** C **8.** A **9.** C **10.** C
11. D **12.** A **13.** A **14.** D **15.** B **16.** D **17.** B **18.** B **19.** D **20.** B

第二章 神经系统生理

1. D **2.** C **3.** D **4.** D **5.** C **6.** D **7.** C **8.** D **9.** B **10.** C
11. D **12.** D **13.** B **14.** A **15.** E **16.** D **17.** E **18.** B **19.** D **20.** D
21. B **22.** E **23.** B **24.** E **25.** B **26.** C **27.** A **28.** B **29.** A **30.** D
31. A **32.** E **33.** C **34.** A **35.** D **36.** E **37.** C **38.** D **39.** D **40.** C
41. D **42.** D **43.** A **44.** B **45.** E **46.** C **47.** E **48.** A **49.** D **50.** C
51. C **52.** B **53.** C **54.** E **55.** A **56.** A **57.** B **58.** A **59.** B **60.** C
61. A **62.** A **63.** A **64.** E **65.** E **66.** B **67.** E **68.** B **69.** B **70.** D
71. C **72.** D **73.** A **74.** B **75.** D **76.** C **77.** D **78.** C **79.** D **80.** B
81. A **82.** A

第三章 神经系统病理

1. D **2.** B **3.** E

第四章 神经系统药理

传出神经系统药物

1. D **2.** C **3.** E **4.** B **5.** D **6.** D **7.** B **8.** D **9.** B **10.** E
11. B **12.** C **13.** D **14.** C **15.** E **16.** B **17.** C **18.** C **19.** E **20.** D
21. A **22.** E **23.** A **24.** B **25.** D **26.** C **27.** B **28.** D **29.** B **30.** D
31. D **32.** D **33.** C **34.** D **35.** E **36.** A **37.** B **38.** D **39.** B **40.** A
41. E **42.** A **43.** E **44.** D **45.** B **46.** D **47.** E **48.** B **49.** A **50.** B
51. A **52.** A **53.** E **54.** D **55.** C **56.** C **57.** E **58.** B **59.** A **60.** E

中枢神经系统药物

1. D **2.** B **3.** E **4.** C **5.** C **6.** B **7.** C **8.** A **9.** B **10.** D
11. A **12.** E **13.** A **14.** B **15.** A **16.** B **17.** C **18.** A **19.** E **20.** A
21. D **22.** A **23.** B **24.** B **25.** D **26.** B **27.** D **28.** D **29.** B **30.** E

31. A 32. C 33. C 34. B 35. D 36. B 37. A 38. B 39. A 40. A
41. E 42. D 43. D 44. C 45. B 46. B 47. C 48. D 49. C 50. D
51. B 52. D 53. B 54. D 55. D 56. A 57. C 58. B 59. C 60. D
61. B 62. C 63. B 64. B 65. A 66. E 67. A 68. C 69. A 70. B
71. B 72. C 73. B 74. C 75. C 76. D 77. D 78. B 79. C 80. A
81. D 82. B 83. B 84. C 85. A 86. A 87. B

第五章 神经系统疾病患者护理

内科部分

1. C 2. D 3. A 4. C 5. B 6. A 7. B 8. A 9. B 10. A
11. B 12. C 13. C 14. B 15. C 16. D 17. E 18. C 19. C 20. E
21. B 22. C 23. A 24. E 25. A 26. A 27. E 28. B 29. E 30. C
31. C 32. D 33. C 34. B 35. E 36. E 37. C

外科部分

1. B 2. C 3. B 4. B 5. E 6. D 7. E 8. D 9. B 10. D
11. C 12. A 13. A 14. C 15. C 16. C 17. C 18. E 19. E 20. E
21. E 22. B 23. B 24. A 25. E 26. D 27. D 28. D 29. E 30. D
31. E 32. E 33. B 34. E 35. E 36. D 37. C 38. C 39. C 40. A
41. B 42. C 43. C 44. C 45. A 46. A 47. D 48. B 49. A 50. D
51. E 52. C 53. A 54. A 55. C 56. C 57. B 58. C 59. E 60. A
61. C 62. C 63. B

中英文名词对照索引

A

阿托品	atropine
奥芬溴铵	oxyphenonium bromide
奥昔布宁	oxybutynin
阿替洛尔	atenolol
奥沙西泮	oxazepam,去甲羟基安定,舒宁
艾司唑仑	estazolam,舒乐安定
阿米替林	amitriptyline
奥拉西坦	oxiracetam
阿司匹林	aspirin,乙酰水杨酸

B

白质	white mater
背侧丘脑	dorsal thalamus
臂丛	brachial plexus
巴宾斯基征	Babinski's sign
卡巴胆碱	carbachol
吡啶斯的明	pyridostigmine
贝那替嗪	benactyzine,hydrochloride,胃复康
倍他洛尔	betaxolol
苯二氮䓬类	benzodiazepine,BZ.
苯妥英钠	phenytoin sodium,大仑丁
苯巴比妥	phenobarbital,luminal,鲁米那
丙戊酸钠	sodium valproate
苯二氮䓬类	benzodiazepine,BZ
丙米嗪	imipramine,米帕明
苄丝肼	benserazide
苯海索	benzhexol,artane,安坦
吡拉西坦	piracetam,脑复康
布桂嗪	bucinnazine
布洛芬	ibuprofen

吡罗昔康 piroxicam
胞磷胆碱 citicoline,尼可林
被动全范围关节运动训练 range of motion,ROM

C

尺神经 ulnar nerve

D

端脑 telencephalon
骶神经 sacral nerve
骶丛 sacral plexus
动眼神经 oculomotor nerve
毒蕈碱型受体 muscarinic receptor
第一信号系统 first signal system
第二信号系统 second signal system
毒扁豆碱 physostigmine,eserine,依色林
东莨菪碱 scopolamine
地泊溴铵 diponium bromide
多巴胺 dopamine,DA
多巴酚丁胺 dobutamine
地西泮 diazepam,安定
丁螺环酮 buspirone
多塞平 doxepin,多虑平
地昔帕明 desipramine
多塞平 doxepin
多奈哌齐 donepezil,安理申,aricept
对乙酰氨基酚 acetaminophen,paracetamol,扑热息痛
多沙普仑 doxapram,多普兰
短暂性脑缺血发作 transient ischemic attack,TIA
癫痫 epilepsy

E

二氢埃托啡 dihydroetorphine
二甲弗林 dimefline,回苏灵

F

腓总神经 common peroneal nerve
副神经 accessory nerve

肌皮神经	musculocutaneous nerve
胫神经	tibial nerve
交感神经	sympathetic nerve
腱反射	tendon reflex
肌紧张	muscle tonus
脊休克	spinal shock
间羟胺	metaraminol,aramine,阿拉明
甲丙氨酯	meprobamate,眠尔通
金刚烷胺	amantadine
加兰他敏	galanthamine
解热镇痛抗炎药	antipyretic-analgesic and anti-inflammatory drugs
甲氯芬酯	meclofenoxate,氯酯醒
急性炎症性脱髓鞘性多发性神经病	acute inflammatory demyelinating polyneuropathy, AIDP
吉兰-巴雷综合症	Guillain-Barre syndrome
急性脊髓炎	acute myelitis

K

快速眼球运动睡眠	rapid eye movement sleep,REM
快波睡眠	fast wave sleep,FWS
抗痫灵	antiepilepsirin
卡马西平	carbamazepine,CBZ
卡比多巴	carbidopa
可待因	codeine
咖啡因	caffeine
可逆性缺血性神经功能缺失	reversible ischemic neurologic deficit,RIND
抗癫痫药物	antiepileptics,AEDs

L

氯压啶	clonidine,可乐定
流行性脑脊髓膜炎	epidemic cerebrospinal meningitis
流行性乙型脑炎	epidemic encephalitis type B
拉贝洛尔	labetalol
氯氮草	chlordiazepoxide,利眠宁
氯硝西泮	clonazepam,氯硝安定
劳拉西泮	lorazepam,氯羟安定
拉莫三嗪	lamotrigine,利必通
硫酸镁	magnesium sulfate

氯丙嗪	chlorpromazine,wintermine,冬眠灵
氯普噻吨	chlorprothixene
氯哌噻吨	clopenthixol
氯氮平	clozapine
利培酮	risperidone
罗痛定	rotundine,颅痛定
洛贝林	lobeline,山梗菜碱
颅内压	intracranial pressure,ICP
颅内压增高	intracranial hypertension
颅脑损伤	head injury
颅骨骨折	skull injury
颅内肿瘤	intracranial tumor
颅内动脉瘤	intracranial aneurysm
颅内动静脉畸形	arteriovenous malformations,AVM

M

面神经	facial nerve
迷走神经	vagus nerve
咪唑啉	imidazoline
慢波睡眠	slow wave sleep, SWS
毛果芸香碱	pilocarpine,匹鲁卡品
美加明	mecamylamine
麻黄碱	ephedrine
美托洛尔	metoprolol
马普替林	maprotiline
米安色林	mianserin
吗啡	morphine
美沙酮	methadone
美罗昔康	meloxicam

N

脑神经	cranial nerve
内脏神经	visceral nerve
脑	brain
脑干	brain stem
脑桥	pons
内囊	internal capsule
脑脊液	cerebral spinal fluid

胸神经	thoracic nerve
桡神经	radial nerve
脑神经	cranial nerve
内脏神经	visceral nerve
脑电图	electroencephalogram,EEG
丙胺太林	propantheline,普鲁本辛
纳多洛尔	nadolol
尼莫地平	nimodipine
纳洛酮	naloxone
尼美舒利	nimesulide
尼可刹米	nikethamide,可拉明
脑出血	cerebral hemorrhage
脑血栓形成	cerebral thrombosis
脑疝	brain hernia
脑损伤	brain injury
脑震荡	cerebral concussion
脑挫裂伤	cerebral contusion and laceration
脑脓肿	intracerebral abscess

P

皮质	cortex
皮质核束	corticonuclear tract
皮质脊髓束	corticospinal tract
帕金森病	Parkinson disease
喷噻溴铵	penthienate bromide
普萘洛尔	propranolol
扑米酮	primidone
匹莫齐特	pimozide
帕罗西汀	paroxetine,赛洛特
哌替啶	pethidine,度冷丁,dolantin
喷他佐辛	pentazocine
哌甲酯	methylphenidate,利他林

Q

躯体神经	somatic nerve
前庭蜗神经	vestibulocochlear nerve
前庭神经	vestibular nerve
牵涉痛	referred pain

去大脑僵直	decerebrate rigidity
去甲肾上腺素	noradrenaline,NA;norepinephrine,NE
去氧肾上腺素	phenylephrine,苯肾上腺素,新福林
羟甲唑啉	oxymetazoline,氧甲唑林
曲唑酮	trazodone
曲马朵	tramadol
强直阵挛发作	GTCS

R

软膜	pia mater

S

神经系统	nervous system
神经组织	nerve tissue
神经细胞	nerve cell
神经元	neuron
神经胶质细胞	neuroglial cell
神经纤维	nerve fiber
神经末梢	nerve ending
神经核	nucleus
神经节	ganglion
神经	nerve
视神经	optic nerve
三叉神经	trigeminal nerve
舌咽神经	glossopharyngeal nerve
舌下神经	hypoglossal nerve
神经递质	neurotransmitter
受体	receptor
手足徐动症	athetosis
视前区-下丘脑前部	preoptic-anterior hypothalamus, PO/AH
生物节律	biorhythm
山莨菪碱	anisodamine
双环维林	dicyclomine
肾上腺素	adrenaline,epinephrine,AD
噻吗洛尔	timolol
醋丁洛尔	acebutolol
三唑仑	triazolam,酣乐欣
司可巴比妥	secobarbital

硫喷妥钠	thiopental sodium
水合氯醛	chloral hydrate
三氟拉嗪	trifluoperazine
硫利达嗪	thioridazine
舒必利	sulpiride
舍曲林	sertraline,郁乐复
司来吉兰	selegiline
石杉碱甲	huperzine A,哈伯因
4-氨基吡啶	4-aminopyridine
双氯芬酸	diclofenac

T

突触	synapse
突触传递	synaptic transmission
条件反射	conditional reflex
托吡卡胺	tropicamide
筒箭毒碱	tubocurarine
褪黑素	melatonin, MT
托吡酯	topiramate, topamax,妥泰
碳酸锂	lithium carbonate
他克林	tacrine
头皮损伤	scalp injury

W

蜗神经	cochlear nerve
舞蹈病	chorea
沃-弗综合征	Waterhouse-Friderichsen syndrome
戊沙溴铵	valethamate bromide
五氟利多	penfluridol

X

纤维束	fasciculus
小脑	cerebellum
小脑扁桃体	tonsil of cerebellum
下丘脑	hypothalamus
嗅神经	olfactory nerve
兴奋性突触后电位	excitatory postsynaptic potential,EPSP
小脑性共济失调	cerebellar ataxia

新斯的明	neostigmine,prostigmine,普鲁斯的明
硝西泮	nitrazepam,硝基安定
心宁美	sinemet
溴隐亭	bromocriptine

Y

延髓	medulla oblongata
硬膜	dura mater
硬脊膜	spinal dura mater
硬脑膜	cerebral dura mater
腰神经	lumbar nerve
腋神经	axillary nerve
腰丛	lumbar plexus
抑制性突触后电位	inhibitory postsynaptic potential,IPSP
乙酰胆碱	acetylcholine,ACH
烟碱型受体	nicotinic receptor
运动单位	motor unit
应急反应	emergency reaction
烟碱	nicotine,尼古丁
尤卡托品	eucatropine
异丙肾上腺素	isoprenaline,喘息定
异戊巴比妥	amobarbital
乙琥胺	ethosuximide
依斯的明	eptastigmine
吲哚美辛	indomethacin,消炎痛
运动障碍疾病	movement disorders

Z

中枢神经系统	central nervous system
周围神经系统	peripheral nervous system
中脑	midbrain
蛛网膜	arachnoid mater
正中神经	median nerve
坐骨神经	sciatic nerve
展神经	abducent nerve
锥体系	pyramidal system
锥体外系	extrapyramidal system
终板电位	endplate potential

自主神经系统	autonomic nervous system
樟磺咪酚	trimetaphan camsilate,阿方那特
佐匹克隆	zopiclone
左旋多巴	levodopa,L-多巴
占诺美林	xanomeline
蛛网膜下腔出血	subarachnoid hemorrhage,SAH

参考文献

1.唐军民,张书永.人体解剖学与组织胚胎学.北京:北京医科大学出版社,2002.

2.邢贵庆.解剖学与组织胚胎学.第3版.北京:人民卫生出版社,2002.

3.吴先国.人体解剖学.第4版.北京:人民卫生出版社,2002.

4.邹仲之.组织学与胚胎学.第7版.北京:人民卫生出版社,2008.

5.李旭升.基础医学实验教程(形态学分册).杭州:浙江大学出版社,2009.

6.王斌.病理学与病理生理学.第6版.北京:人民卫生出版社,2009.

7.窦肇华,吴建清.人体解剖学与组织胚胎学.第6版.北京:人民卫生出版社,2009.

8.柏树令.系统解剖学.第7版.北京:人民卫生出版社,2009.

9.张岳灿,应志国.人体形态学.北京:人民军医出版社,2010.

10.贺耀德,况炜.人体机能学基础理论与实训.北京:人民军医出版社,2011.

11.朱大年,王庭槐.生理学.第8版.北京:人民卫生出版社,2013.

12.陈慧玲.人体机能学基础与应用.武汉:华中科技大学出版社,2015.

13.宋前流,陈群.用药护理.第2版.北京:人民军医出版社,2014.

14.熊云新.外科护理学.第2版.北京:人民卫生出版社,2005.

15.吴在德,吴肇汉.外科学.第7版.北京:人民卫生出版社,2007.

16.叶国英,胡建伟.内外科护理.杭州:浙江大学出版社,2011.

17.李乐之,路潜.外科护理学.第5版.北京:人民卫生出版社,2012.

18.陈孝平,汪建平.外科学.第8版.北京:人民卫生出版社,2013.

19.熊云新,叶国英.外科护理学.第3版.北京:人民卫生出版社,2014.

20.赵继宗,周定标.神经外科学.第3版.北京:人民卫生出版社,2014.

21.李丹,冯丽华.内科护理学.第3版.北京:人民卫生出版社,2014.

22.尤黎明,吴瑛.内科护理学.第5版.北京:人民卫生出版社,2012.

23.North American Nursing Diagnosis Association International. NANDA-I 护理诊断手册 2009—2011.高纪惠,翻译总校阅.台北:华杏出版机构,2009.